"十二五"普通高等教育本科国家级规划教材

卫生部"十二五"规划教材

全国高等医药教材建设研究会"十二五"规划教材

全国高等学校教材

·供本科护理学类专业用· 第3版

护理教育学

主　编　姜安丽

副 主 编　范秀珍　蒋晓莲　张少茹

编　者　（以姓氏笔画为序）

　　　　王继红（北华大学护理学院）

　　　　刘义兰（华中科技大学同济医学院）

　　　　张少茹（西安交通大学医学院）

　　　　沈　洁（第二军医大学护理学院）

　　　　易巧云（中南大学护理学院）

　　　　范秀珍（山东大学护理学院）

　　　　姜安丽（第二军医大学护理学院）

　　　　蒋晓莲（四川大学华西护理学院）

主编秘书　刘　霖（第二军医大学护理学院）

人民卫生出版社

图书在版编目（CIP）数据

护理教育学/姜安丽主编. —3 版. —北京：人民卫生出
版社，2012.7

ISBN 978-7-117-16014-8

Ⅰ.①护…　Ⅱ.①姜…　Ⅲ.①护理学-教育学-医学
院校-教材　Ⅳ.①R47

中国版本图书馆 CIP 数据核字(2012)第 107973 号

门户网：www. pmph. com	出版物查询、网上书店
卫人网：www. ipmph. com	护士、医师、药师、中医 师、卫生资格考试培训

护理教育学
第 3 版

主　　编：姜安丽
出版发行：人民卫生出版社　（中继线 010 – 59780011）
地　　址：北京市朝阳区潘家园南里 19 号
邮　　编：100021
E - mail：pmph @ pmph. com
购书热线：010 – 67605754　010 – 65264830
　　　　　010 – 59787586　010 – 59787592
印　　刷：中国农业出版社印刷厂
经　　销：新华书店
开　　本：787×1092　1/16　　印张：17
字　　数：381 千字
版　　次：2002 年 8 月第 1 版　　2015 年 11 月第 3 版第 24 次印刷
标准书号：ISBN 978 – 7 – 117 – 16014 – 8/R · 16015
定价（含光盘）：38.00 元

打击盗版举报电话：010 -59787491　E-mail：WQ @ pmph. com
（凡属印装质量问题请与本社销售中心联系退换）

修 订 说 明

　　1987年，在卫生部领导下，人民卫生出版社组织全国最早开办本科护理学教育的院校，包括原北京医科大学、北京协和医学院、原上海医科大学、原中山医科大学、原华西医科大学、中国医科大学、原西安医科大学、天津医科大学等院校的优秀教师编写了"我国解放后第一次编写的高等护理专业教材"，包括《护理学基础》《内科护理学》《外科护理学》《妇产科护理学》《儿科护理学》5种。历经1993年、1999年和2006年三轮修订，第四轮33种教材全面出版，其质量得到了社会各界的广泛认可，其中包括3种国家精品教材、近二十种普通高等教育"十一五"国家级规划教材。时至今日，历经二十余年、五轮教材的修订完善，经过护理学几代教育专家的辛勤耕耘，本套教材成为出版历史最悠久，生命力最强，团结专家最多，得到最广泛支持的本科护理学专业精品教材，为我国护理学教育事业的发展作出了卓越的贡献。

　　在对第四轮教材进行全面调研的基础上，在卫生部领导下，2010年4月人民卫生出版社和第三届全国高等学校护理学专业教材评审委员会启动了第五轮教材的修订工作。本轮教材得到了全国百余所本科院校的积极响应和大力支持，在结合调研结果和我国护理学教育发展趋势的基础上，评委会确定第五轮教材修订的指导思想为：精益求精，打造具有中国特色的本科医学教育国家精品教材；凸显护理学专业特色，打造我国护理学教育的"干细胞教材"；体现开放性，打造具有国际影响力的护理学教材；树立大教材观，使教材建设成为推动专业发展的重要动力。评委会确定第五轮教材的编写原则为：

　　1. 充分体现护理学一级学科学术思想，紧扣护理学教育改革精神，立足国内、面向国际，以培养高素质、高质量、合格本科护理人才的理念，修订本轮教材。

2. 体现"三基五性"的教材编写基本原则。

3. 满足本科护理学教育培养目标的要求，为培养在临床一线工作的通科护理人才服务。

4. 体现护理学专业特色，突出对"人"的整体护理观，使用护理程序的工作方法，并继续加强对学生人文素质的培养。

5. 把握修订与新编的区别，本轮教材是在第四轮教材基础上进行修改和完善，力求去旧增新、去粗存精、精益求精。

6. 整体优化，不仅优化教材品种，还注意不同教材内容的联系与衔接，避免遗漏、矛盾和不必要的重复。

7. 凸显课程个性，每本教材根据学科特点选择设置了学习目标、前沿研究、经典案例等特色栏目，并根据课程特点编写实践教学内容。

8. 体现包容性，在保证教材质量的基础上，编写团队覆盖面扩大，教材内容兼顾全国不同地区多数学校的需求。同时考虑到多种教学体系和模式并存，因此本轮教材体系进一步完善，既包括经典的临床学科体系教材，也包括生命周期体系教材；既能满足西医院校的需求，也设置了中医特色课程；既能满足常规教学需求，也能满足双语教学需求。各院校可根据自身教学特点选择不同教学模式教材。

9. 以学生为主体，主教材在内容选择、板块设计、版面等方面充分考虑学生的心理特点，并实现教材的立体化配套。

全套教材共47种，于2012年9月前由人民卫生出版社出版，供各院校本科护理学专业使用。

全国高等医药教材建设研究会

人民卫生出版社

2012年6月

目 录

（续表）

序号	教材名称	版次	主编	配套光盘	配套教材
25	急危重症护理学	第3版	张 波 桂 莉		√
26	社区护理学	第3版	李春玉	√	
27	护理伦理学	第1版	姜小鹰		
28	护士人文修养	第1版	史瑞芬 史宝欣	√	
29	护理专业英语	第2版	宋 军	√	
30	新编护理学基础 *	第2版	姜安丽	√	√
31	老年护理学	第3版	化前珍	√	
32	母婴护理学 *	第2版	王玉琼	√	
33	成人护理学 *	第2版	郭爱敏 周兰姝		√
34	儿童护理学	第2版	范 玲	√	
35	中医学基础 （上下册,中医特色）	第1版	王 琦 樊巧玲		
36	中医护理学基础 （中医特色）	第1版	陈佩仪	√	√
37	中医临床护理学 （中医特色）	第1版	徐桂华 张先庚		
38	中医养生与食疗 （中医特色）	第1版	陈 岩		
39	针灸推拿与护理 （中医特色）	第1版	刘明军		
40	护理学基础 （双语）	第1版	姜安丽		
41	内外科护理学 （双语）	第1版	刘华平 李 峥		
42	儿科护理学 （双语）	第1版	胡 雁		
43	妇产科护理学 （双语）	第1版	张银萍 徐 红		
44	精神科护理学 （双语）	第1版	李小妹		
45	老年护理学 （双语）	第1版	郭桂芳		
46	急救护理学 （双语）	第1版	钟清玲		
47	中医护理学基础 （双语）	第1版	郝玉芳		

注：

＊为普通高等教育国家级"十一五"规划教材。

※为普通高等教育国家精品教材。

以上教材均为卫生部"十二五"规划教材。

前　言

本教材自 2002 年在全国医学院校使用后,以其较高的学术质量得到护理专业师生的认可,连续被评为教育部"面向 21 世纪课程教材"、国家"十五"和"十一五"规划教材、卫生部"十二五"规划教材、总后勤部精品教材。此次在卫生部教材办公室和卫生部护理学专业教材评审委员会的指导下,我们组织了全国 7 所知名院校 8 位资深老师对本教材做了进一步的修订和完善。

作为一本专业教科书,究竟应该给学习者什么样的知识,这是我们在编写教材过程中始终思考的问题。我想,我们这部教材应该给予学生两类知识:知识性的和观念性的。前者是教给学生学科的事实性知识,让他们知道是什么和怎么做;后者是教给学生学科的理论观点和思想方法,让学生知道为什么和怎么想。因为就护理教育领域而言,对于任何一种护理教育现象都可以有不同的理解,没有一种教育原则、教学形式、教学方法是唯一的或最好的。每个教育者都可以有不同的教育理想追求,并形成不同的教学风格。正因为教育的这种开放性,才使其始终处于变化和变革之中。因此作为编者,我们的责任就是要让学生通过教材的学习,掌握护理教育学的基本理论,在把握教育客观规律的基础上,建立科学的教育观,去逐步学会发现、思考、解决护理教育领域中的一个个具体问题。

新版《护理教育学》教材共分 10 章,约 30 万字,19 幅插图。第 1 章从宏观层面,重点阐述了教育学和护理教育学的基本概念和本质、结构和功能、特点和任务,以及改革与发展;2~5 章从中观层面,阐述了护理教育的目标和课程、心理学基础以及护理教育的师生及其相互关系等理论问题;6~9 章则从微观层面,详尽阐释了护理教育实践过程中的应用理论和基本技术,包括教学规律、教学原则、教学组织形式、教学方法和教学评价等方面的知识。第 10 章着重讲述了护理教育的主体——学生的全面发展、各育之间的关系以及相应的理论与技术。本次新版教材的修订主要体现了以下 5 个方面的特点:

体现科学性:遵循科学的教育理论和护理教育实践相结合的原则,在准确、规范地阐述教育学的基本概念和基本理论的基础上,较好地运用教育学的理论诠释了护理教育领域的基本问题,确保给予学生的知识是科学、正确的知识。

突显时代性:全面刷新了各章内容,包括观点理念、资料数据、实践进展,将现代国内外护理教育及改革的新进展、新理论、新技术充实到教材内容中,使学生在掌握基础理论和技术的同时,洞察学科领域的前沿发展。新增护理学专业的学生和护理学专业师生关系章节,进一步体现了护理教育以学生为本的价值取向。

稳固基础性:针对护理本科生培养目标和护理学专业学生缺乏教育学知识铺垫的特点,着眼于人才的可持续发展性,在内容上将具有强大解释功能和指导效用的教育学的本质论、科学基础理论和具有广泛应用价值的教学方法和技术等方面给予了强化,为学生今后从事护理教育或相关领域工作奠定良好的基础。

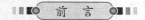

提高实用性：考虑到不同层次护理人才的实际知识需求，强化了护理教育发展趋势、特色教学形式和教学新方法，以及护理教育特色评价内容的阐述。既重视提高学习者基本教育学理论素养，又强调给学习者具有广泛应用价值的教学基本方法和技术。

体现助学性：以助学、便学、乐学为宗旨，在体裁形式上，首次采用插入"box"的形式，开辟了学习助手、扩展视野、信息链接、经典案例、教育小史、专家观点、反思日记等栏目，既开阔了学生视野，又提高了教材的亲和性、可读性、趣味性。在每章的章节前提供各章分层次、可操作、可测量的教学目标；在章节后精心设计思考与练习题，激励学生积极思维，主动自学、自练和自测学习掌握水平，把培养学生自学能力、综合运用知识解决教育实际问题的能力的目标落实在教材中。配套出版助学光盘，提供所有章节内容的学习目标、学习策略、电子幻灯、重点解析、情境讨论、多种形式的自测习题和多样化的学习资源，为学生提供了一个课程学习的立体化平台。

尽管有以上诸多改进，然而教材的完善和进步永无止境。作为教材的编写者，我们理应担当起打造时代精品教材的重任，履行为学科培养高素质人才的使命，因此我们愿意将这本修订后的《护理教育学》奉献给广大的护理学专业教师、护理学专业的本科、大专学生和临床护理人员，并诚恳地期待着你们的指导与批评。

在本教材的修编过程中，得到所有参编院校领导和同仁的帮助和支持，在此谨致真诚的感谢。

姜安丽

2012 年 6 月

目 录

第一章

导　　论

 教学目标

识记:

1. 能正确简述社会各子系统对教育的影响与作用。

2. 能从社会物质生产、政治、文化不同层面简述教育的主要社会职能。

3. 能正确复述护理教育的任务。

4. 能准确说出中外护理教育发展史上的重大事件及其意义。

5. 能正确概述我国护理教育的层次结构和形式结构。

理解:

1. 能用自己的语言正确解释下列概念:

　　教育　生长　发育　成熟　身心发展　年龄特征　最近发展区
　　最佳期　教育学　护理教育学

2. 能比较教育与社会各子系统之间关系的性质,正确说明异同点。

3. 能比较影响人身心发展的各种因素,正确说明它们各自在人的发展中的作用。

4. 能举例说明人身心发展的基本规律。

5. 与普通教育相比较,能正确说出护理教育的基本特点。

6. 能用实例说明我国护理教育改革的主要内容。

运用:

1. 能运用本章知识,正确分析护理学专业的学生现有发展水平。

2. 能运用本章知识,结合我国护理教育的实际,系统论述护理教育如何有效地促进学生身心发展。

3. 能结合我国护理教育的现状,正确评述 21 世纪我国护理教育发展的方向与策略。

　　护理教育学是护理学学科体系中一门新兴的交叉学科,它是一门将教育学、教育心理学理论和方法技术应用于护理教育领域,以研究护理教育现象与规律的学科。因此学习护理教育学首先必须学习教育学的基本知识,理解教育的本质和功能,把握教育和社会发展、教育和人的发展的辩证关系,确立正确的方向和立场。在此基础上,才能深刻地理解护理教育学的形成和发展对于培养护理人才,提高护理教育质量,推动护理教育事业发展具有的重要和现实的意义。

第一节　教育与教育学概述

一、教育的概念与本质功能

（一）教育的词源

"教育"一词始见于《孟子·尽心上》："得天下英才而教育之,三乐也",之后我国的许多古籍对此均有表述,如《中庸》中说"修道之谓教";《荀子·修身》中说"以善先人者谓之教";《说文解字》中说"教,上所施,下所效也";"育,养子使作善也"。

在西方,教育一词源于拉丁文"educare",原意是导出,也即是对人进行某种引导。瑞士教育家裴斯泰洛齐(Pestalozzi JH)把教育说成是对"一切天赋能力或力量和谐发展的一种促进";美国实用主义教育家杜威(Dewey J)认为,"教育即生活"、"教育即生长"、"教育就是经验的不断改造";英国教育家斯宾塞(Spencer H)说"教育是自我发展","教育是完备生活之预备"。

（二）教育的定义

上述对教育概念的表述虽然存在差异,但它们都有一个共同的认识基础,即把教育看做是社会培养人、促进人身心发展的一种"活动"。在教育学中,**教育**(education)作为一个特定的科学概念,有广义和狭义之分。

广义的教育指有意识的以影响人的身心发展为直接目标的社会活动。自人类社会以来,就存在于各种生产、生活活动中。

狭义的教育专指学校教育,是人类社会发展到一定历史阶段的产物,可界定为:由专职人员和专门机构承担的,有制度保证的,有目的、有系统、有组织的,以影响入学者的身心发展为直接目标的社会活动。

（三）教育的本质和功能

教育是一种培养人的社会活动,这是教育区别于其他事物和现象的根本特征,也是教育的本质属性。这一本质属性揭示了**教育具有两大功能——促进人的发展和促进社会的发展**。这两大功能在本质上是统一的。教育是人与社会发展的中介,社会的发展取决于人的素质的提高,而社会发展的最终目的也是为了最大限度地满足人的物质和精神的需要。因此,**教育的基本功能**就是根据社会的需要,促进人的发展,通过培养人来促进社会的发展。其中,**培养人是教育的根本立足点,是教育价值的根本体现,是教育的本体功能**。任何教育都只有通过培养人才能实现为社会发展服务的功能。因此,从护理教育的角度了解和把握教育与人和社会发展的关系,对于深刻认识护理教育,正确有效地开展护理教育活动,充分发挥护理教育的功能具有重要的意义。

二、教育的基本要素及其相互关系

构成教育活动的基本要素是:教育者与受教育者、教育内容和教育物资。深刻认识这三个要素及其关系有助于理解教育的形态和内部结构,正确处理教育活动中各种矛盾关系。

（一）教育者与受教育者

由于教育活动是教与学两类相互依存的活动复合而成的,因此作为教育活动中人的因素的教育者和受教育者也是不可分割的。

教育者指在教育活动中承担教的责任和施加教育影响的人。在学校教育中,主要指具备一定资格的教师。

受教育者指在教育活动中承担学习责任和接受教育影响的人。在学校教育中,主要指取得入学资格的学生。

在教育活动中,教育者和受教育者都处于主体地位,在教与学活动中分别承担不同的任务,并构成复合的主客体关系。教育者承担教的活动,发挥主导作用,受教育者是其认识和施加影响的客体;受教育者承担学的活动,是学的主体,教育者则是其学习所必需的条件和客体之一。

（二）教育内容

教育内容是教育活动中教育者和受教育者共同认识、掌握和运用的对象,是教育活动中的纯客体。教育内容的组成很丰富,不仅体现在课程计划、课程标准、教科书中,也包括蕴含在各种教育活动中的思维方式、价值观念、经验技巧、情感态度等。

（三）教育物资

教育物资是指进入教育过程的各种物质资源。可分为两类:教育的活动场所与设施、教育的媒体与手段,是教育活动的物质基础。

教育的活动场所、设施主要指学校的校舍、教室、实验室及内部设施等。教育的媒体与手段是教育活动中教育者和受教育者之间传递信息的工具和手段,包括图片、录音和录像设备、电视电影、投影仪、计算机等。

教育物资是为教育活动服务的,同时又受制于社会的经济、技术发展水平和社会对教育的重视程度以及一定的教育观念。

以上三个要素是构成教育系统,开展教育活动必不可少的因素,并在教育活动中相互联系、相互影响。当三者都具备时,主体因素决定教育活动的成效,因为教育目的、内容、途径、方法的控制和调节是由教育主体决定的。因此教育者和受教育者的复合主客体关系是教育过程中最主要的关系和矛盾,教育目的能否实现,取决于这对矛盾关系的正确处理。

三、教育学的概念和发展

（一）教育学的概念

"教育学"一词最早是从希腊语"教仆"(pedagogue)派生而来,按其语源,教育学就是照管儿童的学问。随着社会生活中对教育的需求日益增加和人们主观因素影响范围不断扩大,教育学已成为研究对各年龄段的人施加教育影响的一门科学。教育的对象已不限于青少年、儿童,而是包括各个年龄段的人。因此,**教育学**(pedagogy)是研究教育现象和教育问题,揭示教育规律的一门科学。

（二）教育学的发展

任何一门科学都有它产生、发展和完善的过程,教育学自产生以来,经历了**四个发展阶段**:

1. 教育学的萌芽阶段　自人类步入奴隶社会,由于学校的产生,教育实践的发展,人们开始对教育实践中积累的经验进行概括和总结,这些都反映在一些哲学家、思想家的言论与著作中,例如我国的孔子、孟子、荀子及朱熹,西方的柏拉图(Platon)、亚里士多德(Aristoteles)和昆体良(Quintilianus MF)等人都对大量的教育问题进行了探讨,提出了许多具有重要价值的教育观点和教育主张,为人类积累了丰富的教育遗产。我国古代的《学记》是世界上最早、最完整的一部教育学专著。它高度概括了我国古代教育思想和教育经验,其中有的已达到了规律性的认识,经过两千多年教育实践的检验,至今仍具有普遍的指导意义。

但是,由于历史条件的限制,此时的教育尚未形成独立的体系,仅以某种教育思想的形式与政治、哲学、伦理、文化及宗教等交织在一起。这些总结与概括也往往停留在现象、经验的描述,形象的比喻和简单形式逻辑的推理上,缺乏科学的根据,因而不可避免地带有主观随意性。

2. 独立形态的教育学的产生　从欧洲文艺复兴时期起,教育学发展进入一个新阶段。它从哲学中分化出来,逐渐形成独立的教育学理论体系。在这个过程中,捷克著名教育家夸美纽斯(Comenius JA)和德国教育家赫尔巴特(Herbart JF)做出了卓越的贡献。夸美纽斯开掘了对教育学进行专门研究的先河,他的《大教学论》建立了适合学生年龄特征的学校教育制度,全面系统地阐述了教学的基本原则与方法,确立了班级授课制,规定了广泛的教学内容,被认为是教育学成为一门独立学科的开始。赫尔巴特的《普通教育学》明确提出以心理学、伦理学为学科基础,全面阐述了教育、教学问题,提出了教学的教育性原则和教学阶段理论,标志着教育学成为一门独立的学科,并为科学教育学的发展奠定了基础。

但是,由于阶级和历史的局限,以及世界观和方法论方面的局限,此期的教育学从整体上说并没有能达到科学化的程度。

3. 科学教育学的建立　马克思主义诞生之后,历史唯物主义与辩证唯物主义不仅为科学教育学的建立提供了世界观与方法论的指导,而且对教育学中的一些根本问题,诸如教育的社会性质与作用、教育与人的发展及教育与其他社会现象之间的关系等,做出了科学的回答,使教育学走向了科学化发展的阶段,真正成为一门科学。

4. 教育学的多元化发展　第二次世界大战后,科学技术发展同时呈现出高度分化、高度整体化、高度综合化的新趋势。教育学与心理学、社会学、经济学和系统论等科学的联系日益密切,促使教育学的理论背景、学科体系发生分化,产生了许多新的交叉学科与分支学科。随着社会的发展、文化的交流和人的主体性的高扬,使得世界呈现多元化的格局。在社会结构多元化、生活方式多元化、思想观念多元化的影响下,现代教育学的发展也形成了立体、交叉的学科网络结构和多元化的研究和发展的格局。

四、教育与社会发展

教育作为社会大系统中的子系统,其发展水平和功能作用是和社会诸方面因素综合作用的结果。因此,了解教育与社会及其各子系统的相互关系和相互作用的性质、特点和规律,有助于我们认清社会现状与发展趋向对护理学专业人才发展的客观需求,按照社会发展的趋势和要求,造就一代新型护理人才。

（一）　教育与社会物质生产

1. 社会物质生产是发展教育的基础

（1）制约教育发展的规模与速度:办教育需要一定的人力、物力和财力作为基础性条件。这些条件依赖于社会的物质生产的发展水平。

（2）制约人才培养的规格和教育结构:随着社会物质生产的进步,生产规模的扩大、现代高新技术、工具等的开发,要求学校培养的人才不仅应具有扎实的科学知识基础和实用的专业技能,还应具有独立学习能力和创造精神。

社会物质生产水平还制约着教育内部结构的变化,包括设立什么样的学校、开设哪些专业、各级各类学校之间和各种专业间的比例等。

（3）促进教学内容、设备和手段的发展:社会物质生产的发展必然推动科学技术的发展,使得人们对世界及人类自身的认识日益丰富,教学的内容也必然随之不断丰富、更新。社会物质生产发展对教育的作用,还反映在为教育提供的物资设备的数量与现代化水平上,如进入20世纪后,电视、录像、计算机、人造卫星等现代化教学手段被广泛应用于教学,就是以社会物质生产和现代科学技术发展为前提条件的。

2. 教育对社会物质生产具有促进作用

（1）实现劳动力再生产和提高劳动能力:人的劳动能力不是与生俱有的,而是通过教育和训练而成的。自近代资本主义社会起,随着劳动过程的复杂化、知识化,学校教育就成为培养、训练劳动者,提高已成为社会生产力的劳动者的劳动能力,使之适应社会生产发展需要的重要手段。

（2）实现科学文化知识再生产和产生新的科学技术:科学知识也是生产力,但是在未用于生产实践之前,还只是潜在的生产力,只有通过教育,培养出掌握科学技术的生产者,才能使潜在生产力转化为现实的生产力。人类要把在与自然的长期斗争中形成的科学理论和技术体系继承和发展下去,必须通过教育。而且通过教育进行的科学知识的再生产是一种扩大性、高效率、创造性和发展性的再生产。它通过有经验的教师和有效的组织形式与方法,大大缩短了生产科学的必要时间,扩大了科学知识的传播范围,并利用学校所具有的资源优势,开展科学研究,发展和创造新的科学理论与技术。

3. 教育与社会物质生产关系的性质　社会物质生产是人类最基本的社会活动。它是其他一切社会活动的基础和决定性因素。因此,**社会物质生产是教育的基础并起决定性作用**。社会物质生产发展的需要决定教育发展的需要。但教育对社会的物质生产具有一定的反作用,它为社会物质生产的发展创造条件。随着现代科学技术与生产的发展,教育对经济发展的巨大推动作用已日益为人们所认识。

（二）　教育与社会政治

1. 政治决定教育的性质

（1）决定教育的领导权:在人类社会发展史中可以看到,任何在政治上占统治地位的阶级为了使教育能够体现本阶级的利益,都必然利用政治来控制教育的领导权。这种控制主要是通过组织手段对教育机构直接领导、颁布教育的方针、政策和法令、派遣和任免学校的管理人员和教师等强制性手段来实现的。

（2）决定受教育的权利：什么人接受什么样的教育，进入不同教育系列的标准如何确定，是由社会的政治制度决定的，以此实现原有社会政治关系的延续、发展，或加速改变。

（3）制约教育的目的与内容：教育的根本任务是培养人。在一定社会中，培养具有什么样政治方向、思想意识的人是由政治所决定的。

2. 教育为政治服务

（1）宣传一定政治观点、路线、方针，造成舆论：社会舆论对社会政治的巩固或动摇有着重要的作用，而任何一种教育都可以成为宣传社会思想，形成社会政治舆论的工具。

（2）培养合格的公民和所需人才：任何时代、任何国家都要通过教育造就具有相应世界观、人生观、思想品德、知识技能的人才和公民；通过各种形式的教育，促进年轻一代的政治社会化，以维持社会政治的稳固。

3. 教育与社会政治关系的性质　**社会政治与教育之间的关系的性质是决定与被决定的关系**，即社会政治的性质决定教育的性质。政治对教育的决定作用具有双向性，即积极促进或消极破坏。但是社会政治对教育的决定作用是有限度的。社会政治不能违背教育自身的发展规律，也不能用政治的要求去替代社会其他方面，如经济、文化方面对教育的要求。

（三）教育与文化的关系

1. 文化推动教育的发展　文化是指人类社会在一定物质资料生产方式基础上进行的创造精神财富的活动及其成果，包括传播这些精神财富的活动及其手段，还包含了一定的时代与社会中各民族或阶级在长期的社会实践中形成的群体特性、传统、风俗习惯、行为方式等。文化对教育的推动作用主要表现在以下几个方面：

（1）构成并不断丰富教育的内容：文化是教育内容的最基本构成，但教育内容不是社会文化的简单复制，而是根据教育的目的和学生的特点，从文化整体中进行选择、加工，组成教育的课程体系，并随着文化的发展而不断丰富、更新。

（2）更新教育方法、手段和组织形式：传播文化手段和途径的多样化使得每个受教育的个体获取知识的独立性和自主性大大提高，这些为教学的改革、教学组织形式的灵活多样化、教学效率的提高创造了条件。

（3）改变教师在教学中的地位和作用：传播信息手段和途径的多样化使得教师在传统教学中所处的中心信息源的位置和控制作用被削弱，而组织者和指导者的职能被强化。

（4）提高人们对教育的需求，加强教育与社会的联系：全社会文化水平的提高，必然提高人们对教育的要求，产生多种文化教育的需求。这些需求促使教育不仅要培养人的劳动能力，而且要为提高人的整体素质，提高人的生活质量服务。

（5）影响教育的目的：文化的发展不仅是知识量的增加，而且还将进一步影响学生的价值观、思维方式和由此而产生的行为方式。它最终将影响教育的目的，使得每个时代文化的内在气质在每一代新人身上得到体现和发扬。

2. 教育传播和普及文化

（1）延续和更新文化：科学知识作为人类文化的组成部分，它可通过以物为

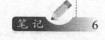

载体和以人为载体延续,但这两种方式都离不开人对这部分文化的掌握,因而也都离不开教育。如果没有人对已有的科学知识加以运用,就不可能有新的科学知识的创造。

(2)普及文化:普及教育是提高全民族文化水平的重要手段。从当代社会发展看,教育普及的问题还包括形成科学、健康的生活方式,提升国民的精神文明品质。这就要通过教育,使每个公民懂得科学,运用科学知识和技能进行工作、学习和生活。

3. 教育与文化关系的性质 **文化与教育关系是相互部分包含,相互作用,并互为目的与手段的交融关系**。文化中部分内容构成教育的内容,而教育活动又是传播一定文化的手段,是文化活动的构成部分。但教育与文化之间各有自己的相对独立性,表现为:文化的内容与教育的内容在范围和形式上有区别,作为教育内容的文化仅是整个文化中的一部分,且需根据教育的目的和对象特点,进行选择、加工,使之真正成为滋养新生一代的文化精品;文化与教育之间还存在对象与功能的区别,教育是以人为对象的社会活动,主要功能是为人和社会的发展服务;文化是以人的精神活动产品为对象的活动,主要功能是丰富社会和人的精神生活。

在认识了教育和社会主要子系统之间的相互作用关系和教育的社会功能后,我们还应注意的问题是,教育除了与上述社会子系统有密切联系外,还有其自身的特点。由于教育系统内部是一个相对稳定的系统,培养人的周期较长,同时教育又是以社会发展已有的水平为基础的,因此教育的发展与社会发展需求之间总是存在着矛盾,并成为推动教育改革发展的动力。

五、教育与个体的发展

(一)身心发展的基本概念

1. **生长**(growth) 指机体或细胞从小到大的过程,包括数量的增多,体积的增大,重量的增加。

2. **发育**(development) 指机体及其组成的各个系统、器官形态的改变与功能的逐步完善的过程,表现为一系列由遗传因素控制的程序。

3. **成熟**(maturity) 指机体及其组成的各个系统、器官在形态与功能上达到完善的状态。

4. **身心发展**(development of body and mind) 指个体从胚胎、出生、成熟到死亡的整个生命进程中,在身体和心理两个方面连续不断的变化过程。这些变化是有顺序的,不可逆的,而且能保持相当长的时间。身体的发展包括机体的正常发育和体质增强两个方面。心理的发展也包括两个方面:认识的发展,如感觉、知觉以及思维等;个性的发展,如需要、兴趣、情感及意志等。

个体的身体和心理的发展是密切相关的。身体的健康发展是心理发展的自然基础,而认识、情感及意志等心理过程和特征,也会影响身体的发展。

(二)影响个体身心发展的基本因素及作用

按照个体身心发展的实质是个体生命多种潜能逐渐转化为现实个性的过程这一理解,我们把影响个体身心发展的因素分为遗传、个体后天因素、环境、个体实践活动和教育五个因素。

1. **遗传因素**(heredity factor)　是指通过某种遗传物质所传递的父母和种系发展过程中所形成的一些解剖生理特点。遗传因素决定着人的主要形态特征、机体的组织结构和功能以及某些心理特征。**遗传因素是人身心发展的物质前提。**

（1）遗传因素在人身心发展中的作用

1）遗传因素提供了人身心发展的可能性：人的发展总是以遗传获得的生理组织和一定的生命力为前提的。没有这个前提条件，任何发展都是不可能的。例如一个先天失明的孩子绝不可能发展成为画家；而一个先天性耳聋的儿童，也不可能成为音乐家。

2）遗传因素控制个体的成熟过程：个体的发育过程表现为遗传因子控制的程序，并形成了人体成熟的一般规律，例如身体的发展循着自上而下的顺序，不同的器官系统发育成熟的速度是不同的等。

3）遗传因素的差异在构成个体身心发展的特点上具有一定影响：人的遗传因素是有差异的。这种差异不仅表现在人的体态与感觉器官方面，也表现在神经活动的强度、灵活性和平衡性的类型差别上。因此不同个体所表现出来的智力水平、才能及个性特征等的差异都在一定程度上受遗传因素的影响。

（2）遗传因素在人身心发展中作用的限度

1）遗传因素的发展需要一定的客观条件：遗传因素为个体的发展提供了可能性，但这种可能性必须在一定的环境和各种实践活动等因素的影响下才能实现。正如人生来具有学习知识、技能等的条件，但不是生来就具有知识、技能的。

2）遗传因素对个体发展影响的性质与其自身是否处于常态有关：心理学家对大量未经筛选的人进行智力测验的结果表明，人类智力分布基本呈常态分布（见图1-1）。对于大部分处于常态的人来说，遗传因素对他们的发展不起决定性作用。但对于处于常态两端各占2%～3%的个体而言，尤其是有缺陷或低能者来说，遗传因素常常起决定性作用。对超常个体而言，虽然他们具备了他人一般不能超越的先天发展优势，但这一优势能否充分展现，则还要受其他条件的限制。

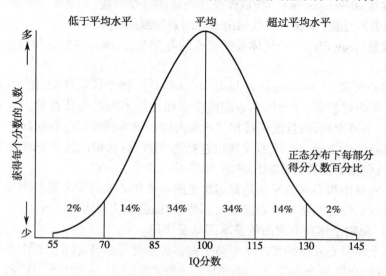

图1-1　智商正态分布图

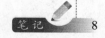

　　3）遗传因素对个体发展影响程度与发展具体机能的性质有关:生理学和心理学研究结果表明,人的低级生理、心理机能,如眨眼、手腕活动等受遗传影响程度较大,而人的高级生理、心理机能,如认知活动受遗传影响程度较小。

　　4）遗传因素对个体发展的影响在整个发展过程中呈减弱趋势:出现这种趋向的原因有两个:一是遗传因素在人的发展过程中,随着时间的推移,逐渐由"可能"变成了"现实"或错过了发展为"现实"的时机;二是随着个体的发展,影响发展的因素逐渐增多、增强,人的心理发展也趋向于高级复杂,故遗传的作用相对减弱。

　　2. 个体后天因素(individual acquired factor)　指个体出生后在发展过程中逐渐形成的身心特征,包括身体生长的健康状态、知识经验的积累水平、对外界倾向性的情感态度等。它既是前阶段发展的结果,又是影响后阶段发展的因素,并处于不断变化中。就个体之间而言,它又具有显著的差异性。**个体后天因素赋予个体发展的主观能动性**,是护理教育工作者应特别关注的因素之一。个体后天因素对人发展的影响主要表现如下:

　　(1) 影响个体对环境的选择与作用方式:在日常生活中,常可发现处于同一环境中的人对同一事物会有不同的感受或表现出不同的注意倾向。这是因为人总是按照自己已有的知识、经验、兴趣、爱好以及需要对客观环境做出选择性反应。这种个体对客观环境的选择与作用方式,使每个人真实地生活在一个不同于全部客观存在的,带有个人情感、意志色彩的独特世界中,从而获得各不相同的发展。

　　(2) 影响个体对自身发展的自觉、自控能力:当个体的发展达到具有较清晰的自我意识和自我控制水平时,个体就能有目的地、自觉地影响自己的发展,表现为两个方面:一是在认识自身与周围环境现实关系的前提下,不断为自己的发展创造条件;二是选择自己的发展目标,决定自己的行为策略,坚持实现目标的行动等。这是人的主观能动性在影响人的发展方面的重要体现。正是在这个意义上,个体后天因素赋予个体在一定条件下主宰自己命运的可能。

　　3. 环境(environment)　指直接或间接影响个体形成和发展的一切外部因素。若按性质划分,环境可分为自然环境和社会环境;若按范围划分,可分为大环境和小环境。大环境是指个体所处的总体的自然与社会环境;小环境是指与个体直接发生联系的自然与社会环境。环境是任何个体生存和发展必不可少的条件,就人类而言,社会环境又是使人从**自然人发展为社会人的基本条件**。

　　环境因素对个体发展的影响主要表现如下:

　　(1) 环境为个体的发展提供多种可能性:我们常可看到生活在同一时代乃至相近生活环境中的人,其发展状况却不尽相同。这除了个人的天赋和是否努力外,还因为环境为个体的发展提供了各种可能性,表现为在人的一生中常会遇到许多不同的机遇,也表现为周围环境中出现的各种事物,对于个人来说,总是具有多种意义的。环境为个体的发展提供了客观条件,也提供了认识与实践的客体,这些条件和客体对人类来说是可认识、可选择和可利用的。

　　(2) 环境对个体的发展具有一定限制性:任何个体的发展都要受到他所处的时代和自己生活的小环境的限制。原始人和现代人在发展上有很大差异,这主要取决于社会制度和社会意识形态的不同。同一社会制度下,不同的阶级,不同的家庭,不同的地区,人的发展也是有差异,这主要取决于社会关系。

笔记

（3）环境对个体发展的影响是一个变量:表现为:①环境中不同构成成分对人的不同发展时期影响不同,如童年期,自然环境、小环境对人发展影响较大。进入青年期,社会环境对人的发展影响相对增强。②随着个体自我意识的形成而相对减弱。③随着个体活动能力大小而变化,如童年期,活动范围小,活动能力弱,环境因素变化不大;而青年期,活动能力增强,活动范围扩大,环境因素变化程度就较大。

（4）环境对个体发展的影响在性质上有积极与消极之分:环境对个体发展的影响是一种自发的影响,可以是积极的,也可以是消极的。在同一环境中,各种因素作用方向可能是一致的、协调的,也可能是不一致的、互相矛盾的。

4. **个体实践活动**(individual practical activities)　个体与环境的相互作用,无论是精神的,还是物质的,都要通过个体实践活动来实现。

（1）个体实践活动的构成和对发展的作用:按活动水平划分,个体的活动可分为三个层次,从低到高依次为生理活动、心理活动和社会实践活动。生理活动是满足人的生存与发展最基本需要的活动,与人的身体发展直接相关,是人的心理、社会实践活动的基础。心理活动是个体认识外部世界和认识并构建自己内部世界的过程,具有调控主体活动的作用。社会实践活动是人作为社会成员为满足社会、群体和自己发展需要所从事的各种活动。这三类不同水平的活动在实际进行时是交融为一体的。随着社会实践活动的范围不断扩大,内容不断丰富,人的身心发展水平就不断提高。所以,从个体发展的各种可能性变为现实性这意义上来说,个体实践活动是**个体发展的决定性因素**。

（2）影响个体实践活动对发展作用的因素:个体实践活动对人发展的影响大小与下列因素有关:

1）活动对个体的要求与个体现有发展水平的相差度:对于发展中的个体,过高或过低的活动目标都无助于发展。只有那些高于个体发展现有水平,又是个体有能力进行的,经过努力能够达到目标的活动,才能有效地促进个体的发展。

2）活动的组织结构水平与重复度:活动的目标越明确,步骤越清晰,手段越具体,活动主体越易从结构上把握活动。这种把握有助于个体学习的迁移和思维逻辑的形成。

对于有一定难度的活动,只有通过一定量的重复,才能形成熟练的操作技能与技巧,并把思维的重点转向事物的本质联系和活动的结构本身,进而内化为相应的思维结构。

3）个体在活动中的自主程度:个体对活动的态度可分为三个等级:①被动应答:是个体对外界刺激所做的应答性反应,对个体发展的影响较小。②自觉适应:是个体主动接受、理解活动的目的、要求,自觉参加活动,为完成活动任务调动自己的潜在能力,在活动中得到发展。③主动创造:是个体为满足自己需求提出活动目的和任务,在活动中处于一种积极主动的探索。这是最富有发展意义的活动。活动中个体自主程度越高,对个体发展影响越大。

4）活动的成效及个体对成效的感受:如果活动在个体努力下获得成功,个体可由此感受自己的能力,增强信心,激发更高水平的需求。而需求水平的提高正是推动个体发展的内部动力。如果活动结果是失败,可能会导致个体消沉,丧失信心,但也可以使个体成熟、坚强,进一步调整自己的目标、策略,为今后的发展创造条件。活动的最坏结果是没有结果,不了了之,这对发展只会起到消极影响。

5. 教育　教育对个体的发展来说,是一种包含着特殊个体与特殊环境相互作用的特殊活动因素。这种活动的特点是它为实现教育目的,完成教育任务而服务,为影响受教育者成长而精心设计,充满着科学、文化和道德规范的气息。因此,**教育对参与教育活动的个体发展起引导作用。**

(1) 教育在人身心发展中的作用

1) 教育是对个体发展方向的引导:教育是根据一定的社会需要,按照一定培养目标来进行的有计划、有组织的影响活动,并由经过专门训练的专职教育工作者负责进行。因此对个体的影响力更加集中、持久,对受教育者更易发生作用,它能够帮助个体对发展的多种可能性做出判断与价值选择。

2) 教育是影响个体发展的各种因素的综合:教育能对环境加以一定的控制和利用,利用其中对个体发展有积极意义的因素,克服或排除不利于个体发展的消极因素。教育可以为遗传素质的充分发展提供最大可能性。教育还可以根据不同个体已有的发展水平,组织多种形式的活动,加快个体的发展。

3) 教育可使受教育者在短期内达到当代社会对人的要求:由于教育者是受过专门训练的,他们了解人身心发展的规律;教育的内容是经过精心选择的,教育过程是经过科学组织的,因此,教育促进人身心发展的速度与效果是其他活动不可比拟的。

4) 教育为人的终身发展奠定基础:教育不仅传授给个体知识,更重要的是培养、形成个体的一定品质与能力,如自我教育能力、自我控制和选择能力。这些品质与能力是个体可持续发展的基础和条件。

(2) 教育对人身心发展作用的限度:教育对人发展引导作用要受到以下因素的影响。

1) 环境的影响:一方面不同的时代,教育发展的程度不同,对人的影响也不同。另一方面当社会大环境与学校小环境在对受教育者要求不一致时,教育的作用就会被削弱,甚至被抵消。

2) 年龄阶段的影响:一般表现为两头小、中间大,即童年期以前受家庭影响较大,而青年后期,自我意识形成并成熟后,自主选择能力增强,也会影响个体对教育内容的接受或排斥。

3) 个体发展的不同方面的影响:一般表现为对智力的影响较大,对身体、思想品德方面影响相对较小。

4) 教育本身水平的影响:学校的教学设施、师资的教学水平、学校的科研与管理水平等都会影响受教育者的发展水平。

(三) 教育要遵循个体身心发展的规律

在以上因素的综合作用下,个体的身心发展呈现出某些共同规律,教育者必须了解并遵循这些规律,才能有效地开展教育教学工作。

1. **身心发展的顺序性与阶段性**　个体的身心发展是一个由低级到高级、由量变到质变的连续不断的发展过程,这个发展过程具有一定的顺序,如身体发展是遵循自上而下和从中心到边缘方向进行的,记忆的发展是从机械记忆到意义记忆,思维的发展是从具体到抽象。

个体的身心发展又是有阶段性的，表现为在不同的年龄阶段，个体身心发展的总体特征、主要矛盾和面临的发展任务不同。前一阶段准备了向后一阶段的过渡，进而有规律地更替。

个体发展的顺序性决定了教育与教学工作必须按照由具体到抽象，由浅入深，由简到繁，由低级到高级的顺序进行。个体发展的阶段性要求教育者在确定教育的具体任务、内容和方法时，既要从受教育者的实际情况出发，又要着眼于发展，不迁就学生的现有水平。前苏联心理学家维果茨基（Выготский ЛС）认为个体有两种发展水平：一种是已经达到的发展水平，表现为个体能独立解决智力任务；另一种是个体可能完成的发展水平，表现为个体借助他人的指导和帮助所能达到解决智力任务的水平，在这两个水平之间的过渡阶段称"**最近发展区**"（proximal zone）。他认为教学的要求只有落在"最近发展区"内，才能走在发展的前面。根据这一观点，教育者应研究学生的"最近发展区"，不断向学生提出高于其原有发展水平，而又是他们经过努力可以达到的要求，以促进他们的发展。

2. 身心发展速度的不均衡性　主要表现在两个方面：一是同一方面的发展，在不同的年龄阶段中，发展的速度是不均衡的。例如个体的身高、体重有两个增长高峰期，即出生后第一年和青春发育期。在这两个时期，个体身高、体重的发展较其他年龄阶段更为迅速。二是不同方面的发展成熟速度是不同的。有的方面较早成熟，而有的方面则较晚成熟，例如人体的神经系统成熟在前，骨骼系统居中，生殖系统最后成熟。

认识个体发展的不均衡性，对于教育、教学工作有十分重要的意义。心理学家提出发展的**关键期**（critical period）或最佳期的概念，即指身体或心理的某一方面机能和能力最适宜形成和发展的时期。教育实践已经证明：在学生智力、品德发展的关键期，给予合理的教育与良好的环境影响，可取得事半功倍的效果。

3. 身心发展的稳定性与可变性　表现为在一定的社会和教育条件下个体的发展和变化过程大体是相同的。但由于社会和教育条件不完全相同，在每个个体身上作用大小不同、性质不同，以及个体主观努力的不同，身心发展的速度、水平是有差异的。例如在不同的社会制度中，个体的个性、品德会有很大差别；新的、先进的教学方法与手段可以在一定程度上加速个体的发展。

教育者既要注意受教育者发展的稳定性，掌握每一阶段那些比较稳定的共同特征，确定合适的教育、教学内容与方法，同时又要重视受教育者发展的可变性，通过教育、教学工作，充分利用发展的可变性，促使他们较快、较大的发展。

4. 身心发展的共同性与差异性　共同性是指同一年龄阶段的个体在发展过程中，必须经历基本相同的变化过程，具有某些典型的、本质的一般特征。但由于遗传、环境与教育及其主观能动性不同，同一年龄阶段的个体在身心发展上又存在个别差异。这种个别差异主要表现为：

（1）不同个体的同一方面发展的速度和水平不同：例如两个同为8岁的儿童，一个儿童的抽象思维已有了很好的发展，已经能掌握数的概念，利用概念进行运算，而另一个却不能脱离实物进行运算。

（2）不同个体的不同方面发展的相互关系不同：例如有的学生计算能力很

强,但文字表达能力却很差,而另一些学生则相反。

（3）不同个体具有不同的个性、心理倾向。如相同的年龄的个体具有不同的兴趣和爱好。

教育工作者不仅要认识个体发展的共同特征,遵循共同的发展规律,面向大多数施教,又应充分重视每个学生的个别差异,做到因材施教,有的放矢,最大限度地发挥每个人的潜力和积极因素,弥补短处与不足,选择有效的教育途径,使得具有各种个别差异的学生,都能各尽所能地获得最大限度的发展。

（四）青年期年龄特征与教育

1. 人生阶段的划分与年龄特征

（1）**人生阶段**:根据人的发展是生理、心理和社会三方面发展相统一的观点,可将人生阶段做如下划分:①婴儿期:出生～1.5岁;②幼儿期:1.5～6岁;③童年期6～12岁;④少年期:12～16岁;⑤青年期:16～25岁;⑥成年期:25～65岁;⑦老年期:65岁～死亡。

（2）**年龄特征**（age character）:是指个体发展的每个阶段都存在的,区别于其他阶段的,而又是同一年龄段个体普遍具有的一般的、典型的特征。

2. 青年期的年龄特征与教育　护理教育面对的主要对象是处于青年阶段的学生。因此了解个体青年期的身心特征和主要教育任务十分重要。

青年期时限较长,可分为早期、中期、晚期,分别相当于高中（或中专）、大学以及大学后教育或工作初期。青年期是人生的定向阶段,个人的世界观、职业和婚姻等重大问题都将在此期决定。

（1）青年期的年龄特征

1）**总体特征**:社会化基本完成,身心两方面达到成熟,对社会、人生和自己均有深入的思考,形成自己的价值观、世界观,自我意识成熟,能独立选择自己的未来。在此期间形成的基本品质与个性具有相当的稳定性。

2）**身体发展特征**:生理发展已达到成熟状态,发展速度又进入平稳期。身高、体重、胸围等接近成年标准,是人生体态最优美和精力最旺盛的时期。由于性机能的成熟,他们萌发了积极接近异性的意念。

3）**心理发展特征**:在认知方面,青年的逻辑思维、辩证思维能力和对事物的综合分析能力达到较高水平,已形成基本的认知风格、知识结构和世界观。自我意识逐步成熟,已经形成了对外部世界和对自己两个方面的认识,并在这两方面建立了联系。他们开始认识思考社会与人生的意义,人与人、个人与社会之间的关系,理想与现实之间的距离;不仅构建人生理想,而且寻找实现理想的现实途径。青年的情感丰富、细腻,情感体验错综复杂,在表现上具有心境化与文饰、内隐的特点。对美有强烈的需求,是体验美、发现美的重要时期。青年的意志品质如自觉性、独立性、果断性及坚韧性有很大的发展。

4）**活动发展特征**:青年活动的特点是社会性、自主性和多面性。青年期个体开始承担社会的责任和义务。他们关心社会的发展,追求时代的变革,但由于缺乏实践经验和历史感,他们容易高估自己的能力,急于求成而招致挫折。青年的活动已涉及人类活动的各个方面,因而也是青年全面体验人生的时期。青年已能够独立设计自己的活动,并在活动中根据实际情况调整自己的行为。

笔记

（2）青年期教育:由于青年已具备自我教育能力,因此教育者除了向学生传授基本知识外,更重要的是教育学生学会选择,正确处理人生定向阶段的主要问题。

1）正确认识和处理自我与社会的关系:这是青年学生学会选择首先要解决的问题。由于青年在自我认识上存在主观性与客观性的矛盾,导致青年自我评价容易出现偏差。容易看重自己的长处,忽视自己的短处;容易看社会消极面多一些,重视个人价值的实现,忽视为社会尽责。因此,要指导青年以时代、社会为背景,用发展、辩证的观点分析个人与社会的关系,认识个人的社会属性与承担的社会责任。要把个人的理想与现实社会的需要及实现的可能性结合起来,树立既远大又可行的奋斗目标,脚踏实地地前进。

2）树立事业心和责任心,提高从事创造性劳动的基本素养和能力:事业心是一个人奋斗不息的强大动力。个人的价值只有在事业中才能实现。教育者要帮助青年学生确立强烈的事业心,努力学习科学文化知识,并在教学中通过各种方式培养学生从事创造性劳动的意识与能力,这是学生走上社会并取得成就的实力保证。责任心则是青年被社会接纳和完成本职工作的最基本要求。

3）加强意志磨炼,提高心理承受力:能否经得起挫折与失败的考验,是一个人能否有所成就的重要心理品质。因此,要帮助青年正确对待困难和挫折,战胜自身的软弱,自觉在艰苦的环境中磨炼自己,培养坚韧不拔的意志,保持不断创造的欲望。

4）正确处理友谊、恋爱及婚姻的问题　这是青年生活中的重大课题,也是人生能否幸福的重要保证。青年期是最需要真诚友谊的时期。在处理生活中一系列重大问题时,他们需要友谊的支持与帮助,需要与朋友交流内心的体验。教育者要注意利用青年这一心理需求,在学生集体中培养人与人之间的真诚友情和丰富的精神交往,形成团结互助,充满活力的集体,让学生在这样的集体中体验爱,并学会宽容大度地处理人际关系,奉献自己的爱。

能否合理美满地解决恋爱与婚姻问题,对今后的人生阶段会带来影响。教育者要教育青年在校期间应以成为国家的合格人才为第一任务,同时也要关心,指导婚龄青年树立正确的恋爱价值观、道德观,正确处理爱情与事业的关系、友谊与爱情的关系。

第二节　护理教育学概述

一、护理教育学的概念

现代科学整体化、综合化的趋势和大科学观的深刻影响,使护理工作者的思维方式与认识方法发生了重大变化,即用系统的观点,把护理看成是与周围环境和整个社会有着无穷丰富的内在联系与转化关系的整体。这种思维方式和认识方法的变革,促使护理学理论与实践的研究呈现出一种跨学科性,进而催生了一批护理学交叉学科的诞生,护理教育学就是其中之一。

护理教育学(nursing pedagogy)是护理学与教育学相结合而形成的一门交叉学科,是一门研究护理领域内教育现象和教育问题,揭示教育规律的应用学科。

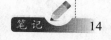

二、护理教育学与其他学科的关系

（一）护理教育学与教育学的关系

教育学研究的是教育活动的一般的、共同的规律,对教育实践具有普遍的指导意义。护理教育学是以护理教育现象与活动为研究对象,揭示护理教育的特殊规律,研究护理教育中的特殊问题,因此教育学与护理教育学的关系,是**一般与特殊的关系**。我们在研究护理领域中的教育现象和问题时,必须以教育学的基本原理为指导,根据我国卫生保健事业现代化建设的要求,探索护理教育的结构和功能、护理教学的内容、方法与组织形式以及教学管理等的特殊规律。而护理教育学的发展与完善,又进一步丰富了教育学的内容,扩大了教育学的应用范围。

（二）护理教育学与护理学的关系

护理学与护理教育学的关系是**母学科与子学科的关系**。研究表明,护理学在其发展过程中,与教育学发生互动、互补关系,继而形成了护理教育学。护理学是研究促进正常人健康,减轻患者痛苦,保护危重患者生命的护理理论、技术及其发展规律的应用学科。护理学的理论和技术构成了护理教学的基本内容,未来或现在的护理工作人员构成了护理教育的基本对象。护理教育学研究的是护理学实践领域中一类特殊的现象和活动。这种研究,一方面进一步丰富了护理科学的理论体系,拓宽了护理学研究领域;另一方面大大推动了护理教育从经验教学转向在现代系统科学、教育学及心理学理论指导下科学化教学的进程。

（三）护理教育学与心理学的关系

护理教育学是以人为对象的,因此它既要分析人的社会属性,也要深刻认识人作为生物实体的自然属性。心理学是人类了解自身的一门科学,主要是研究和探索人脑的奥秘和人的行为规律的科学,为教育人、培养人的工作提供依据。尤其是教育心理学,直接研究了教育情境中,教与学双方的基本心理活动规律,它的许多研究成果、研究方法都有助于我们科学地认识和解决护理教育实践中的一些问题。由此可见,心理学与护理教育学是紧密联系的。心理学是护理教育学的**重要科学基础**,在解决护理教育问题,解释、说明护理教育现象,预测、控制护理教育效果等方面发挥着重要作用。

三、护理教育的性质和任务

（一）护理教育的性质

就社会系统而言,护理教育的性质与教育的性质是一致的,属于社会意识的传递系统。就整个教育系统而言,护理教育是一种培养护理人才的专业教育活动。学生接受这种教育的直接目的是为今后从事护理工作做好准备。

护理教育是具有很强实践性的教育,是一种护理院校与医院临床密切结合、共同完成的教育。

（二）护理教育的任务

1. 培养合格的护理人才　护理教育担负着为国家、为社会培养各层次合格的护理人才的重要使命,这是护理教育的基本任务。

当前,面对世界高科技的挑战,护理院校应认真考虑如何提高护理人才培养的质量和规格,不仅要适应现代化需要,而且要放眼世界,面向未来。

护理教育必须把主要力量放在使学生掌握护理学基础理论、基本技能和发展智力与能力上。只有具备宽厚而扎实的知识基础,才能较好地适应现代化科学技术的发展。为了推动现代化护理的发展,护理教育的内容必须反映现代科学、现代医学和现代护理学方面的最新成就,引导学生接近护理学发展前沿。为了使护理教育面向世界,就必须加强国际信息交流,了解世界护理发展趋势,并据此采取对策,及时调整、改革培养护理人才的方法与措施,以培养学生具有开阔的视野,很强的国际意识和国际竞争能力。为了使护理教育面向未来,就必须培养学生主动、独立获取知识、自我教育的能力,具有丰富的个性,特别是培养学生勇于探索,不断创新的精神,以适应时代的飞速发展与科学的日新月异。

护理教育还必须重视职业道德品质的教育,要注重培养学生对职业的热爱情感和强烈的人文关怀精神,树立为提高人类健康水平而终身奉献的专业信念及加强身心锻炼,使未来的护理工作者自身首先是身心健康,社会适应良好,能为护理事业奋斗几十年的人。

2. 开展护理科学研究和护理教育研究　护理院校是护理研究的重要力量。护理院校集中了较高专业水平的教师、科研人员,专业较齐全,实验设备条件好,信息交流快,学术活动丰富,同时又有研究生等科研所需的人力保证。因此,有条件的护理院校应建成教学与科研两个中心。这不仅有益于更新教学内容,提高教育质量,培养护理人才的科学研究能力,而且对于开发护理学理论与技术,促进护理事业的发展都有着十分重要而深远的意义。

3. 发展社会服务项目　社会服务是专指护理院校除教学、科研以外的面向社会的服务活动。例如开展各种护理咨询活动、护理科研成果的推广与应用、举办护理技能培训班、卫生保健知识讲座、为社会承担教育、预防保健的任务,等等。

护理院校为社会服务,不仅有助于增进人们健康保健意识,促进社会物质文明和精神文明的发展,而且加强了护理教育与社会的联系,理论与实际的联系,帮助护理院校不断根据社会需要改进教育、教学和科研工作,提高培养护理人才的社会适应性。

四、护理教育的基本特点

护理教育是建立在普通教育基础上,以培养护理人才为目标的专业教育。一方面护理教育与普通教育一样,都具有教育的基本属性,另一方面由于专业性质和人才培养规格的不同,使得护理教育又具有区别于普通教育及其他专业教育的固有特点。

(一) 专业性质和任务的特点

护理教育是以培养各层次护理专门人才为目标的,是为国家卫生保健事业发展服务的。因此,护理教育的规模、结构、层次乃至教学内容等受到社会政治、经济、文化和科学发展水平的影响,必须根据国家卫生保健事业发展的需要确定。近年来,随着社会对高级护理人才的需求及社会健康保健意识的增强,高等护理教育与社区保健教育已在护理教育中占据重要地位。

(二) 教育内容的特点

护理教育的内容具有综合性、整体性的特点。随着医学模式的转变和整体护理思想的确立,护理的目标已指向使护理对象不仅在身体方面,而且在心理、社会各方面都达到健康完好的状态。要实现这一目标,护理工作者就必须具备跨学科的知识,除了要掌握医学基础知识、护理学专业知识外,还需要学习心理学、管理学、教育学、社会学、伦理学及美学等社会、人文科学知识。

（三）　教育组织与方法的特点

护理工作的对象是人,护理学是关于人类生命与健康的科学。在教学过程中,许多护理学知识与技能的学习必须通过对患者的直接护理行为方能习得。其中除一部分可用模型替代外,还有一部分只能在学习者自己身上进行练习。另外,还有相当部分教学内容必须通过临床见习和实习,方能获得感性认识,达到掌握水平。这就给教学的组织安排、教学方法的选用与改革提出了特殊的要求。

（四）　教育管理的特点

护理教育的实践性特点,决定了护理教育不可能在课堂上、学校里全部完成。护理教育有赖于教学医院的支持、社区各部门的支持。因此,护理教育管理具有层次多、部门多、参与管理的人员多的特点,需要参与护理教育的各部门、各层次机构理顺关系,保持畅通联系、相互支持、密切配合。

第三节　护理教育体系的结构

护理教育系统具有特定的体系结构,反映了护理教育内部各因素间相互关系与相互作用方式,决定了护理教育的特定功能和发展规律。

一、护理教育体系的层次结构

我国现行的护理教育体系的层次结构,按培养护理人才的等级从低到高可以分为中等护理学教育、护理学专科教育、护理学本科教育和护理学研究生教育四个层次。

（一）　中等护理学教育

中等护理学教育(diploma nursing programs)的任务是培养实用性中级护理人员。招生对象为初中或高中毕业生。报考学生必须通过国家统一命题的入学考试,由学校根据考生的德、智、体三方面的全面衡量结果,择优录取。学习年限一般为 3～4 年。学生毕业时应掌握中等教育所必需的文化基础、本专业必需的医学基础知识,护理学基础知识及基本技能,具有对常见病、多发病及急危重患者的观察、应急处理和身心护理能力,具有基本的卫生保健知识。学生按课程计划修完全部课程,考试及格,准予毕业,发给毕业证书。通过国家执业护士考试,取得执业许可证后,方能在各类医疗卫生、保健机构独立从事护理和预防保健工作。

（二）　护理学专科教育

护理学专科教育(associate degree nursing programs)的任务是培养技术应用性护理人才。护理学专科教育的办学形式多样,可由普通医科大学或二级学院开设,也可由高等专科学校、职业技术学院独立设置,还可以由具有高等学历教育资格的民办高校、职工大学、函授大学等开办。招生对象为高中毕业生或具有同等学力的男女青年、应届初中生或中专毕业生,以及中专毕业已参加护理工作的护士。学习年限 2～5 年,依不同学习对象和学习形式而异。函授大学多数为 3 年;招收在职

笔记

护士、干部的专修科,因入学前已有一定的专业基础,学习期限多为 2 年;应届初中生常采取"3+2"模式。通过学习,学生应在掌握本专业基础理论、基本知识和技能的基础上,提高专科护理理论和技能水平,掌握本专业的新知识、新技术,具备整体护理、保健康复、健康教育等能力。学生学业期满,考试及格,准予毕业,发给专科毕业证书。

(三) 护理学本科教育

护理学本科教育(baccalaureate degree nursing programs)任务是培养能在各类医疗卫生保健机构从事护理工作的高级应用型专业人才。实施护理学本科教育的主要机构是各医学院校。目前我国护理学本科教育主要有两种形式,一是学生高中毕业后通过国家统一入学考试,进入护理院校学习,修业年限 4~5 年;二是已取得护理专科文凭,通过国家统一的自学考试、全日制专科升本科、函授专科升本科等教育形式,学习年限一般为 2 年。通过学习,学生应掌握较系统的护理学及相关的医学和人文社会学知识,具有创新精神、评判性思维能力、独立解决问题能力和自主学习能力,具备基本的临床护理能力,初步的教学能力、管理能力及科研能力。学生按课程计划规定修完全部课程,各门成绩经考试和考查全部合格,选修课达到要求学分者,准予毕业,发给毕业证书,按国家颁布的学位条例规定授予学士学位证书。

(四) 护理学研究生教育

护理学研究生教育分为两个层次,即护理学硕士研究生教育和博士研究生教育。

1. 护理学硕士研究生教育(master's degree nursing programs) 任务是培养具有从事专科护理、护理管理、护理教学和护理科研工作的高级应用型或学术型护理人才。实施护理学硕士研究生教育的机构主要是获得护理学硕士学位授权资格的医科大学或综合大学的护理学院(系),招生对象是高等医学院校护理学专业或相关专业本科毕业生或具有同等学力者,经过国家统一考试,择优录取,学习年限一般为 3 年。学习期间,由研究生的指导教师按照专业培养目标,制定培养计划,对研究生的研究方向、学习课程、时间安排、指导方式、考核期、学位论文和培养方法等做出明确、具体的规定。通过学习,研究生应具备坚实的护理学理论基础和系统的专业知识,了解本学科国内外发展前沿,具有科学的创新精神、评判性思维能力、独立研究能力和自我发展能力,在护理学专业某领域具有一定专长。研究生修满规定学分,各门课程经考试和考查,成绩合格,通过学位论文答辩,并经国家授权的硕士学位评定委员会批准,可授予硕士学位及研究生学历毕业证书。

2. 护理学博士研究生教育(doctoral degree nursing programs) 是我国护理人才培养的最高层次。护理学博士研究生教育任务是培养具有坚实宽厚的基础理论知识和系统精深的专门学科知识,把握所从事研究方向的国内外发展前沿,具有科学的创新精神、良好的思维品质和自我发展能力,具有独立从事科学研究和教学工作能力,能够在科学和专门技术领域内做出创造性成果的高级学术型护理人才。实施护理学博士研究生教育的机构主要是获得护理学博士学位授权资格的医科大学或综合大学的护理学院(系),招生对象是已经获得硕士学位或具有相当水平的护理人员。修业年限为 3~6 年。入学后必须在导师的指导下,按照培养计划学习规定的课程,通过考试,并在导师指导下完成科研课题,写出具有一定的创新性和学术应用价值的学位论文,通过答辩方能毕业。凡符合《中华人民共和国学位条例》规定要求者,授予博士学位。

二、护理教育体系的形式结构

护理教育体系的形式结构,是根据教育对象、办学形式和教育时间不同等所形成的教育结构。

(一) 根据教育对象分类

1. **基础护理学教育**(basic nursing education)　过去称护理执业前教育(pre-registration education),是建立在普通教育基础上的护理学专业教育,根据教育目标,目前在两种水平上实施:即中等护理学教育和高等护理学教育。高等护理学教育含护理学专科教育和护理学本科教育,其目的是为学生毕业后从事各类护理工作或进入后续教育做准备。

2. **毕业后护理学教育**(postgraduate nursing education)　是指在完成基础护理学教育,并取得注册护士资格后所实施的教育培训。根据我国和世界大多数国家现行的护理教育制度,毕业后护理教育采取两种方式进行,即注册后护理学教育(post-registration education)和研究生教育(post-graduate education)。其目的是:①岗前培训——进入医院工作前的培训,了解医院规章制度,学习护理工作组织、规章制度、操作常规、护理标准设备的使用和管理等;②在职结合临床病例学习,提高护理质量;③学习现代护理学及相关学科新知识,了解护理学专业的最新发展;④培养从事专科护理、护理研究、护理教育和护理管理的高级护理人才。

3. **继续护理学教育**(continuing nursing education)　是为正在从事实际工作的护理人员提供的教育,是以学习新理论、新知识、新技术和新方法为目标的、持续终身的在职教育。自20世纪50年代以后,随着医学科学的迅速发展和卫生服务需求的改变,以及社会经济的发展,对护理教育提出了新的要求,如何使从事实际工作的护士能跟上科技进步,提供优质的护理服务,成为继续护理学教育的迫切任务。1970年美国护理学会正式成立了继续教育委员会,随后世界各国都相继成立了继续护理学教育委员会,颁布了一系列继续护理学教育的规章制度和认可继续护理学教育项目的标准,把继续护理学教育作为保持护士个人工作能力,促进个人成长和业务水平提高的基本途径。接受继续护理学教育是护士的一种权利,也是一种义务。1997年4月中华护理学会在无锡召开了全国继续护理学教育的会议,对继续护理学教育的定义、对象及试行办法等给予了具体规定。目前我国的继续护理学教育已走向制度化、规范化,对促进护士个人成长和业务水平的提高起到了积极的作用。

(二) 根据教育时间分类

1. 全日制护理教育　指除节假日和寒暑假外全日进行的护理教育,护理教育体系中属于此类结构的有医学院校护理学院(系)、护士学校、中等卫生学校中的护士专业及全脱产的专业班次,部分医院职工也有全日制的护理学专业班次。

2. 业余护理教育　是利用业余时间进行的各种教育。目前,我国属于这一类型的护理教育机构有医学院校护理夜大学、护理函授大学自学辅导站。

(三) 根据办学形式与教学方法分类

1. **护理学函授教育**(nursing correspondence education)　是运用通讯方式进行

的远距离护理教育,实施机构为具有各类函授资格的医学院校或大学的函授部。学生以自学函授教材为主,并由函授学校给予书面辅导或必要的面授。函授教育源于19世纪60年代的美国大学,后逐渐推广。80年代各资本主义国家开始设立函授学校。中国商务印书馆曾于1914年创办函授学社。目前,我国护理教育的函授系统有高等护理教育自学考试、大专升本科高等护理教育等。

2. 护理学进修教育(nursing advanced education) 是各级护理人员通过到条件较好的预防、护理、科研、教学单位进行有目的、有计划的学习,以提高业务能力的一种教育形式。由于护理科学实践性很强,此类教育一般以实践为主。进修单位定期组织一定的理论教学,进修人员在水平较高的指导教师指导下从事实际的护理、教学、科研活动,此类进修教育和各种专门进修班的区别是后者组织规模较大,系统性比较强,理论教学的比重较大,进修班修业期满,经考试或考核合格者,由办班单位发给进修结业证书。前者一般由选送单位向进修单位提出申请,填写进修人员登记表,写明进修目的和要求,经进修单位审查认可,即可按期进修,一般进修期间无严格的考试,仅在进修结束时,由进修单位对进修人员进修期内的表现做出评语和鉴定,寄往选送单位,通常不发结业证书。

3. 护理学短期培训(nursing short-term training) 多作为继续护理学教育的一种形式,学习时间较短,为数天至数周不等。每一个短期培训班主要讲习一个护理专题及相关知识,多为新理论、新知识、新技术和新方法的知识更新培训,既可以是提高性质的,也可以是普及性质的,内容深浅幅度差别很大,一般的学术讲座也属于此类教育。这种类型的教育活动通常不发给学历证明。

总之,在统一的护理教育目的、教育方针指导下,有领导、有计划地采用多种办学途径,多层次、多形式地兴办护理教育,已经是护理教育体系结构的基本形态和走向。合理的护理教育体系应是一个上尖下宽的多层次、多规格及多类型的结构系统。它既是社会发展对护理人才需求定位的体现,也是人们智力发展不平衡规律的反映。我们应该积极稳妥地改革现有的护理教育体系结构,并随着社会的进步、科技水平的发展、护理科学和卫生保健事业的发展,不断调整、优化护理教育体系结构,使之日趋合理、科学。

第四节　护理教育的发展与改革

一、国外护理教育的发展与改革

(一) 国外护理教育的发展

国外护理教育始于17世纪,纵观三百多年来护理教育的发展,大致可分为三个时期:

1. 19世纪中叶前的非正规护理教育 1633年,法国罗马天主教徒保罗(Paul SV)在巴黎成立了"慈善姐妹社",召集有一定文化的天主教徒学习护理知识,然后到医院和母婴室服务。但是这种护理教育活动与宗教活动、医学教育混为一体,受教育对象大多数是教徒。1798年,席曼博士(Seaman V)在美国纽约医院创办了第一个有组织的护理课程,但并没有产生大的影响。直至1836年,德国牧师西奥多·弗里德尔(Fliedner PT)在凯塞威尔斯城为教会女执事设立了护士训练学校,实质上是护士短期训练班。弗罗伦斯·南丁格尔(Nightingale F)初次接受护理训练就是在这里。

2. 19 世纪中叶后的以医院护校为基础的正规护理教育　欧洲和北美的女权主义者因反对歧视妇女从事医疗职业,从 19 世纪 50 年代开始在医院中采用**带徒培训的方式**,在医生的指导下,培养女青年从事护理工作,当时护生必须从事 6 个月不付报酬的护理工作,然后取得护士资格。由于她们在临床都干得很出色,显著地提高了医疗质量,受到医生和病人的普遍赞扬。1854 年,欧洲爆发了英国、法国和土耳其联军同俄国之间的克里米亚战争,1861 ~ 1865 年,在美国爆发了南北战争。在克里米亚战争中,通过南丁格尔领导的护理人员在战地救护中卓有成效的工作,使伤员的死亡率从 42% 下降到 2.2% 。美国南北战争的经验也告诉人们,因战地医护人员不足而导致死亡的人数超过作战死亡的人数。因此,人们认识到,要克服战伤对战斗力的影响,提高护理水平,培养合格的护士同培训医生一样是非常重要的。

19 世纪下半叶,欧美的现代医学得到了迅速的发展,随着医院的发展,对护士的需求也迅猛增加,通过带徒培训方式培养的护士已不能适应护理工作的需要,因此在南丁格尔的领导下,**世界第一所护士学校——圣托马斯医院护士学校**于 1860 年正式建校。南丁格尔根据自己担任医院管理工作和战地救护工作所获得的经验,提出了全新的护理教育办学思想。她认为护理应当是一个专业,护理教育必须有自主权,护校校长和护理教师应当由护士担任,在教学中要坚持理论联系实际,整个教学计划除安排护理实践外,也应包括一段较短时间的课堂教学。在南丁格尔的不懈努力下,由她创立的护理教育制度成为此后欧洲、北美及日本等其他国家护理教育的标准模式,在这些国家普遍建立了**以医院为基础的护士学校**。例如美国,从 1872 年建立第一所护士学校——新英格兰妇儿医院护士学校开始,至 1910 年,医院护校发展到 1300 余所,在校学生达 30000 余人。直到 20 世纪 50 年代以前,以医院为基础的护士学校是培养合格护士的主要途径。

3. 20 世纪高等护理教育的兴起和发展

(1) 高等护理教育的兴起:高等护理教育开始于美国。1899 年,美国在哥伦比亚大学教育学院家政系开设了一门称为医院经济学的课程,培养护校校长、教师和护士长;第一个以培养专业护士为目标的 3 年制的护理学本科课程则开始于 1909 年明尼苏达大学,基本按照医院办护校的模式来培养学生;而第一个以大学为基础,以授予学士学位为目标的护理学本科专业教育则开始于 1924 年成立的耶鲁大学护理学院。自此,随着护理院系的普遍建立,护理教育逐步从职业培训向专业教育的方向发展,成为高等教育的一部分。

在欧洲,在南丁格尔教育思想的影响下,医院为基础的护校一直是培训护士的标准模式。1928 年,随着英国皇家护理学院的建立,毕业后护理学教育遂成为护理教育的一部分,但从培训职能来说,英国皇家护理学院的毕业后护理学教育是一种向医院护校毕业生提供的,以培养护理管理人员、医院护校教师和专科护士为目标的进修教育,学制 1 ~ 2 年。其他国家,如法国、德国,虽然也向护士提供高级培训的机会,但是基础水平的护理教育仍以医院护校为主。因此,从护理教育的发展

笔记

史来看,在欧美和日本等国,1950 年以前,随着高等护理教育的发展,基本上形成了由基础教育、毕业后教育和继续教育三部分所组成的完整体系。

（2）高等护理教育的普及:第二次世界大战以后,随着医学科学的进步和专科化医疗的发展,卫生系统迫切需要大批受过高等教育的护士。与此同时,随着中等教育的普及,为满足青年人进入高等学校学习的愿望,并为他们的就业作好准备,各发达国家在大力发展高等职业技术教育的同时,普遍开设了学制 2～3 年的高等护理学专科教育及学制 4～5 年的护理学本科教育。1916 年哥伦比亚大学师范学院率先授予护理学硕士学位,成为美国第一所培养护理学硕士的高等教育机构,培养出一大批优秀的护理教师,如韩德森、罗杰斯等。1924 年在哥伦比亚大学师范学院开设了第一个护理学博士研究生教育项目。毕业生授予教育博士学位（EdD）。1934 年,纽约大学开始了第一个护理学哲学博士（PhD）项目,1960 年位于马萨诸塞州的波士顿大学开设了第一个护理学科学博士学位（DNS）教育项目。2001 年肯塔基大学开设了第一个护理学实践博士（DNP）教育项目。

据**美国护理学院学会**（American Association of colleges of Nursing,AACN）和**美国护理联盟**（National League for Nursing,NLN）的统计数据:2010 年,全美开设护理学中专教育的院校共 73 所,开设护理学大专教育的院校有 1051 所,提供护理学本科教育的院校有 765 所,开设护理学硕士研究生教育的院校有 495 所,开设护理学博士研究生教育的院校有 210 所,其中设护理学哲学博士学位（Doctor of Philosophy,PhD）和护理学科学博士学位（Doctor of Nursing Science,DNS）的 124 所,设护理学实践博士学位（Doctor of Nursing Practice）的 182 所。另据美国卫生资源和服务管理部全美注册护士抽样调查统计:2008 年全美注册护士总数为 3 063 163 人,其中:中专学历护士占 13.9%;大专学历护士占 36.1%;学士学位的护士占 36.8%;硕士或博士学位的护士占 13.2%。

信息链接

美国护理联盟（NLN）

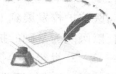

美国护理联盟（National League for Nursing,NLN）成立于 1893 年,是美国成立的第一个护理机构,是一个对美国护理发展具有重要意义的专业组织。该组织的宗旨是致力于追求卓越的护理教育,为改善、增强和扩大其对成员的服务,为所有追求高质量的护理教育项目提供支持。其成员包括:护理教育工作者,教育机构,卫生保健机构以及对此感兴趣的公众成员。其工作内容包括:提供师资队伍建设方案、交流合作的机会,组织实施护理学专业教育认证（NLNAC）与国家护士执业资格考试（NCLEX）,提供学历教育和继续教育项目,评估和提供护理科研项目的经费资助,解读公共卫生政策措施和发布护理相关政策、标准,出版护理发展趋势和护理政策,标准等书籍和报告等。目前该组织已拥有 33 000 名个人成员和 1200 名机构成员。

资料来源:NLN 网站:http://www.nln.org.

在欧洲,1977年6月27日,随着欧共体护理指导法的公布,欧共体各国的护理教育也进行了相应的改革。根据欧共体护理指导法,规定护理教育应从高中毕业生中招生,学制3年,教学总时数不得低于4600学时。为了同这一法律相一致,欧共体各国护理教育的学制和课程也进行了相应的改革。欧共体护理顾问委员会规定,基础护理教育应在大学或其他高等院校中进行。澳洲、亚洲、非洲也有了学士、硕士、博士学位的教育,而且扩展迅速。以日本为例,自上世纪90年代末提出护理基础教育应全部在大学进行的目标后,高等护理教育得到迅速扩展,1992~2002十年间,设护理学本科教育的院校从13所增长到98所,设护理学硕士教育的院校从3所增加到53所;设护理学博士教育的院校从1所增长到16所,护理教育大学化已成为日本护理教育发展的必然趋势。

上述事实表明,进入20世纪以来,国外护理教育的发展规模和发展速度都是十分惊人的。护理教育水平的高低,已成为衡量一个国家护理事业发展的重要标志。

(二) 国外护理教育的改革趋势

进入20世纪后半叶,在世界范围内,掀起了新的教育改革浪潮,其主要的改革重点如下:

1. 加速发展高等护理教育　以大专、本科、研究生为主体的教育体系已在全世界很多国家实现。其原因是:①人类社会迈进信息时代,经济全球化、竞争综合化及社会老龄化,人们对健康的需求日益增高,普遍要求与人们健康和生命息息相关的护士的知识、技能、价值观和态度等要相应地提高和改变,以提供人们所需要的高质量护理。②高等护理教育是投入少、产出多的潜在预防保健措施,提高护理教育层次,扩大护士工作内容及职责,可显著提高医疗护理质量,降低病残率和死亡率,有效地降低医疗成本。发展高等护理教育,提高护理人才素质已是全世界护理改革的根本举措。

扩展视野

高等教育发展三阶段理论

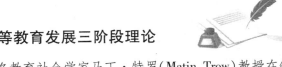

1970~1971年,美国著名教育社会学家马丁·特罗(Matin. Trow)教授在《从大众向普及高等教育的转变》和《高等教育的扩张与转化》中首次提出高等教育发展阶段划分的理论。他以高等教育毛入学率作为衡量一个国家高等教育发展阶段和水平的量化指标,将高等教育发展历程分为三个阶段:当一个国家大学适龄青年中接受高等教育者的比例在15%以下时,属于精英高等教育阶段;15%~50%为大众化高等教育阶段;50%以上为普及高等教育阶段,并阐明了三个阶段的不同特征和阶段转变时需要解决的问题。该理论提出后,在国际高等教育界引起轰动。日本、欧洲各国纷纷邀请他作演讲,美国卡耐基高等教育审议会、世界经合组织等机构也对他的研究给予了很高的评价。

资料来源:史朝.高等教育发展的整体思路—评马丁·特罗的高等教育发展阶段理论.高等教育研究.1999,4:95-99.

23　笔记

2. 构建护理终身教育体系　从教育科学的视角看,现时代的基本特征就是所谓"三大爆炸":知识技术爆炸、教育人口爆炸及教育需求爆炸。传统的教育观念和教育框架已无法适应这一局面。1972 年联合国教科文组织(United Nations Educational, Scientific and Cultural Organization, UNESCO)国际教育委员会发表了具有里程碑意义的《学会生存——教育世界的今天和明天》,对终身教育理论、原则进行了系统而深刻的论述。自此终身教育日益被世界各国和各地区护理界广泛接受。许多国家和地区以立法形式确认倡导学习的时间是人一生的时间。而每种学习又与其他学习相互渗透,相互补益。一方面要重视继续教育,增加新理论、新知识、新技术及新方法,使护理人员适应工作的变化;另一方面要重视终身教育在塑造人格、发展个性及增强人文关怀精神等心理修养和行动能力上的意义,要求全面改造护理院校教育及其课程,变知识传递、知识复制型学校为知识创造、知识操作型学校,变一次性、批量化教育为多次性、个性化教育,以及由此而带来的各国教育政策、制度、法律等方面的变化对构建护理终身教育体系具有重要作用。

3. 调整培养目标,造就全面发展的护理人才　培养目标是一个国家培养人才的具体规范,具有权威性和导向性。世界各国护理界为迎接 21 世纪的挑战,在对未来社会的预测和对现行教育制度进行反思的基础上,纷纷制定和修订本国的护理教育标准和护理人才培养目标,以造就适应 21 世纪需要的合格护理人才。美国、英国、加拿大、澳大利亚、日本等国家制定的教育标准和世界一流的 20 余所护理院校的培养目标中展现了以下鲜明的特点:①重视专业价值观、专业发展能力和专业人文精神的培养;②提出国际观念和国际活动能力的培养;③强调对卫生保健政策的知晓和提供成本效益合理的护理;④强调能适应多样化卫生保健的实践环境;⑤提出个性化目标,要求教育尊重人的个性,培养独特的个体;⑥体现能力本位,突出对学生专业核心能力培养的要求。这些为正在实施素质教育的我国护理教育界来说具有很好的借鉴意义。

4. 进行课程改革,提高教育质量　培养目标主要是通过课程来实现的。因此,面对 21 世纪的挑战,各国在调整培养目标的同时,相应地进行了课程改革,努力提高教育质量,这是当今各国教育改革的核心,也是教育改革的重点和难点。美国在题为《实现美国高等教育的潜力》的报告中强调:如果大学不能为学生提供高质量的教育,那么,教育机会的增加也就失去了意义。在高等护理教育方面,有一些趋势值得重视:①淡化学科界限,建立综合性课程,提升学生整体认识和应用知识的能力。②开设核心课程,实施通识教育,实现科学教育与人文教育的统一,促进学生品格、心智全面发展,具备可持续学习与发展的能力。③理论教育与实践相结合,训练学生的思维、交流、动手能力。④加强护理科研教育,让学生参加各种科研活动,为学生创造发展智能的环境和条件,培养创新能力。⑤注意将最新医学、护理学成就和本国、本民族传统文化相结合。北欧各国在课程改革中注意在"壮根"的基础上,有选择地吸收最新的科学成就。"壮根"就是体现本国文化传统的文化知识。⑥开设多样性选修课,给学生更多的选课自由,以发展学生的个性和特长。

5. 改革教学策略与方法　在以学生为主体,以职业胜任力为核心,体现"做中学"(learning by doing)现代教育理念导引下,护理教学策略从替代式教学策略为主转变成以生产式教学策略为主,改变学生的学习过程,使之将思考与学习结合,从

"吸收-储存-再现"的传统模式变革为"探索-转化-创造"的创造型模式,广泛采取情境化教学、合作教学、以问题为基础的教学、服务性学习等方法,培养学生多维的职业核心能力,如批判和反思的能力、自我学习能力、人际交往能力、合作能力、运用信息技术的能力、独立决策能力和问题解决能力。

6. 广泛采用高科技教学手段　新科技革命为护理教育提供了各种先进的教学手段,改变了护理实验教学的条件,高性能、高仿真性的护理教学模型使得学生的护理技能学习更具形象性和真实感。计算机辅助教学广泛采用,大量的网络课程被开发出来,如美国护理网络教育已经可以覆盖护理全层次教育,计算机全球网络已成为现实。一些发达国家还利用计算机远程教育向其他国家输出护理教育,最大限度地发挥了护理教育资源的共享性,为千百万在职护士的专业学习提供了经济、便利、有效的途径。

7. 推行以操作为基础的临床护理实践能力考评　随着对学生临床护理实践能力培养的日益重视,许多国家开展了以操作为基础的临床护理实践技能的综合化考评,如采取模拟临床情境和模拟病人,综合考评学生的健康评估技能、临床决策能力、执行护理干预措施能力等。一方面避免了传统考评形式的片面性、主观性,使教育目标分类学所包括的认知、情感和动作技能三个领域都得到评价;另一方面也进一步推动了能力本位的教育目标的实现。

8. 加强护理教师队伍建设　UNESCO 的文件指出:"教师是变革的动力,是促进东西方之间、南北之间相互了解的桥梁,是塑造新一代性格和思想的积极参与者,人类从没有像今天这样痛切地感悟到教师在这方面的重要件用。"2000 年,UNESCO 又在《全民教育达喀尔行动框架》中专门提出"加强和提高教师的社会地位、道德规范和职业特性"的战略目标,各国也积极致力于教师教育政策、课程、教法、培训机构以及教育资源、手段等方面的变革,将教师教育作为提升综合国力的重要方面。主要趋势和措施是:①制定教师专业标准,以提升教师形象和推动教师专业化进程。②关注教师本人的全面成长,关注师德、关注教师的情感、价值观和态度的培养。③建立以 UNESCO 领导下的国际教师教育协作组织,加强各国教师的合作和交流,为教师的专业化发展提供有质量的国际资源。④提高教师选任标准,强化教师在职培训。美国护理院校规定评护理教授必须获博士学位者才能竞争上岗。学术交流,进修学习,读书报告,著作、论文发表均成为任职培训的有效方法。⑤提高教师的工资和福利待遇,以吸引优秀护理人才从教,并确保现有教师队伍的稳定。

9. 推行教育标准化,保证教育质量　近 20 年来,随着高等教育大众化在多数发达国家普遍到来,以及教育国际化浪潮的推动,高等教育质量在全世界范围内受到广泛重视。1998 年 UNESCO 在《21 世纪高等教育展望和行动宣言》中提出建立教育质量保证制度的倡议,受到了大学国际联合会、大学校长国际联合会以及高等教育质量保证机构合作网等国际组织的响应。由此,全球范围内掀起了一场以高等教育标准化为显著特征的质量保证运动。作为这场运动的先行国家的美国,早在1986 年,美国护理学院学会就签署了关于《护理学专业高等教育标准》的文件,第一次从国家的角度定义了护理学本科教育应提供的知识、价值观和专业行为。1998 年《美国护理学专业本科标准》定稿。在美国护理教育的带动下,英国、加拿大、澳大利亚等国家也纷纷制定本国的护理学教育标准,并成立了相应的护理教育认证机构和

笔记

组织,对本国的各层次护理教育进行定期的质量评估和资格认证,有效地保障了护理教育的质量水平。2008年,WHO颁布了《护士与助产士初级护理教育全球标准》,作为护理和助产本科教育的最低要求和基本纲要,将指导各国护理教育标准的建立。

信息链接

美国护理学院学会(AACN)

美国护理学院学会(The American Association of Colleges of Nursing, AACN)建立于1969年。作为一个独立的专业机构,其宗旨是构建各层次的教育标准,提供教育资源,提升护理院校的领导能力,进而不断地提高护理教育、科研和临床实践的水平。该组织的具体功能包括:①通过教育、科研、政府和社会倡议以及数据收集为院校领导、教师提供帮助;②构建本科及以上层次的护理学教育标准,并促进全美护理院校、相关机构采纳其标准;③推动护理学专业不断改进健康照护方面的质量;④提升公众对护理学本科和研究生教育的关注,并在教育、科研和实践上给予支持。AACN现开展的具体项目有6个方面:课程标准、政府建议、认证、研究和数据采集、会议和在线研讨、科研项目资助。2011年AACN成员院校已发展到695个。

资料来源: AACN 网址:http://www.aacn.nche.edu/

10. 促进护理教育国际化 为适应未来世界各国之间的联系和交往日益频繁的趋势,各国普遍重视并采取护理教育国际化措施:①广造舆论,引起领导、公众对护理教育国际化的必然性和重要性的认识;②开展国际合作研究,建立全球护理教育标准,逐步实现国际护理教育资质和质量的互认;③开设专门课程,如世界文化、国际关系和国际问题等课程,或在有关课程中渗透护理教育国际化内容,加强对护理教育国际化的理解;④加强外国语教学;⑤广泛开展护理教育的国际交流和合作,包括互换学生和访问者、合作研究、合作著书等。

二、我国护理教育的发展与改革

(一)我国护理教育的发展

1. 新中国成立前的护理教育 鸦片战争前后,随着各国的军队、宗教和西方医学的进入,我国的护理教育事业开始兴起。1887年,美国第一个来华护士兼传教士麦克尼奇(McKechnie EM)在中国率先开办护士训练班,可以认为这是中国近代护理教育的开端。1888年,美国护士约翰逊女士(Johnson)在福州医院开办了**中国的第一所护士学校**,开始了较为正规的**中国近代护理教育**。至1915年,全国由美英教会办的护校约36所,但学生很少,有的班级仅2~3名学生。1912年3月,中国护士会在牯岭召开的第三次会议决定,统一中国护士学校的课程,规定全国护士统一考试时间并订立章程,同时成立护士教育委员会,促使我国近代护理向初步规范化迈出了开创性的一步。1914年7月,第一届全国护士委员代表大会讨论并制定了全国护士学校的注册章程和护士会考文凭制度,目的是统一全国各地护士学校办学标准和提高护士教育水准。1920年10月,由美国洛克菲勒基金会捐建的北京协和医学院与燕京大学、南京金陵女子文理学院、苏州东吴大学、广州岭南大学及山东齐鲁大学五所私立大学合办了协和医学院高等护士学校,学制4~5年,学生毕业后授予学士学位,这是我国**第一所培养高等护理人才的学校**。到1953年,学校共毕业263人,她们大多成为新中国护理界的中坚力量。1932年11月,南京国立中央高级护士职业学校正式开办,这是我国第一所由中央政府开办的护士学校,朱碧辉任校长。1934年12月,当时的国民党政府批准成立**中央护士教育委员会**,成为新中国成立前中国护士教育的最高行政领导机构。至此,护理教育被纳入国家正式教育系统。抗战时期,我国沿海省、市先后沦陷,许多护校被迫关闭或内迁。北京协和医学院护士专科学校在聂玉婵校长和王琇瑛老师的领导下,迁往成都办校,继续招收学生,培养高级护理人才。1946年,联合国善后救济总署(United Nation Relief and Rehabilitation Association,UNRRA)在美国举办护士师资进修班,中国派出20名优秀护士赴美,为期4个月。这是**中国护理教育史上第一次派出护士留学**。

在中国革命根据地,护理教育工作者受到党中央的高度重视和关怀,得到很大发展。1931年,毛泽东、朱德同志授意傅连暲同志在江西汀州开办了**中央红色护士学校**。1940~1946年期间,在延安中央医院的基础上,共办了六期护士训练班,造就了一大批革命的护理工作者。

在1949年前,由于国内政治动荡和帝国主义列强侵略,护理教育屡受挫折,发展缓慢。至1948年在中华护士学会注册的护校仅183所,培训护士约3万人,远远不能满足幅员辽阔的祖国4亿多人口的需要。

2. 新中国成立后的护理教育　1949年新中国诞生后,为满足战后经济建设对中级护理人员的大量需求,1950年8月,第一届全国卫生会议决定将护理教育列为中等专业教育,由卫生部领导,制定全国统一的教育计划、教学大纲和教科书。招生对象为初中毕业生,学制2年,停办高等护理教育。1953年4月,北京协和高等护理专科学校正式宣布停办。1954年,卫生部决定将中专护理教育学制改为3年。1961年,北京第一医科大学再度开办护理系,招收在职护士进修大专学业,王琇瑛任系主任。但"文化大革命"开始后,刚刚复苏的高等护理教育再次夭折。

1966~1976年"文化大革命"期间,护理教育事业备受摧残。全国护士学校大部分停办,校址被占用,设备毁损,资料流失,教师改行。但由于医疗工作的实际需要,不少医院自办护士班,使大批未受到正规专业训练的初级人员进入护理队伍,造成护理质量大幅度下降,中国护理教育与世界护理教育之间的差距拉大。

1976年以后,尤其是在党的十一届三中全会以来,护理教育重获新生。为迅速改善护理工作状况,卫生部在1979~1980年间先后发出了《关于加强护理工作意见的通知》和《关于试行中等卫生学校三年制医士、护士、药剂专业学生基本技能训练项目(草案)》,加强了对护理教育的领导与扶持。1980年南京军区总医院和上海卫生干部进修学院(后改名为上海职工医学院)在卫生部和市卫生局支持下,率先开办了"高级护理专修班",**1983年天津医学院成立护理系**。1984年1月教育部与卫生部在天津召开了"全国护理学专业教育座谈会",决定在国家高等医学院校内设置护理学专业。首批获教育部批准成立护理系,开设护理本科专业的有北京医科大学、协和医科大学、上海医科大学、上海第二医学院、第二军医大学、山东医科大学、中山医科大学、西安医学院、中国医科大学等 10 所院校,学制 4~5 年,毕业后授予学士学位。**1992 年,北京医科大学获准正式招收护理学专业硕士研究生**。随后,第二军医大学、协和医科大学、上海医科大学、华西医科大学等也相继获得批准护理学硕士研究生学位授予权,主要研究方向有外科护理、护理教育、创伤护理、重症监护及护理管理等。1995 年,北京协和医科大学护理学院正式成立,成为我国第一所护理学院。随后上海医科大学、中山医科大学、湖南医科大学及华西医科大学相继成立了护理学院。**2003 年,第二军医大学护理学系获得批准独立二级学科护理学博士学位授予权**,2004 年开始,第二军医大学、中南大学、中山大学等院校相继开始招收护理学博士生。至此,我国护理教育层次基本完全,同时也表明我国护理人员的学历层次结构正在逐渐提高和优化。

根据教育部高等教育司、教育部高等学校护理学专业教学指导委员会和卫生职业教育指导委员会提供的数据,至 2010 年,全国约有 866 所院校开设了护理学中专教育,年招生数 37.8 万人;开设护理学专科教育的院校共 374 所,年招生数约 12.6 万人;开设护理学本科教育的院校共 211 所,年招生数 3.7 万人。开设护理学硕士研究生教育的院校共 60 所,年招生数约 760 余人。至 2011 年,开设护理学博士研究生教育的院校共 25 所。此外,全国各地还开办了各种形式的成人在职高等护理教育,如自学考试学历教育、函授学历教育等,培养了大批优秀的护理人才。

随着高等护理教育的迅速发展,人才培养规模不断扩大,护士队伍扩展迅速,据卫生部信息统计中心发布的《2011 年中国卫生事业发展统计公报》,截至 2011 年年底,我国共有注册护士 224.4 万名,每千人口注册护士数为 1.66。但是相对于人民群众对生命质量、健康水平以及卫生保健质量的更高要求,护士队伍的数量仍显不足,和发达国家每千人口护士数相比,差距仍然很大(表 1-1)。另据卫生部《2011 中国卫生统计年鉴》统计数据显示,我国护士队伍中具有高等护理学专业学历的护士的比例显著增长,护士队伍已从以中专为主体转向中专、大专、本科多层次教育的方向发展。但是我国护士队伍的学历结构与美国等发达国家护士队伍学历结构相比,仍存在很大的差距(表 1-2)。要解决我国护理队伍的数量和质量问题,根本出路仍是在保证教学质量的基础上,进一步扩大高等护理教育的规模。

表 1-1　主要国家每千人口护士数(2000~2009 年)

国名	千人口护士数	国名	千人口护士数
澳大利亚	10.9	日本	9.5
加拿大	10.0	墨西哥	4.0
巴西	2.9	波兰	5.2
中国	1.4	俄罗斯	8.5
埃及	3.4	南非	4.1
法国	8.1	泰国	1.4
德国	8.0	土耳其	1.9
印度	1.3	英国	12.8
意大利	6.9	美国	9.8

注:摘自卫生部统计信息中心《2011 中国卫生统计年鉴》

表 1-2　2005～2010 年我国护士学历结构比较

护士学历结构(%)	2010	2005
研究生	0.1	0.0
大学本科	8.7	2.7
大专	42.5	28.9
中专	46.0	60.4
高中及以下	2.7	7.9

注:摘自卫生部统计信息中心《2011 中国卫生统计年鉴》

(二) 我国护理教育的改革

自 20 世纪 90 年代,根据教育部面向 21 世纪高等医学教育教学改革计划精神,护理教育以培养适应 21 世纪社会发展需要的高等护理人才为目标,在全国范围内开展了护理教育改革。改革的主要内容包括:

1. 调整护理学专业培养目标,体现时代要求　在对经济全球化、社会需求、学科发展趋势和新时期青年学生特征分析的基础上,许多学校调整了护理本科生的培养目标。新修订的培养目标的总体特征是:①突出了护理人才培养的国际化要求;②将护理人才的专业发展和全面发展统一起来;③强调护理人才可持续发展素质的提高和核心能力的培养;④重视护理学专业人文精神的培养。

2. 调整学年编制,体现护理特点　根据护理学专业的实践特点,许多护理院校改变了以往沿用的医学教育 5 年制的学制模式为 4 年制,以学制改革带动教学的整体改革。同时突破传统的"三阶段",先理论后实践的教学计划安排,采取"渐进式"教学计划安排,即专业课提前,理论和实践同步进行,学生早期进入临床,边学习理论,边实践理论,实践时间逐步增多,较好地培养了学生的临床实践能力和专业情感。

3. 调整课程设置,突出专业特色　遵循整体性和综合性原则,努力探索既符合国情,又能与国际接轨的高等护理教育课程体系。课程改革的主要特点为:①强化培养目标,淡化学科界限;②体现现代医学模式,减少公共基础课程比例,增加人文社会学科课程比例;③以护理为主线,突出整体人的概念,精简整合医学基础课,优化重组护理学专业课程;④强调理论与实践相结合,减少理论教学时数,增加实践教学时数。

4. 编写新教材,体现时代需要　与课程体系改革配套,重新构建护理学科理论和技术体系,编写了一批面向 21 世纪课程教材和国家重点规划教材。新教材展现了以下特点:①重构学科知识体系;②强化"三基"内容;③补充专业发展新知识;④融入学科人文精神;⑤重视学生能力培养;⑥提高可读性;⑦加强助学功能。

5. 优化教学方法,注重素质教育　改变以教师为中心,灌输式教学法,探索以学生为中心,有效培养学生能力和专业情感的新教学方法,如目标教学法、以问题为基础的教学法、实践反思讨论法、情境导学法、案例教学法等。

6. 创新教学手段,提高教学现代化水平　运用先进的计算机多媒体技术,开

笔记

展计算机辅助教学研究,研制开发与护理学课程配套的 CAI 课件,将现代计算机多媒体技术成功运用于课堂教学中。运用高仿真模拟训练器材,模仿各种临床情境,给学生创造了工作情境、专业角色和特定的工作任务相关联的学习,使学生的专业能力得到整合性的训练,提高未来职业岗位的适应性。

7. 改革评估方法,构建科学的评价体系　围绕素质教育的目标,研究提出护理本科生的专业素质理论模型,围绕这一理论模型,从护理院校办学水平评价和护理人才专业素质质量评价两条线分别开展护理教育教学评价指标体系、评价工具和评价方法的研究,在理论和实践研究的基础上建立了相应的教学管理和运行制度。

8. 创新临床教学模式,强化学生实践能力训练　表现为:①建立健全临床教学管理组织机构,设立在护理部领导下的临床教研室、总带教、科室带教三级护理教学管理体系;②制定科学实习计划,强化对学生综合能力,如临床技能、科研能力和管理能力的训练;③实施科学的评价方法,加强过程评价和终末评价,引入标准化病人为对象的多站式临床技能综合考评,有效测评学生的护理操作技能、沟通能力、团队协作能力、评判性思维能力和职业态度等。

9. 扩宽教育渠道,加速护理人才培养速度　通过不同渠道、不同办学方式大力发展护士在职教育、学历教育及继续教育,为广大临床护理人员提高学历,更新知识结构提供了更多的机会,在一定程度上缓解了受高等教育办学规模的限制,难以在短时间内提高护士队伍整体水平的矛盾。主要有以下几种教育形式:①开办全国性护理学专业专升本自学考试;②争取国际各类基金资助,如有美国中华医学基金会资助,与泰国清迈大学合办护理研究生教育;③在有护理硕士学位授予权院校开办护理学专业研究生课程班。

10. 健全完善国家护士执业考试制度,促进护理教育发展　为了加强护理人员执业资格管理,提高护理人员整体素质,我国于 1994 年建立了护士执业考试制度,这是在借鉴世界上发达国家的成功经验并结合我国实际情况后,进行的一项重要的护理教育改革,它对于加强护士管理、规范护理队伍、提高护理质量和促进护理教育发展起到了举足轻重的作用。目前已形成了一套适合中国国情,基于专业实践能力的考试方法和制度,并通过《护士条例》进一步确立其合法性与必要性。

三、21 世纪我国护理教育发展的主要方向和策略

人类在进入 21 世纪以后,卫生领域面临着一系列的新问题,如人口和流行病学形势出现了巨大变化,新的传染病、环境风险、行为风险威胁着所有人的健康安全;全球卫生系统正变得越来越复杂,成本也越来越高;社会大众的健康意识和健康需求不断提高。面对这一社会大背景,审视我国现代护理教育与世界先进国家护理教育发展水平之间存在的差距,理解教育部和卫生部对我国护理教育发展的有关文件精神,21 世纪我国高等护理教育发展方向和策略应主要着眼于以下几个方面:

扩展视野

当代世界教育思潮的宏观演变

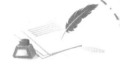

1. 从"学会生存"到"学会关心"：即从强调终身教育、能力培养到强调参与社会,学会合作,关心和保护生态环境,为公众利益学习。

2. 从科学主义、经济主义到推崇教育的社会价值取向,即从教育促进科技发展、教育适应经济发展的需求到教育要适应人类社会的进步,培养学生的社会责任心和义务感及相应的能力。

3. 从国家主义教育到国际化教育,即教育强调服务于民族、国家的利益,促进国家的发展作用到教育应具有国际的内容和全球视野,要为国际社会作出贡献。

4. 从阶段性教育到终身教育,即从强调学校教育、一次性、阶段性、制度化教育转向连续性、整体性、个性化、社会化教育。

资料来源: 全国十二所重点师范大学联合编写.教育学基础(第2版).教育科学出版社,2008:386-394.

(一) 加速护理教育国际化进程

首先,高等护理教育必须树立教育国际化观念,充分认识教育国际化进程是社会发展的必然,是不以人们的意志为转移的。我们只有主动去迎接它,适应它,充分利用这一契机,才能加速我国护理教育发展的速度。

第二,加强国际间的护理学术交流,充分利用国际护理教育信息与技术资源,采取"走出去,请进来"的方法,加速我国护理师资队伍的培养和高级护理人才的培养。

第三,积极发展国际合作办学,一方面要建立和健全有关法规、政策,扩大中外护理合作办学规模,探索灵活多样的合作办学模式,充分利用国外优秀师资、先进教材以及科学的管理经验,为我国培养国际化护理人才服务;另一方面要对外开放我国的护理教育市场和教育资源,加强护理教育国际化运作的研究,创造多元文化的护理教育环境,在教育内容、教育方法上要更强调适应国际交往和发展的需要,吸引外国护理学专业的留学生,争取在国际护理教育服务市场上占据一定份额,推动我国护理教育产业化的发展。

(二) 建立适应时代需求的人才培养目标

为了适应新技术革命、经济全球化趋势和卫生保健服务体制的改革,护理教育应认真反思以往的护理人才培养目标,审时度势,重新制定适应时代发展的新的护理人才培养目标。

第一,适应新世纪需求的护理人才培养目标必须是国际化的人才培养目标,必须着眼于培养具有全球意识,具备跨文化护理的知识和能力,具有国际护理执业资格的高水平、高素质的护理人才。

第二,适应新世纪需求的护理人才培养目标应是实用性护理人才培养目标,必

笔记

须立足于培养具有能在复杂多样的卫生保健环境中从事跨学科护理实践能力的、综合素质较高的护理人才。

第三,适应新世纪需求的护理人才培养目标应是能力本位的人才培养目标,必须高度重视培养具有专业责任感、审慎思考和评判性思维能力,能够独立从事专业实践和发展专业理论,具有创新精神的可持续发展的护理人才。

第四,适应新世纪需求的护理人才培养目标应是以人为本的人才培养目标,必须着力于培养具有强烈的人文关怀意识和良好的职业伦理素养,高水平的人际沟通技能和充分的理解他人,尊重差异,善于合作的工作态度的护理人才。

第五,适应新世纪需求的护理人才培养目标应是个性化的人才培养目标,必须尊重受教育者的主体性、个性和个别差异,在此基础上,培养具有独立人格和丰富多彩个性的护理人才。

(三) 构建具有专业特色的人才培养模式

面对国际护理人力资源市场的开放和护理学科专业化程度不断提高,我国的护理教育必须提高教育的专业化水平,构建具有专业特色的人才培养模式,培养在国际卫生保健人才市场上具有较强的竞争力,在国内卫生保健人才市场上具有良好适用性,具有可持续发展潜力的护理学专业人才。具有专业特色的人才培养模式主要体现在以下几个方面:

1. 具有专业特色的课程设置 应充分体现现代护理观的转变,要满足现代护理人才培养目标的需要,转变以学科为中心的课程观,建立以学生为主体,以专业系统知识和核心能力为中心的课程观,打破学科间的壁垒,优化组合学科板块,以有效地节省教学时空资源,更多地引入与时代共进的专业新知识、新技术,如灾难护理、患者安全、伦理决断等,以满足护理实践领域扩展后护士角色多样化对护理人才知识准备的需求。

2. 具有专业实践能力培养功效的教学策略和教学方法 以专业实践能力产出为核心,以个体可持续发展为目标,采取生产式、做中学教学策略和研究性学习、互动性学习、服务性学习、合作学习等多样化教学方法,优化教学过程,为学生提供整合信息、评判性思维、循证实践、解决问题有机结合的教学平台,把科学素质教育和人文素质教育、知识传授教育和能力培养教育,专业精神教育和人格养成教育完美地结合起来,体现和落实到课堂教学、临床实践、社区见习等各种教学活动中。

3. 基于专业行为表现的考评模式 配合课程设置和教学策略的变化,以课程标准为基准,实施基于专业行为表现(performance-based assessment)和(或)学习成果(learing outcome)的考评模式,即是在最真实的情况下记录学生专业能力的真实表现,观察学生积极地参与到完成某项专业任务过程和结局的评价。包括档案袋评价、客观结构化临床考试等。这种考评模式要求学生获得事实性知识,并用有意义的方法运用它们,促使学生运用分析、综合、评价等高水平思维技能进行复杂学习,不仅有助于提高学生对自己学习负责的意识和学习的积极性,而且可以客观地验证教学的成效,促使现代教学回归培养高质量、实用性护理人才的正确轨道上。

4. 营造有利于专业素质培养的教育环境 应充分利用社会教育资源,创设学校-医院-社区一体化的综合教育环境,通过多样化的培养途径和活动形式,有效地把课内教育活动和课外教育活动,理论教学活动和实践教学活动、专科教学活动和通科教学活动、显性课程教育和隐性课程教育、知识教育和情感教育有机结合起来,全面提高护理人才培养的整体水平。

(四)提高护理教育的产出效益

在经济全球化进程中能够生存的教育必然是成本效益科学合理的教育。从护理教育的性质和社会需求程度看,护理教育是具有很大发展潜力的教育市场构成部分。护理教育提高产出效率应着眼于以下几个方面:

1. 采取多样化办学形式,建立灵活变通的教育管理制度　根据我国目前护理人员整体队伍科学素质不高,学历层次偏低的现状,本世纪的护理教育仍需要加大产出。要采取多样化的办学形式和灵活变通的教育管理制度,开发远距离教育资源和形式,为临床、社区从业的一线护理人员提供良好的继续教育环境和教育资源,使他们成长为一定实践领域内具有高水平实践能力,能独立行使专业职能的高级护理学专业人才。护理院校要以人为本,最大限度地开发学校教育资源的利用度,采取以学生为中心,便利于学生的课程计划和教学形式,建立能使专业设置和课程体系不断随卫生保健市场需求变化的教学管理制度,以提高教学与学生学习需求的契合性和护理人才在医疗卫生人力市场上的竞争力。

2. 完善护理教育质量标准,有序推进专业认证　质量是教育事业的生命,是人才素质的保证。要认真研究和建立既能与国际护理接轨,又能适应我国护理实践发展需要的我国护理教育质量标准和科学的质量评价指标体系,在教育部高教司主管部门的指导下,稳步、有序地推进护理学专业认证工作,以规范、监控护理教学过程,保证教育教学质量达到国家标准,促进院校护理学专业建设,加速我国护理教育国际化进程。

3. 加快师资队伍建设,全面提高护理师资队伍的总体水平　师资队伍的整体素质直接影响护理教育的质量水平和产出效益。应充分利用国际和国内教育资源,加强国际和国内院校间合作交流,采取多样化的培养途径,优化教师队伍的学历结构和知识结构。要进一步密切院校与临床、社区的合作,实施院校师资和临床师资双向交流,完善双师型师资的培养机制,使现代护理师资队伍既能适应社会政治、经济、科学文化发展的需要,又能胜任培养基于职业胜任力为核心的现代护理学专业人才的任务。

(姜安丽)

思考与练习

1. 教育、教育学和护理教育学这三个概念之间有何区别?

2. 运用本章所学知识分析以下观点的正误:
(1)经济要发展,教育须先行。
(2)为社会发展服务是教育价值的根本体现。
(3)人受什么样的教育就会变成什么样的人。
(4)错过发展的最佳期,人就很难发展了。

3. 请运用有关人身心发展的规律,解释下列教学基本原则:
教学应走在发展的前面、循序渐进、因材施教、面向大多数学生教学

4. 社会各子系统与教育的相互作用关系有何不同?

5. 思考影响人身心发展的各种因素在人的身心发展中的作用性质。

6. 护理教育学与教育学、护理学、心理学的关系是怎样的?

7. 比较中美护理教育发展史,分析我国护理教育与美国护理教育的主要差距。

8. 我国护理教育的层次结构与形式结构是怎样的? 你认为还应该进行哪些改革和发展?

9. 根据本校实际情况和当代社会和人发展的需要,讨论护理教育应如何改革,以实现自己的功能。

10. 请根据本章所学知识,设计一张了解本科或专升本学生现有发展水平的"学生情况调查表"。

11. 结合自己的学校和学习生活,思考当前我国护理教育改革的主要方向应该是什么?

第二章

护理学专业的教师与学生

 教学目标

识记：

1. 能准确说出教师与学生的权利与义务。
2. 能正确简述护理学专业教师队伍培养的主要途径。

理解：

1. 能运用自己的语言正确解释下列概念：
   教育机智　敏感性　移情理解　师生关系
2. 能联系实际说出护理学专业良好师生关系的特点和构建策略。
3. 能比较其他职业劳动，正确说明教师劳动的特点。
4. 能运用实例正确说明护理学专业教师应具备的职业素养。

运用：

1. 能运用本章所学知识，对你所熟悉的教师的心理品质及教学效果作出恰当的分析。
2. 调查访问专业教师和学生，并对调查材料作出分析。

护理学专业的教师与学生是护理教育系统中最基本的要素。**护理学专业的学生**（nursing student）是护理教育活动的对象，**护理学专业的教师**（nursing teacher）是护理教育活动的直接组织者和实施者。因此，全面了解学生的基本属性，正确认识教师劳动的价值、特点、权利和义务，研究探索护理学专业教师培养的方法与途径，以及和谐师生关系的构建，对于实现护理教育培养目标，完成护理教育任务，提高护理教育质量具有十分重要的意义。

第一节　护理学专业的学生

一、护理学专业学生的基本属性

护理学专业学生是护理学专业教育活动中的受教育者。他们在专业化学习过程中通过专业训练，习得护理学专业知识和专业技能，表现专业道德，并逐步提高自身从业素质，成为一个合格的护理学专业人才。护理学专业学生作为受教育者具有以下基本属性：

笔记

（一）具有发展潜能

学生是发展中的人,从开始专业学习到毕业这一时期,他们身心的各个方面都潜藏着各方面发展的可能性,他们所展现出的各种身心发展特征还处于变化之中,具有极大的可塑性。如果教育得法,就可使他们获得最佳发展,成为本专业的合格人才。

（二）具有发展需要

学生发展的需要是多方面的,包括生理和心理的、认知和情感的、道德和审美的、专业和人文的等等。护理教育正是基于学生发展需要的多面性,才确定了全面发展的总目标和在总目标指导下的护理学专业各层次的培养目标。

（三）具有发展的主观能动性

在学校专业教育这一特定环境中,学生以学习为主要任务,在教师的指导下通过学习获得身心的发展。在护理学专业教育中,"无师自通"几乎是不可能的,但学生不是消极被动地接受教育,他们是学习的主体,是具有主观能动性和不同的身心素质的人,表现为:①独特性:每个学生都是独特的个体,具有不同的认知特点、意志水平,以及区别于他人的个性特征。②选择性:学生是根据自身的条件、喜好、能力选择符合自己需求和自己感兴趣的学习内容,选择自己的专业发展方向。③创造性:学生的学习不是简单的复制过程,而常常是以批判与怀疑的态度,接受教育的影响,并产生自己的思考和创新的过程。

因此,护理教育者必须尊重和调动学生的这种主动性、积极性,培养他们的创新精神,这样才能培养出适应当代社会需求的高素质的护理人才。

二、护理学专业学生的权利与义务

（一）护理学专业学生的权利

护理学专业学生的权利是在公民一般权利的基础上,根据医学院校教育和学生的特点而规定的学生应享有和受到保障的权利。包括三个部分:①国家宪法和法律授予所有公民的权利;②教育法律、法规授予尚处于学生阶段的公民权利;③医学专业教育特点授予医学生应享有的权利。

1. 人身权　护理学专业学生的年龄基本接近成人,按照我国《宪法》规定,他们享有平等权、人身自由权等等,因此医学院校在培养护理学专业人才的过程中应根据学生的特点科学安排教育活动,尊重学生自由,尊重学生人格,保护学生隐私,促进学生身心健康。

2. 在校学习阶段的权利　根据我国2005年9月1日起施行的《普通高等学校学生管理规定》,护理学专业大学生享有和所有在校大学生相同的权利:

（1）参加学校教育教学计划安排的各项活动,使用学校提供的教育教学资源。

（2）参加社会服务、勤工助学,在校内组织、参加学生团体及文娱体育等活动。

（3）申请奖学金、助学金及助学贷款。

（4）在思想品德、学业成绩等方面获得公正评价,完成学校规定学业后获得相应的学历证书、学位证书。

（5）对学校给予的处分或者处理有异议,向学校或者教育行政部门提出申诉;对学校、教职员工侵犯其人身权、财产权等合法权益,提出申诉或者依法提起诉讼。

（6）法律、法规规定的其他权利。

3. 临床实习的权利　临床实习是护理学专业学生在校学习的重要组成部分,是培养护理学专业人才的不可或缺的部分。因此在临床实习期间,护理学专业学生应享有以下权利:

（1）知悉实习的安排:学生有权利知道实习过程的安排,有权利期望教师引导他们达到目标。教师应该向学生解释实习单位的政策、实习轮转的程序、临床教学方法及评价方法。

（2）良好的学习环境:实习单位应为学生提供具有充分学习与临床实践机会的环境,提供有助于学生达到学习目标的经历,提供必要的学习材料与学习活动。

（3）有合格的带教老师:学生在临床实习过程中应获得临床教师的指导。合格带教老师有两个标准:具有所带教领域丰富的专业知识和熟练的技能,有胜任临床教学的能力。

（4）对教师要求其执行,但自己在实习中未曾学习过或自认为尚不熟练的技能,有权拒绝执行。

（5）有权询问评价结果:临床带教老师对学生的评价难免带有主观色彩,学生为确保自己得到相对客观的评价,有权询问对自己临床评价的结果及依据,同时学生也须尊重教师对他们做出的专业性的评价。

（二）护理学专业学生的义务

护理学专业学生的义务是在公民义务的基础上,针对学校、教育及学生的特点而规定的对他们行为的限制和要求。包括如下两大部分:

1. 普通高等学校学生的共性义务　根据《普通高等学校学生管理规定》,护理学专业学生在校期间应履行和所有在校大学生相同的义务:

（1）遵守宪法、法律、法规。

（2）遵守学校管理制度。

（3）努力学习,完成规定学业。

（4）按规定缴纳学费及有关费用,履行获得贷学金及助学金的相应义务。

（5）遵守学生行为规范,尊敬师长,养成良好的思想品德和行为习惯。

（6）法律、法规规定的其他义务。

2. 护理学专业学生的特定义务

（1）尊重、珍视每一个生命,平等、关爱每一个患者。

（2）努力学习专业知识和各项护理技术。

（3）按要求参加临床见习和实习,并在带教老师的严格指导下进行临床工作。

笔记

第二节 护理学专业的教师

一、教师劳动的价值与特点

（一）教师劳动的价值

教师劳动的价值主要体现在教师在社会和人的发展中所起到的作用上。

教师是人类文明的传播者与创造者。教师把千百年来人类所积累的科学文化知识与实践经验传递给新生一代，使人类的文明得以延续。同时，教师又是新的科学知识的创造者，他们不断融汇、改造古今中外各种科学理论与技术，不断创造新的科学思想、理论及技术，对社会实践与发展具有极大的推动与促进作用。特别是当今社会正处于一个科学渗透千家万户生活，信息瞬息万变，知识爆炸性增长，竞争日益激烈的时代，社会的发展与个人的幸福比以往任何时候都更依赖于教师。社会主义现代化建设需要大批各行各业、各个层次的高素质专门人才，这就需要教师付出辛勤的劳动。可以说，教师担负着推动社会进步的重大历史责任。没有教师的劳动，就没有国家经济的腾飞，没有社会的精神与物质文明，也就没有人类科学健康的生活。

教师是新一代的塑造者与培育者。教师代表了社会的要求，担负着为社会培养新一代人才的重任，是学校教育活动的设计者、组织者。青少年学生正处于心智发展的关键时期，教师通过自己的科学性劳动，可以有效地帮助学生构建合理的认知结构，最大限度地开发学生的心智潜能。并按照社会的要求，用自己高尚的情操、品德、人格，陶冶学生的心灵，塑造学生的行为。可以说，教师的劳动推动着个体精神世界的升华和人类社会精神文明的进步。

（二）教师劳动的特点

任何劳动都有自身的特点，只有认识教师劳动的特点，才能深刻认识护理学专业教师。概括起来，教师的劳动具有如下特点：

1. 劳动的高度责任心　教师劳动的高度责任心主要来自两个方面：

首先，教育事业是关于人类的今天和未来的事业。教育的成功常常影响社会的进步和发展、人类生活与生存质量的提高，因而社会与人民对教师寄予厚望。其次，教师是直接从事各类人才培养工作的，他们的劳动优劣将直接关系到学生的身心发展和前途，因而家长和学生本人也对教师寄予较高期望。

这种高度责任感要求教师必须始终兢兢业业地工作，不能有丝毫满足与放松。

2. 劳动的复杂性　教师劳动的复杂性是由教育对象及其教育过程本身的特点决定的。

（1）劳动对象具有主动性、多样性：一般的劳动只要劳动者自身具有主观能动性就能取得较好的劳动成果，教师的劳动则不然，他们的劳动对象是具有主观能动性的人。教育过程如不能与学生主观能动性发生联系，则不可能取得良好的教育效果。教育的劳动对象在身心特点、气质、特长及发展倾向上是各不相同的，并且是在劳动过程中不断变化的，这就使得教师的劳动不像其他许多职业有统一的操作规程，而是经常遇到许多变动和不可控因素的影响。

教师劳动对象的主动性,还赋予这种劳动过程以反作用特点。这种反作用表现出特有的丰富形式和复杂程度。学生作为一种客体,也随时将其思想、感情、态度等影响甚至改造教师的劳动。

（2）影响学生发展的途径具有多样性:学校不是与世隔绝的封闭体,学生在接受教育的同时,还接受来自家庭、社会及同学等各方面的影响。这些影响常常不一致,甚至出现相悖的情况,这就大大增加了教师劳动的复杂性,不仅要求教师精通对学生的工作,还必须善于利用有利的校内外影响,排斥、转化和抵御不利的校内外影响。

（3）教育内容的传播具有较高的专业性和技巧性:一个教师必须有深厚扎实的知识基础,才能保证教学内容的正确性。同时,教师还应该接受教育学的专门学习和训练,这样才能在教育过程中表现出高超的教育技巧。教师劳动的复杂性就在于它在任何时候都应当是科学与艺术、情感与技巧的完美统一。

3. 劳动的繁重性

（1）担负的任务具有多样性:教师担负着多方面的任务。他们既要关心学生学习的进步,又要关心学生政治思想的提高、道德品质的养成和身体健康;既要在课内向学生传授科学知识,又要在课余组织学生开展丰富多彩、各种形式的第二课堂活动,发展学生兴趣、爱好、才能;既要全面指导学生校内学习、生活,也要关心他们的校外交往、活动;既要进行知识传授,又要从事科学研究。这些繁重的任务耗费了教师的大量心血和精力。

（2）劳动空间的广泛性和时间的无限性:教师劳动的繁重性,还表现在无限量的时空要求上。在时间上,教师劳动没有上下班的严格界限。在空间上,教师劳动的地点没有校内外明确的划分,只要有学生的地方,就是教师劳动的场所。班上、班下、校内、校外都可以成为教师劳动的空间;人的发展的无限性向教师提出无限量的时间要求。

4. 劳动的长期性,效果的滞后性

（1）人的身心发展特点决定教师劳动的长期性:十年树木,百年树人,人的成长不是在短时间内完成的,无论是一种知识的掌握,还是道德观念、行为习惯的养成都需要一个长期反复的过程,这就需要教师付出长期的努力。其次,通过教师的劳动,把教育对象培养成社会所需要的各类人才,需要较长的周期。

（2）教育规律决定教育劳动效果的滞后性:教育规律表明,教育劳动的效果不是立竿见影就能看到的,它需要一个积累的过程。教师工作质量的好坏,往往要等到学生走上社会,服务社会时才能得到检验。这就决定了教师的劳动是一种潜在形式的劳动。也由于教师劳动的长期性决定教师劳动不仅要从当前社会需要出发,而且还应从一个周期劳动结束时社会需要出发考虑。教师的劳动总是指向未来的。

5. 劳动的创造性　教育对象的特殊性决定了教师劳动的创造性,这种创造性体现在以下几个方面:

（1）因材施教进行有区别的教学:学生的身心发展各有其特点,尤其在个性发展方面有他们各自的兴趣、爱好和特长。这就决定教师要想取得好的工作成绩,就必须不断探索创新,因人而异、因时而异、因地而异地选择和创造新的教育方式和方法。只有因材施教,才能扬长避短,灵活地、创造性地解决问题。

（2）创造性地运用教学原则和方法:教学有原则可循,但无死框框可套;教学有法可依,但无定法可抄。教学内容不同,教学对象不同,教学条件和教师水平不同,所运用的教学原则、方法就有所不同。同样的教学原则、方法,在一种情况下适用,到另一种情况下可能完全不适用。因此,教师必须根据不同情况,创造性地选择、运用教学原则、方法,并经常探索新的、行之有效的教学原则和方法。

（3）创造性地组织加工教学内容:教师劳动的创造性,还表现为对教学内容的不断更新改造。就像导演对剧本的再创造一样,教师备课也就是对教学内容再创造的过程,使之既能符合当代科学和文化的发展水平,又符合学生的年龄特征、认知发展水平和学习特点。

（4）创造性地运用各种教育影响:影响学生发展的因素错综复杂,并随着社会发展不断变化。如何巧妙运用这些影响,化其弊,扬其益,不可能套用某种固定的模式,而必须发挥每个教师的判断能力、综合能力、驾驭能力和创造能力。

（5）灵活运用教育机智:**教育机智**（wisdom of education）是对突发性教育情景作出迅速恰当处理的随机应变能力。教育工作不是千篇一律,教育条件不可能毫无差异地重复出现。在师生交互作用中,教育情景往往难以控制,预料不到的情况随时可能发生。教师要善于捕捉教育情景中的细微变化,迅速机敏地采取恰当措施,并创造性地利用突然发生的情况把教育活动引向深入。

6. 劳动的示范性与感染性

（1）劳动的示范性:**教师劳动与其他劳动的最大不同点**,就在于教师主要是用自己的思想意识和言行,通过示范方式去直接影响劳动对象的。著名教育家第斯多惠说:"教师本人是学校最重要的师表,是最直观、最有效益的模范,是学生最鲜活的榜样。"任何一个教师不管他是否意识到,他都在对学生进行示范。

教师劳动的示范性几乎表现在教育活动的每个方面,无论传授知识技能,还是思想品德,凡是要求学生做到的,教师都要明确作出示范。此外,教师的思维方式、学习方法和人格特征,都在潜移默化地影响学生。

（2）劳动的感染性:教师在引导学生认识客观世界的同时,自己也作为其中的一部分出现在学生面前,参与学生的认识过程。教师要想取得好的教育效果,就必须用真挚的感情和优良的个性品质去打动学生心灵。要善于理解学生、关心学生及启迪学生。教师面对的是人,失去感染力的教师,不会取得一流的教育成绩。

二、教师的权利与义务

教师的权利是指教师依法行使的权利和享受的利益;教师的义务则是教师依法应尽的责任。为了切实保证教师能够充分发挥自己的职能作用,顺利地开展教育教学工作,在《中华人民共和国教师法》中明确规定了教师的权利与义务。

（一）教师的权利

1. 进行教育教学活动,开展教育教学改革和实验。

2. 从事科学研究、学术交流,参加专业的学术团体,在学术活动中充分发表意见。

3. 指导学生的学习和发展,评定学生的品行和学业成绩。

4. 按时获取工资报酬,享受国家规定的福利待遇以及寒暑假期的带薪休假。

5. 对学校教育教学、管理工作和教育行政部门的工作提出意见和建议,通过教职工代表大会或者其他形式,参与学校的民主管理。

6. 参加进修或者其他方式的培训。

(二) 教师的义务

1. 遵守宪法、法律和职业道德,为人师表。

2. 贯彻国家的教育方针,遵守规章制度,执行学校的教学计划,履行教师聘约,完成教育教学工作任务。

3. 对学生进行宪法所确定的基本原则的教育和爱国主义、民族团结的教育,法制教育以及思想品德、文化、科学技术教育,组织、带领学生开展有益的社会活动。

4. 关心、爱护全体学生,尊重学生人格,促进学生在品德、智力、体质等方面的全面发展。

5. 制止有害于学生的行为或者其他侵犯学生合法权益的行为,批评和抵制有害于学生健康成长的现象。

6. 不断提高思想政治觉悟和教育教学业务水平。

三、教师的职责与角色

1. **教师的职责**　在我国,教师的根本职责是"教书育人",主要包括以下三个方面:

(1) 做好教学工作:教学是教师的主要任务。教师要明确教育目的和学校的培养目标,遵循教育和教学规律,在认真钻研教材,全面了解学生的基础上,组织好教学活动,使学生掌握课程标准所规定的科学文化知识,形成相应的技能技巧,发展学生的智力、能力,并积极进行教学改革,不断提高教学质量。

(2) 做好思想品德教育工作:对学生进行思想品德教育是教师的经常性工作之一。教师应通过教学活动、课外活动、班主任工作等多种途径教育学生,努力培养学生具有明确的社会主义政治方向、辩证唯物主义的世界观和良好的道德品质。

(3) 关心学生的身心健康:我国的教育目的要求培养学生既具有良好的智能素质、思想素质,又具有良好的身体素质。其次,青少年时期是个体身体发育与成长的关键时期。因此,教师在教育教学工作中必须关心学生的健康,合理安排学生的学习和文体活动,培养学生良好的卫生习惯,不断提高学生的身体素质。

2. **教师的角色**　"角色"是一个人在多层面、多方位的人际关系中的身份和地位,是一个人在某种特定场合下的义务、权利和行为准则。社会要求每个人必须履行自己的角色功能。根据国内外教育学家对教师角色的理解,现将教师角色概括如下:

(1) 知识的传递者:教师应具有合理的知识结构及一定程度的文化知识水平,掌握精湛的教学艺术,对学生进行学习方法的指导,使学生学会学习,善于学习,发展学生的思维及创造能力。

(2) 教学的设计者:教师要根据教学目标和学生的特点,选择教材和教具,设计教学过程,设计学生和学习材料之间的相互作用。作为设计者,教师要考虑三个问题:教学目标是什么? 选择什么样的教学策略来实现这一目标? 选择什么样的测验手段来检验教学效果?

（3）学习的促进者:教师要善于激发学生的学习动机,采取各种方式来促进学生的学习,使学生的学习不断深入,学习能力不断提高,教师的支持逐渐减少。

（4）课堂的组织者和管理者:教师要进行教学环境的控制和管理,有效地组织课堂教学,妥善处理教学过程中的偶发事件;建立各种教学规章制度,维护正常的教学秩序。

（5）学生的伙伴:教师要了解学生的需要、学习特点、兴趣、个性爱好等,与学生建立和谐融洽的师生关系,以保证因材施教的落实。另外,在教学过程中,教师还应以平等的身份和态度与学生进行讨论和交流,共同解决教学过程中出现的问题。

（6）科学的研究者:教师要不断对自己的教学进行反思和评价,分析其中的不足,提出改进方案;教师还要从事一些与自己的教学有关的科学研究,不断地提高自己的学术水平。

四、护理学专业教师的职业素质

（一）护理学专业教师的职业道德

护理学专业教师的职业道德是护理学专业教师从事护理教育工作时应当遵循的行为准则和规范,既与社会主义道德规范保持一致,又有其与护理教育职业相联系的特点。护理学专业教师高尚的职业道德主要包括以下几个方面:

1. 对待护理教育事业的道德 忠诚于护理教育事业,既是一个道德信念,也是护理学专业教师最崇高的美德。它是以坚定的共产主义理想、乐观的人生态度和高度的社会责任感为基础并成为实现其他道德准则的前提。对待护理教育事业的道德是护理学专业教师处理个人与国家、个人与人民相互关系应遵循的行为准则,包括以下几个方面:

（1）热爱护理教育事业:热爱护理教育事业是护理学专业教师热爱祖国、热爱人民的集中表现和实际行动。它既是护理学专业教师整体崇高声誉的重要标志,又是每个护理学专业教师做好护理教育工作的动力。

（2）不计得失,富于自我牺牲精神:教师劳动的复杂性、长期性和繁重性决定了护理学专业教师所从事的是一项艰苦的工作。而教师劳动效果的模糊性、间接性和滞后性又决定了护理学专业教师的劳动不易为人们充分理解。护理学专业教师在劳动中倾注了他们的全部精力和心血,但所得报酬却可能低于他们的付出。这就要求护理学专业教师具备不计得失、勇于献身及乐于奉献的精神。

（3）高度的责任感、强烈的事业心:高度的责任感是护理学专业教师做好护理教育工作的强大动力。护理学专业教师的责任感在于自觉地把培养高质量的护理人才作为自己神圣的天职,兢兢业业,勤勤恳恳,把自己的一切献给自己所从事的护理教育事业。

强烈的事业心,就是坚信自己从事的护理教育事业是崇高的事业,决心在护理教育工作中,为党和人民作出更大成绩和贡献,不断进取,勇于开拓,推动护理教育事业不断前行。

2. 对待学生的道德　**热爱学生是护理学专业教师职业道德的核心**,是护理学专业教师最崇高的道德感情,是护理学专业教师处理师生关系的行为准则。

（1）关心学生,了解学生:学生是教师的教育对象,如果教师失去了对学生的热爱和关心,就失去了做好教育工作的重要前提。实践证明,教师对学生的关心和了解,可以开启学生心灵,密切师生情感,增加学生学习兴趣,提高护理教育质量。因此,护理学专业教师应力求全面关心和了解每一个学生,熟悉学生的心理特点,努力使自己成为学生的知心朋友。

（2）尊重学生,信任学生:热爱学生就要尊重学生,尊重学生的人格、自尊心和正当的兴趣爱好。这一道德准则既是社会主义社会中新型的人与人关系在师生关系中的具体体现,又是建立民主、平等、亲密的师生关系,促使学生健康成长的重要条件。

尊重学生就要信任学生,信任也是一种教育力量,它能够唤起学生的自信心和对美好前途的追求。要相信每一个学生经过教育都是能够进步的。对犯错误的学生要充分理解他们,信任他们,引导他们改正错误。

（3）严格要求学生:教师的爱不完全等同于母爱。教师对学生的爱既表现出强烈的感情色彩,又表现出清晰的理智性和长远的目的性。因此,护理学专业教师热爱学生最根本的体现就是使学生在思想品德、专业技能和个性方面上都能健康成长,成为能适应社会需要、现代护理事业需要的专门人才。当然,严格要求并不是越严越好,而应严而有度,严而有理,严而有方,严而有情。

（4）对学生一视同仁:热爱学生还必须对学生平等相待,不可偏爱。因为护理学专业教师对学生的爱本质上是反映了他们对党、对人民、对护理学专业的热爱,根本目的是培养护理学专业的接班人。所以,护理学专业的教师应公平地对待每个学生,对学生的关心,不以感情亲疏、个人好恶和学生品德优劣情况而转移。

3. 对待教师集体的道德　护理教师之间的关系,以及护理学专业教师与整个教师集体之间的关系,是护理学专业教师道德生活中的一个重要领域。

和其他劳动领域一样,任何教育劳动成果决非由教师个人劳动所能取得。学生在学校里德、智、体全面发展,有赖于教师集体的共同努力。因此,护理学专业的教师要正确处理好与其他教师以及与教师集体的关系。这不仅反映了护理学专业教师本人的道德水准,而且还直接影响教育效果的好坏。护理学专业教师对待其他教师及教育集体的道德包括:

（1）尊重信任其他教师:尊重信任其他教师,首先是尊重其他教师的人格和声誉,应坚决抛弃因个人恩怨而相互损毁的行为。其次,要尊重其他教师的劳动,全面树立相互尊重,相互信任的道德风尚。

（2）支持和配合其他教师工作:在护理教育过程中,教师之间相互协作是经常的,多方面的。有各科教师之间的配合,也有与教学管理、行政人员的配合等。在护理教育教学工作中,教师之间应经常交流、相互支持、相互配合和团结协作,这是护理教育取得卓越成绩,培养高素质人才的必要条件。

（3）尊重依靠教师集体:护理院校的教师集体是担负共同的教育任务的复杂整体。要使这个整体能够成为统一的整体而有效地工作,所有成员力量协调一致非常必要。教师集体中每个成员不仅要对自己的本职工作负责,同时又共同对整个事业负责。要依靠教师集体的力量与智慧,解决护理教育、教学过程中出现的各种新问题。

4. 对待自己的道德

(1) 以身作则,为人师表:**为人师表是护理学专业教师职业的重要特征。**教师的职业特殊性在于育人,教师的劳动始终具有示范性。教师不仅用自己的知识、技能教人,还要用自己的品格陶冶人,用自己的模范行为去影响学生。这种表率作用是任何其他教育因素都无法代替的。因此,护理学专业教师要时时处处严格要求自己,在品德修养、学识才能、言行举止、作风仪表、道德情操、生活方式等各方面"以身立教",成为学生的表率。

(2) 学而不厌,努力进取:护理学专业教师要教好学生,向学生传授系统的科学文化知识,培养学生从事护理工作的真才实学,就必须具有广博的知识,精通自己所授学科的知识。因为教学不仅仅是简单地传授知识,而且是一种创造性的劳动。当代科学技术飞速发展,新兴科学领域不断开拓,知识更新速度加快,学科间知识交叉融合,这就促使护理学专业教师必须努力学习,刻苦钻研,不断进取。另外,教育不仅是一门科学,而且是一种艺术,需要教师通晓教育理论,懂得教育规律,掌握教育技巧,不断提高自己的教学能力与教学水平。

专家观点

教师读书是整个教育的前提

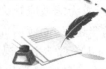

教师的幸福也不仅仅是学生的成功,同时应该是自己的充实与成功。教师可以利用的时间与空间决定了教师是一个幸福的人。他完全可以进行自我设计与武装,让自己多才多艺,让自己的精神世界更加丰富,让自己脱离庸俗。

资料来源:朱永新. 阅读经典与教育家对话.

教师,2010,10:1.

（二）护理学专业教师的智能结构

护理学专业教师的智能结构包括知识结构和能力结构两个方面。

1. 知识结构　护理学专业教师合理的知识结构应包括三个方面:

(1) 广泛而深厚的科学文化基础知识:护理学专业教师应有深厚的文化修养。首先因为各门学科的知识都不是孤立的,当代科学技术正朝着纵向分化和横向综合的方向发展,知识一体化的趋势正在不断增强,要求教师必须顺应这一趋势。其次,正在成长中的青年学生求知欲强,信息获取渠道多。因此,护理学专业的教师只有掌握广泛、深厚的科学文化基础知识,才可能满足学生对知识的渴求。

(2) 系统精深的专业学科知识:护理学专业教师必须精通所教学科的基础知识、基本理论和基本技能,了解学科发展的历史、现状、最新研究成果和未来发展趋势,以及与相关学科的关系。护理学专业教师所掌握的学科知识必须大大超过课程标准的要求,才可能使学生在护理领域中达到较高的水平,掌握今后从事护理工作的真才实学,适应护理学专业发展的需要。

（3）丰富的教育科学知识与心理科学知识:教育科学与心理科学知识是护理学专业教师劳动的工具,要使各种基础和专业知识内化为学生个体的智慧,就必须按照教育科学和心理科学所揭示的教育规律和学生身心发展规律,指导自己的教学实践,使教育、教学真正有效地影响学生,使学生各种潜能得以充分发展。

2. 能力结构　护理学专业教师的能力结构主要由五个方面组成。

（1）教学能力:是护理学专业教师应当具备的最基本的能力之一,可分为三个方面:教学认知能力、教学操作能力和教学监控能力。

1）教学认知能力:指教师对所教学科的概念、定理、法则等的概括程度,以及对所教学生心理特点和自己所使用的教学策略的知觉程度。它是整个教学能力结构的基础。

2）教学操作能力:指教师在教学中使用策略的水平,其水平高低主要表现在如何引导学生掌握知识、积极思考及运用多种策略解决问题上,如制定教学目标的策略、编制课程计划的策略、选择和使用教学方法的策略、教学材料和技术设计的策略、教学测评的策略等。它源于教师敏锐的观察、灵活的思维和果敢的意志,也源于教师教育经验和知识的积累以及对学生的了解和爱。教学操作能力是护理学专业教师教学能力的集中表现。

3）教学监控能力:指教师为了保证教学达到预期目的而在教学过程中将教学活动本身作为意识对象,不断地对其进行积极主动的反馈、调节和控制的能力。教学监控能力是护理学专业教师体现教学能力的关键。

（2）组织能力:是护理学专业教师能力结构的重要组成部分。护理学专业教师是护理教育活动的组织者,要使护理教育和教学活动系统、有序及高效地开展,护理学专业教师必须具备多方面的组织能力,包括组织课堂教学、临床见习和实习的能力,组织学生的能力、维持正常教学秩序和纪律的能力、组织和加工教材的能力等。

（3）语言表达能力:是护理学专业教师必须具备的基本功之一,主要包括口头表达能力和书面表达能力两个方面。

1）口头表达能力:包括科学准确地选择词和字的能力,防止词不达意;熟练使用规范语法的能力,防止发生误解;对表达内容进行选择组合的能力,使自己的语言合乎学生理解水平;善于运用不同语速、语调与节奏的能力,使之能准确表达自己需要表达的思想感情,引起学生的情感共鸣,并便于学生理解、记录。

2）书面表达能力:包括书写文字规范、条理清晰、用词准确及流畅;板书布局合理、概括性强;写出的评语、总结、文章等简明扼要、逻辑清晰、准确生动。

（4）沟通能力:对护理学专业教师而言,要想使自己的教学劳动取得良好的效果,必须具有良好的沟通能力。护理学专业教师的沟通能力包括善于倾听学生的倾诉与理解学生对问题的不同方式的表达,同时能准确、恰当地将自己的要求和意见传递给学生,并使学生易于理解和接受;善于与其他教学人员交流教学的见解,取得支持与帮助,合作完成教学任务;善于与学生家长、教学医院和社区保健部门进行沟通、联系,协调各方面的教育影响,并取得他们对护理教学、临床见习和实习工作的协作与配合。

（5）研究能力:这是当代护理教师必须具备的重要能力。20 世纪 70 年代,英国著名的课程理论家劳伦斯·斯坦豪斯(Stenhouse L)提出"教师即研究者"的口号,引起世界教育界的广泛关注,强调教师应潜心研究教育、研究教学、研究学生。顺应高等护理教育迅速发展的趋势,护理教师应在自己的教学实践中,不断总结经验,积极探索教育、教学的新途径、新办法,适应素质教育和培养创新人才的需要。同时护理教师应不断探索、研究自己所教学科和相关的学科领域。

(6) 自我调控能力:包括三个方面:①根据客观需要调整自己工作结构的能力,如在护理教育、教学工作中根据社会需要、科技发展及学生反馈不断调整课程计划、教学内容及教学方法的能力。②对自己在教学活动中的思维过程和行为过程进行自觉的反思和监控,不断调整自己的教学策略,提高自己的教学水平的能力。③调控自身的心境和情绪的能力,使自己在学生面前始终处于最佳的心理状态,以愉快、乐观和奋发向上的精神状态去感染学生。

(三) 护理学专业教师的心理品质

所谓心理品质是指一个人在心理过程和个性心理两个方面所表现出来的本质特征。护理学专业教师的职业特点及在护理教育活动中长期扮演的角色,使他们逐渐形成特有的心理品质。由于确定教师工作的着眼点不同,对教师应具备哪些心理品质有不同的观点。这里仅阐述教师成功地履行职业角色行为所应具备的心理品质和特征。因为这些心理品质不仅能推动教师积极有成效地工作,而且还直接影响学生人格的健康发展。

1. 理解学生 理解学生是一种复杂的多方面的能力,它由许多相关的心理品质构成。

(1) 心胸豁达:护理学专业教师应能接纳来自学生的与自己不同的看法和见解、思想和情感以及价值观念,理解学生不同于自己原有参照系统的行为,与他们和睦相处。

(2) **敏感性**(sensitivity):是指一个人对自己人际关系即社交关系中出现的变化,能及时作出情感反应的能力,它是教师有效教学的一个重要的心理特征。护理学专业教师要善于发现、了解学生的各种困难、需要和情感反应。能敏锐地捕捉非语言线索,分辨学生对教学的理解水平与需要水平,根据学生不甚明显的外部表现,判断学生的内心体验、疑难所在及情绪状态。护理学专业的教师要独具慧眼,从目前表现平平的学生中发现有巨大发展潜力的人才。

(3) **移情理解**(empathic understanding):是指护理学专业教师应能够深入学生的内心,站在学生的位置上,敏感地觉察他们的知觉,体验他们的感情,从而设身处地地为学生着想。移情理解对课堂行为具有很大作用,西方心理学界对此进行了大量研究。心理学学者阿斯皮(Aspy D)和罗巴克(Roebuck F)的调查表明,当教师有较高水平的移情理解时,学生会参与更多的课堂行为,取得较高的学习成就,形成高水平的自我概念。

(4) 客观公正:护理学专业教师应能客观、公正地看待学生,不受先入之见、以偏赅全和偏见的影响,客观分析学生的长处和短处,理智、公正地处理学生的问题,不厚此薄彼,不偏袒不公。

2. 与学生相处 护理教学是一个人际交往的过程,护理学专业教师只有与学生和谐相处,才能取得较好的教学效果。

（1）真诚：护理学专业教师应能真诚地对待学生，对学生开诚布公，不以个人的权威或职业地位作掩护，来掩饰自身存在的缺点。但应注意教师不能将真诚与自我放纵混为一谈，为所欲为地表露自己的情感，而应表达已为教育经验证明有益于学生的情感。

（2）非权势：护理学专业教师对学生应持平易近人的态度，而非持居高临下、盛气凌人的态度，应允许学生犯错误和认识错误，不过分限制、干涉学生的行为，而应循循善诱，引导学生不断求得进步。

（3）积极期待：20世纪60年代美国哈佛大学心理学家罗森塔尔（Rosenthal R）和雅各布森（Jacobson J）所进行的"课堂上的皮格马利翁"经典实验证明：教师的期望或明或暗地被传递给学生，学生就会按照教师所期望的方向来塑造自己的行为，从而使教师的期望实现。因此，护理学专业教师对任何学生都应持积极认可的态度，使学生从教师处获得安全感、信任感，感受自身的能力和活动的价值，获得成功的体验，不断追求更大进步与发展的向往。

学习助手

皮格马利翁效应

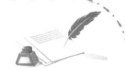

传说皮格马利翁是古希腊神话中塞浦路斯的国王。他性情孤僻，常年一人独居。他善于雕刻，在孤寂中用象牙雕刻了一座他理想中的美女雕像，久而久之，他竟对自己的作品产生了爱慕之情。他祈求爱神阿佛罗狄忒赋予雕像以生命。阿佛罗狄忒为他的真诚所感动，就使这座美女雕像活了起来。皮格马利翁遂称她为伽拉忒亚，并娶她为妻。后人把这种现象叫做皮格马利翁效应，即对一个人传递积极的期望，就会使他进步得更快，发展得更好。反之，向一个人传递消极的期望则会使人自暴自弃，放弃努力。

资料来源：李瑞克著. 一本书看懂心理学. 新世界出版社，2010.

（4）交往技巧：护理学专业教师应具有良好的交往技巧，要善于倾听，能够在各种情况下通过语言或非语言信息，就不同问题传递自己的见解、观念及情感，并使学生易于理解，乐于接受。

（5）自制：自制是克制自己的能力，教师的沉着、自制、耐心，是有效地影响学生的重要心理品质。这种品质表现在善于支配和节制自我的能力，也表现在耐心说服、教育学生的工作中。对教师来说，具有自制力，善于控制自己的情感、行为，能够约束自己的动作、语言，抑制无益的激情和冲动，才能够与学生保持亦师亦友的和谐师生关系，以保证有效地了解和教育学生。

3. 了解自己

（1）自我认知：护理学专业教师能否成功地履行教师的角色行为，在很大程度上依赖于对自己的了解。优秀的护理学专业教师能够通过自我观察、自我体验和自我评价而获得清晰、准确的自我认知，了解自己所处的地位及自己努力的方向。在自我认知的基础上，有效地进行自我监督，自觉克服与社会道德、职业道德相悖的思想和行为。在自我认知的基础上经常反省自己，克服自身弱点，提高自控能力，自觉抵制各种不良因素的影响，把自己的情感、行为限定在合理的规范内，并能通过自我疏导从矛盾、困境中解脱出来。这种自知还能帮助护理学专业的教师不断根据现实情况，调整自己的思想、行为，用更高的标准去设计、要求自己，不断自我更新。在此基础上，护理学专业教师才能具有安全感和自信心，使自己成为学生的表率与楷模。

（2）自我适应：良好的自我适应能力是护理学专业教师能在复杂的教学环境中，愉快胜任教学工作的重要心理品质。护理学专业教师良好的自我适应能力包括两个方面：一是适应各种复杂的教学环境，巧妙化解工作中的矛盾，正确面对工作中的挫折，妥善地解决工作中的各类问题，保持积极向上的心态和平静愉快的情绪。二是适应新情境。首先要适应世界新技术革命向传统教育的挑战，成为不断进取、不断创新的教育改革者。其次要适应教育面向社会、面向护理学专业现代和未来发展的新要求，更新自己的教育理念，不断提高自己的教学技能，为社会培养高素质的护理人才。

五、护理学专业教师的专业发展

护理学教师专业化发展是指教师作为护理学专业人员，在专业思想、专业知识、专业能力等方面不断发展和完善的过程，即是护理学专业新教师到专家型教师的过程。护理院校要培养高质量人才，关键在于培养建设一支高水平的专业化师资队伍。护理学专业教师的培养工作主要包括两个方面：一方面是发展高等护理教育，以源源不断地补充新的高学历的师资，使教师队伍的年龄结构、学缘结构及学历结构逐渐趋于合理优化；另一方面则应加强现有师资的培养和提高工作，使护理学专业教师队伍基本素质和学术水平适应发展的需要。对护理学专业教师培养的途径多种多样，目前主要有以下几种途径：

1. 终身自学以求终身发展　未来是一个学习型社会和终身学习的时代，以终身学习的观点培养自学的态度与愿望，这是护理学专业在职教师提高业务水平的重要途径。护理学专业的教师一般都受过良好的教育和专业训练，具有一定的自学能力，可以结合自己的专业方向学习相关内容，以便使自己在专业知识方面更为博大精深。另外，应充分重视教育学、心理学及管理学等学科知识的学习，并在实践中锻炼、提高，形成自己的教学风格，促进教学能力与水平的提高。

2. 在职培养规范化　护理院校可通过具体教学、临床实践以及科学研究工作对教师进行有计划、有针对性的培养提高，这是一种行之有效的培养方法。通过参加护理教学实践，巩固教师专业知识，不断地提高教学水平。参加临床护理实践，可及时了解临床应用的新技术、新疗法，进一步丰富教学内容并对护理工作中存在的薄弱环节给予警示。同时，还要鼓励护理学专业教师积极开展护理科学研究工作，在研究工作的过程中，教师的知识结构也就得到了更新，学术水平得到了提高。

3. 脱产进修制度化　护理院校可根据教师队伍建设规划和学科发展，每年选派一些教师到国内外院校或有护理学专业进修班的院校进行脱产进修学习，以集中时间、精力，学得深一些，提高得快一些。护理学专业的教师到校外进修，还可受到不同学校、不同学术观点的影响,开阔视野,活跃思想。有条件的院校还可选派一些基础较好的优秀护理教师到国外去深造,学习外国先进的护理理论、技术及护理教学方法,为我所用,使我国护理教育尽快赶上国际护理先进行列。在教师进修中应注重专业科学素养与教育科学素养,并维持两者的协调。从我国的实际与国际发展的趋势看,后者应受到更大的重视。因为教师有了丰富的现代教育科学理论的武装,才能更有效地发现、发掘本专业的知识。

4. 学术交流经常化　现代科学技术和现代医学、护理的发展日新月异,只有了解本学科的国内外发展动态,才能始终站在学科发展前沿,把握学科发展趋势。因此,护理院校要鼓励教师经常参加国内外学术交流活动,取长补短,集思广益,活跃学术思想,提高业务水平,激发创造力。

5. 专题讲座和短期学习班相结合　护理院校应有计划地安排教师主持或参加多种形式的新知识、新技术学习班和专题讲座,或邀请一些学术水平高,在本学科或相关学科领域有新发现、新创造的国内外学者来校讲学,以拓宽教师的知识面,更新知识结构,更好地胜任护理教育、教学工作。

扩展视野

成功教师的五项标准

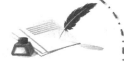

美国教师专业标准委员会(National Board for Professional Teaching Standards,NBPTS)于1987年发布了成功教师的五项标准:

1. 成功教师对学生及其学习尽职尽责。
2. 成功教师懂得其所教学科及如何向学生传授该学科的知识。
3. 成功教师对监督和管理的学生负责。
4. 成功教师系统地思考其实践并从经验中总结学习。
5. 成功教师是学习共同体成员。

资料来源:叶澜等著. 教育理论与教学改革.
高等教育出版社,2000,293-295.
美国教师专业标准委员会门户网站:
http://www.nbpts.org/

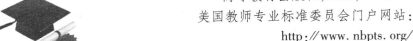

第三节　护理学专业的师生关系

一、护理学专业师生关系的概念与基本性质

护理学专业师生关系是指护理教育活动中,教师和学生为实现护理教育目标而以一定的方式结成的相互之间的动态联系。在这种关系中,教师和学生显示出各自的角色、地位、行为方式和相互的态度。护理学专业教师与学生是相辅相成,相对存在的。同时,护理学专业师生关系又具有相互影响和建构的互动性,在教师的主导作用下,发挥学生的主动性,应当成为护理学专业师生关系的主要特征。在

此基础上,护理学专业师生关系的基本性质表现为:

1. 师生在教学内容上是授受关系　在护理教育活动中,教师处于教育和教学的主导地位,从教育内容的角度说,教师是传授者,学生是接受者。教师在知识、经验、能力方面均具有明显优势。但是在教学过程中教师要发挥这种优势,依赖于学生积极主动的参与,没有他们的主动积极参与,就不可能实现教学目标、内容和要求的积极内化,也就无法实现学生的主动发展。因此护理学专业教师的任务就是要充分发挥自身主导作用,充分发挥学生主体能动性,帮助学生迅速掌握知识、发展智力、丰富社会经验,更快、更好地全面发展,同时指导学生学会学习,学会判断,学会选择,成为具有自主发展能力的人。

2. 师生在职业道德上是相互促进的关系　从护理教学的角度看,师生关系是一种教与学的关系,是教师角色与学生角色的互动关系。一位护理教育工作者的真正威信在于他的人格力量,它会对学生产生终生影响。同样,学生不仅对教师的知识水平、教学水平作出反应,对教师的道德水平、精神风貌更会作出反应,用各种形式表现他们的评价和态度。这对从事护理教育工作的人来说,确实是其他任何职业无法比拟的精神挑战。

3. 师生在人格上是平等的关系　护理教育工作的一个很重要的特点就在于它的工作对象都是有思想、有感情、有独立人格的活动着的个体。现代和谐的师生关系倡导的是一种以尊重学生人格、平等对待学生、热爱学生为基础,同时以正确的指导、严格的要求来对待处在发展中的学生个体的民主型师生关系。

二、良好的护理学专业师生关系的基本特征

护理学专业良好的师生关系是师生主体间关系的优化。它的核心是师生心理相容,心灵的互相接纳,形成师生至爱的、真挚的情感关系。它的宗旨是本着学生自主的精神,使他们的人格得到充分的发展。从护理学专业师生关系发生发展的过程及其结果来看,良好的护理学专业师生关系的特征与作用分别有:

(一) 良好的护理学专业师生关系的基本特征

1. 尊师爱生,相互配合　护理教育过程中,学生在与教师相互尊重、合作、信任中全面发展自己,获得成就感与生命价值的体验,获得人际关系的积极实践,逐步完成自由个性和健康人格的确立。

2. 民主平等,和谐亲密　教师通过民主平等的专业教育教学活动,让每个学生都能感受到自主的尊严,感受到心灵成长的愉悦。教师也会因为学生对于他们爱戴、尊敬,更加倾心于护理教育工作。

3. 共享共创,教学相长　在护理教育活动中,教师与学生协调一致,共享护理教育资源,共同探讨护理教育问题,进行科研协作,分享创新喜悦,达到教与学共同进步的目的。

(二) 良好的护理学专业师生关系的作用

1. 提高教学质量　师生关系是影响教学质量的最直接、最具体、最经常、最活跃也是最重要的因素。良好的师生关系可以激发教师教学激情,激活学生思维,充分调动学习的主动性与创造性,从而提高人才质量。

2. 愉快工作与学习　任何一个人总是为他喜爱的对象所吸引。良好的师生

关系能够使教师和学生交往的需要得到满足,相互之间建立亲密关系,体验愉快情绪,产生工作和学习的愉快感。

3. 建立师生互信 师生之间建立良好愉快的关系,有助于建立相互之间信任和了解的关系,从而使教师更清晰地了解学生的思想动态和个性特点,使教师的工作建立在对学生充分了解的基础之上,从而取得良好的教育效果。此外,师生间积极肯定的认识,可以促进教育过程的进行,取得更好的效果。

三、护理学专业良好师生关系构建的基本策略

师生关系总是建立在一定社会背景下的,"亲其师则信其道",要建立民主平等、和谐亲密、充满活力的师生关系,必须从护理院校环境、教师、学生等方面探寻策略:

1. 树立正确的学生观 教师必须确立平等民主的师生关系观念,树立正确的学生观。学生是学习活动的主体,离开学生则无所谓教师。学生是具有独立人格的个体,因此,教师应摒弃"师尊生卑"的传统观念,在护理教育活动中深入了解学生需求,尊重学生人格,公平地对待每一个学生,主动与学生沟通,善于与学生交往,师生关系才会和谐。

2. 提高教师自身素养 教师的师德修养、学识水平和教学能力,尤其是教学水平和能力是形成良好师生关系的基础条件。孔子说:其身正,不令而行;其身不正,虽令不从。护理学专业教师应具有高尚的职业道德、严谨的治学态度、渊博的人文知识、与时俱进的专业水平、健康的心理品质,方可成为学生的良师益友。

3. 营造良好的校园环境 护理院校必须树立以人为本的教育理念,努力为师生关系的发展营造良好的校园环境。一方面尊重学生、关心学生、信任学生,满足学生全面发展的需要。另一方面尊重教师,积极为教师发展提供良好的工作生活条件,尊重他们的人格和劳动成果。

4. 学生必须尊重老师 教师被誉为"太阳底下最光辉的职业",我国自古有"一日为师,终身为父"的传统。学生应尊重教师的人格,尊重教师劳动及其成果,虚心学习。同时,学生应平等坦诚地与教师交流,"吾爱吾师,吾更爱真理",在学习过程中,敢于质疑,敢于创新,与教师一道共同促进护理学科不断发展。

(易巧云)

思考与练习

1. 请运用本章知识,阐述自己对下列观点的理解:
(1) 教师是太阳底下最光辉的职业。
(2) 教师是人类灵魂的工程师。
(3) 没有教不好的学生,只有不会教的老师。
(4) 师者,所以传道、授业、解惑也。
2. 讨论护理学专业学生应具有哪些素质?教师角色又有哪些?
3. 讨论、思考 21 世纪护理学专业教师队伍建设应解决的关键问题和主要对策。

4. 护理学专业教师在与学生交往过程中,如何建立良好的师生关系?

5. 为何有的教师受学生欢迎,而有的教师则相反? 他们的区别在哪里?

6. 根据本章所学理论,辨别下列各观点的正误,并进行简要分析:

（1）只要具备一定的护理知识,就可以当好护理学专业的教师。

（2）教师应像父母一样关心每个学生。

（3）因为教师是教育者,学生是受教育者,所以教师是教育活动的主体,学生是教育活动的客体。

第三章

护理教育的目标体系

识记：
1. 正确简述制定教育目的的主要依据。
2. 正确说出布卢姆等的教育目标分类学中三个领域各层次目标的名称。

理解：
1. 能够用自己的语言正确解释下列概念
   教育目的　培养目标　教学目标　人的全面发展和全面发展的教育
2. 比较社会本位论和个人本位论的教育目的理论，正确说出两者之间的区别。
3. 比较教育目的、培养目标和教学目标，正确说明三者之间的关系。
4. 举例说明我国教育目的的基本精神。
5. 举例说明德、智、体、美四育在护理教育过程中的作用与关系。

运用：
1. 运用本章知识，拟订一个护理学专业某一层次的具体培养目标，并能说出制定该目标的理由。
2. 运用教育目标分类理论编制符合要求的三个领域各个层次的教学目标，正确率达80%。

护理教育目标是护理教育理论和实践中的一个重要问题，是护理教育工作的出发点和归宿。它对于护理教育任务的确定、制度的建立、内容的选择以及全部护理教育过程的组织都起着指导作用。正确认识、了解护理教育目标对护理教育工作具有极其重要的指导意义。护理教育的目标体系可分为教育目的、培养目标、课程目标及教学目标四个层次。

第一节　教　育　目　的

一、教育目的的概念

教育目的（aims of education）是指一定社会对教育所要造就的社会个体的质量

笔记

规格的总的设想或规定。教育目的由国家根据社会的政治、经济、文化、科学技术发展的要求和受教育者身心发展的状况确定的。它制约着整个教育体制和教育过程的方向,体现了对新一代人才素质的总体要求,对所有学校都具有普遍的指导意义。护理教育是培养护理学专业人才的教育,但同样要努力使受教育者符合国家提出的总要求。因此教育目的是护理院校制定培养目标、确定教育内容、选择教学方法和评价教育效果的根本依据,是护理教育活动的第一要素和前提。

二、确定教育目的的依据

(一) 客观依据

1. 社会发展的客观需要　教育是发展人的一种特殊活动,离开促进人的发展,教育就无从反映和促进社会发展。但是个人的生存、发展离不开社会,无论是教育者还是受教育者都是一定社会现实的人,他们只能在现实社会生活条件的基础上与社会交互作用,在现实社会生活条件下获得发展或促进受教育者的发展。由此可见,个人的发展是以社会的发展为基础,受社会发展的制约,服从社会发展的需要,这就决定了教育的目的必然为社会所制约,为社会历史发展的客观进程所制约。

(1) 生产力发展水平制约教育目的:生产力是人类征服和改造自然,获取物质资料的能力。生产力发展水平体现人类已有的发展程度,又对人的进一步发展提供可能和提出要求。例如在奴隶社会、封建社会生产力水平很低,人们生活在以手工技术为基础的自然经济条件下,劳动者依靠从实践中积累的经验和技艺从事物质生产。同这种生产力发展水平相适应,古代社会劳动者的教育主要是在劳动中进行,而专门学校教育则为脱离直接生产劳动的阶层所垄断。教育目的是为国家机构培养官吏。随着大机器生产和商品经济的发展,科学技术在生产中的广泛应用,学校教育不仅要培养从事国家事务的官吏和生产管理者、技术人员,还须培养有一定文化和职业技能的熟练工人。这样,生产力和科学技术的发展以及产业结构的变化就成为制定学校教育目的的重要依据。

(2) 生产关系制约教育目的:从社会发展的根本原因看,生产力起最终的决定作用,但无论资本主义社会,还是社会主义社会,直接决定教育目的的是生产关系。生产力的要求只能通过生产关系的中介作用,在教育目的上反映出来。因此,在阶级社会中,教育目的总是带有鲜明的阶级性,反映了统治阶级的政治经济利益。例如我国封建社会的教育目的就是"明人伦",把剥削阶级的子弟培养成懂得社会伦常关系的君子、未来的统治者,以维护封建制度。这说明教育目的的制定必须依据社会的生产关系与生产力发展状况与需要。我国的教育目的要依据社会主义现代化建设与发展的需要,依据社会主义物质文明、精神文明建设的需要,依据社会主义民主建设的需要制定。

2. 人的身心发展规律　在肯定教育目的的社会制约性时,并不意味着提出教育目的时,无需考虑受教育者的特点。事实上,对受教育者特点的认识是提出教育目的的必要条件。

首先,教育目的直接指向的对象是受教育者。人们提出教育目的是期望引起受教育者的身心发生预期的变化,使之成长为具有一定个性的社会个体。这是以承认受教育者有接受教育、获得发展的潜能为前提的。其次,人们既然希望将所提出的教育目的转化为受教育者的个性,就不能不考虑受教育者的认识发展、心理发展和生理发展的规律和进程。教育目的所勾勒的受教育者所要形成的素质结构,是社会规定性在受教育者个体身上的体现,同时也包含着个体的生理、心理特征,是这两个方面的统一。第三,教育目的主要是通过各级各类学校的教育活动实现的,在把教育目的具体化成各级各类学校的培养目标的同时,还应注意受教育者身心发展水平和经验储备。第四,受教育者在教育活动中不仅是教育的对象,而且也是教育活动的主体,这是教育活动对象区别于其他活动对象的显著特点。教育目的的提出必须考虑这个特点,为受教育者能动性的发挥与发展留下充分的空间。从这个意义上说,教育目的的制定,还要受到受教育者身心发展水平的制约,要适应个体身心发展的规律与特点。

(二)理论依据

制定教育目的的理论依据反映的是教育目的的提出者对教育、个体、社会三者之间关系的认识,反映了其对教育目的的价值取向。

1. **个人本位论**(theory of individual as standard) 主张教育目的应根据人的发展需要来制定。持这种教育目的理论的教育家与哲学家有法国的卢梭(Rousseau JJ)、德国的福禄贝尔(Froebel F)和瑞士的裴斯泰洛齐。在他们看来,个人的价值高于社会的价值,社会只有在有助于个人发展时才有价值。教育的价值也应当以其对个人的发展所起的作用来衡量。人生来就有健全的本能,教育的职能就在于使这种本能不受影响地得到发展。

这种把人的需要作为制定教育目的的理论依据,重视教育对象的自然素质和自身的需要、兴趣等积极因素与发展状况,强调教育个性化,是有积极意义的。但是,教育目的取决于人的天性的观点是片面的,他们没有把人看成是现实的社会的人,没有看到人的社会制约性,没有认识到个人的个性化过程同时也是个人的社会化过程,因而不可能科学地阐明人的本质和教育的价值。

2. **社会本位论**(theory of society as standard) 主张教育目的应根据社会需要来确定。代表人物有法国社会学家孔德(Comte A)、迪尔凯姆(Durkheirm E)、德国的凯兴斯泰纳(Kerschensteiner G)和那托普(Natorp P)。在他们看来,社会的价值高于个人的价值,个人只是教育加工的原料,个人的存在与发展依赖并从属于社会。教育的职能在于把受教育者培养成符合社会准则的公民,使受教育者社会化,保证社会生活的稳定与延续。评价教育的价值只能以其对社会的效益来衡量。社会本位论的产生同样有其社会根源。

社会本位论强调社会的价值,重视社会的稳定性和个体的社会化,强调人的发展和教育对社会的依赖性,主张教育应使个人认同社会,与社会合作,为社会服务,有一定的道理。但他们忽视个人发展的需要,把个人与社会完全等同一致,无视个人的价值,看不到社会还有待变革,看不到个人能动性在社会变革和发展中的巨大作用,就失之偏颇了。

3. **马克思主义关于个人全面发展的学说** 马克思在对个人发展与社会发展及其关系作了哲学、经济学、社会学考察后,提出了关于个人全面发展的学说,为社会主义教育目的的确立奠定了科学的理论基础和方法论指导。其基本观点包括以下几个方面内容:

（1）人的全面发展的含义：马克思主义认为人的全面发展包括两个方面的有机联系，即体力和智力、道德和审美的统一发展。人的体力和智力是构成人的劳动能力的两个对立统一的因素。人的体力指的是"人体所有的自然力"，人的智力指的是"精神方面的生产能力"，包括科学文化知识、劳动能力和生产经验；而人的道德和审美能力是个人全面发展不可缺少的条件。人作为社会关系的总和，必然是一定道德和美感的主体。人不仅是物质财富和精神财富的创造者，同时也是物质财富与精神财富的享受者。人的个性得到充分、自由的发展，他们的道德和审美的情趣、审美能力也必然得到高度发展。

综上所述，马克思主义的人的**全面发展**（all-round development）是指智力和体力、个性和社会性、道德和审美情趣的高度统一的发展。

（2）个人的全面发展与社会生产的发展相一致：马克思认为在规定个人的发展时，不能脱离具体的历史条件，停留在抽象的"人"上，而必须"从人们现有的社会关系，从那些使人们成为现在这种样子的周围生活条件来观察人们"。基于这一历史唯物主义的基本立场，马克思详尽考察了资本主义生产方式，提出社会分工带来了社会的进步，也造成了人的片面发展；资本主义大工业生产为人的全面发展提供了客观的物质基础的科学结论。

（3）社会制约着个人全面发展实现的可能性：尽管资本主义大工业生产对个人全面发展提供了客观要求和实现的物质基础，但由于资本主义生产社会化和生产资料私人占有的基本矛盾以及旧的分工制度，个人全面发展不可能得到真正实现。只有根除造成劳动者片面发展的社会根源与阶级根源，劳动者成为社会和生产的主人，并能充分享受全面发展的教育，个人全面发展才有可能转变成现实。

（4）教育与生产劳动相结合是造就全面发展的人的唯一方法：教育与生产劳动相结合是大工业生产发展提出的客观要求，是教育与生产劳动从分离走向结合的必然趋势，是不以人的意志为转移的客观规律。但由于资本主义社会存在种种不可克服的矛盾，教育与生产相结合很难完全实现。只有在社会主义社会，才可能最终实现全体社会成员的普遍教育与普遍生产劳动相结合，从而造就一代全面发展的新型劳动者。

三、我国的教育目的及基本精神

我国的教育目的是在马克思主义关于个人全面发展理论指导下，党和国家根据我国社会主义的政治、经济、文化、科学技术和生产力发展的需要而制定的。

（一）我国教育目的提出的历史发展过程

中华人民共和国成立以来，我国教育目的的论述经过多次变动，关键的几次有：

1957年，在生产资料所有制的社会主义改造基本完成后，毛泽东同志在最高国务会议上提出"我们的教育方针，应该使受教育者在德育、智育、体育几方面都得到发展，成为有社会主义觉悟的有文化的劳动者。"它在当时对我国教育事业的发展和人才培养起到了非常有力的指导作用，并对以后的教育目的影响很大。

1982年，第五届全国人民代表大会第五次会议通过的《中华人民共和国宪法》中规定："中华人民共和国公民有受教育的权利和义务。国家培养青年、少年、儿童在品德、智力、体质等方面全面发展。"

1990年,在《中共中央关于制定国民经济和社会发展十年规划和"八五"规划的建议》将教育方针和教育目的明确表述为:"教育必须为社会主义现代化建设服务,必须与生产劳动相结合,培养德、智、体全面发展的建设者和接班人。"

1995年,《中华人民共和国教育法》规定:"教育必须为社会主义现代化建设服务,必须与生产劳动相结合,培养德、智、体等方面全面发展的社会主义事业的建设者和接班人。"

1999年,中共中央、国务院颁布《关于深化教育改革全面推进素质教育的决定》提出"以提高国民素质为根本宗旨,以培养学生创新精神和实践能力为重点,造就有理想、有道德、有文化、有纪律的德智体美等全面发展的社会主义事业建设者和接班人。"

2010年7月,中共中央、国务院颁布《国家中长期教育改革和发展规划纲要(2010—2020年)》,进一步强调"促进德育、智育、体育、美育有机融合,提高学生综合素质,使学生成为德智体美全面发展的社会主义建设者和接班人",并提出高等教育阶段要"着力培养信念执著、品德优良、知识丰富、本领过硬的高素质专门人才和拔尖创新人才。"

从以上表述中不难看出,我国教育目的的表达虽几经变换,但基本精神是一致的,都要求受教育者在品德、智力、体质等方面得到全面发展,成为具有独立个性的社会主义建设的合格人才。

(二) 我国的教育目的的基本精神

1. 我国的教育是培养劳动者和社会主义建设者 教育目的的这个规定,明确了我国教育的社会主义方向,也指出了我国教育培养出来的人的社会地位和社会价值。

我国是社会主义国家,劳动是每一个有劳动能力的公民的光荣职责,因此必须教育全体青少年要把用辛勤的劳动建设一个富强、民主、文明的社会主义现代化国家作为自己肩负的历史使命,立志做社会主义的自觉的劳动者。同时,我们的教育要培养社会主义事业的建设者,就要树立全面人才观念。不仅需要科技人才,而且需要经济、文化、教育、政治等各类人才;不仅需要高级人才,而且需要中、初级人才。我们的事业只有依靠各级各类人才的共同劳动、创造才能前进。

2. 我国的教育是以素质发展为核心的教育 素质是对人自身的生理心理、学识才智、道德品行、审美情趣、个性能力等方面的发展质量或品质的总称,也可以是对人的某方面发展质量或品质的指称,如心理素质、思想素质、公民素质等。以**素质为核心的教育关注的是人发展的质量**,是以注重人各方面发展的实际程度和水平为主要特征,包含两个方面的内涵:①人的发展的全面性与和谐性;②人的发展的差异性和多样性,不强求一致,重视个性发展的多样性。

3. 我国的教育是全面发展的教育 教育目的的实现,不仅需要关注人发展的实际程度和水平的素质教育(quality-oriented education),也需要关注人发展的内容的全面发展教育。**全面发展教育**(all-round developmental education)主要由四个有机部分组成。

(1) **德育**(moral education):是全面发展教育的方向,是培养受教育者正确的人生观、科学的世界观,具有良好的道德品质和正确的政治观念和思想方法,逐渐形成为民族振兴、国家富强及人民富裕而艰苦创业的献身精神,树立为中国与世界人民服务的崇高志向。

护理院校在德育方面的要求是:使学生确立马克思主义的基本观点和历史唯物主义与辩证唯物主义的基本立场,逐步形成热爱祖国,热爱护理事业,尊重生命,关爱患者,体现慎独修养和人道主义精神,逐步树立全心全意为护理对象服务的高尚职业道德品质和为人类健康献身的精神。

(2) **智育**(intellectual education):是**全面发展教育的核心**,是向学生传授知识,培养能力,培养科学精神和创新思维习惯的教育,是使受教育者掌握建设社会主义具体本领的教育。

护理院校在智育方面的要求是:不仅要使学生掌握护理学专业的基础知识和基本技能,而且要求学生了解社会人文科学的有关知识及本学科的新成就与发展趋势,具有良好的人文素养和科学素质,提高动脑、动手能力,逐步发展学生的自学能力、思维能力、创造能力、语言表达能力、人际交往能力、组织管理能力、科学研究能力和社会活动能力,使之具有较强的职业适应性并形成热爱科学、团结协作、勇于探索和创新的优良品质。

(3) **体育**(physical education):是**全面发展教育的重要组成部分**,是通过体育课和各种体育活动、保健措施,授予受教育者体育运动、卫生保健的基本知识和技能,增强体质,提高运动能力的教育。通过体育培养受教育者良好的锻炼身体习惯和卫生习惯,培养受教育者的组织性、纪律性、合作精神,勇敢顽强的优秀品质和革命乐观主义精神。

护理院校在体育方面的要求是:通过体育,使学生形成健康的体魄、充沛的精力,顽强的意志和敏锐的反应能力,具有灵巧轻捷的动作、连续工作的耐力和团结互助、合作、理解的基本态度,以适应护理工作的需要,并掌握医疗体育知识和技能,服务于护理对象。

(4) **美育**(aesthetic education):是**社会主义全面发展教育的重要组成部分**,通过有关艺术课程和丰富多彩的课外文化艺术活动,培养受教育者正确的审美观点,发展他们感受美、鉴赏美、表现美及创造美的能力,并丰富受教育者的精神生活,陶冶高尚情操,养成文明行为,丰富想象力,发展形象思维能力,培养激励学生热爱生活,追求美好事物的思想感情。

护理院校在美育方面的要求是:树立正确的审美观念,提高审美修养,培养鉴别美丑的能力和美的表现力、创造力,形成美的语言、美的仪表、美的风度、美的形体动作、美的情操及美的心灵,具有为护理对象创造美的环境,激励护理对象产生热爱生命、热爱生活的美好情操的能力。

4. 正确处理我国教育目的中的一些关系与问题

(1) 正确处理德、智、体、美之间的关系:在实现我国教育目的的整个护理教育过程中,德、智、体、美四育是相辅相成,缺一不可的。任何一育都有自己的独特任务,在培养人的过程中起着其他各育不可替代的作用。但是各育又是相互依存、相互联系和相互渗透,形成全面发展教育的统一整体。

首先,要处理好德育和智育的关系。德育对智育起着指明方向和保持学习动力的作用。受教育者思想觉悟越高,越热爱护理工作,就越能为建设社会主义,发展护理事业而刻苦学习科学文化知识,并树立远大理想,克服困难,攀登科学高峰。智育是德育的基础,辩证唯物主义世界观是建立在对科学真理的认识上,共产主义道德品质也要求以科学的理论为依据。

其次,要处理好德、智、体的关系。在人的发展中,体育能够提供物质前提,使学生有强健的体魄、充沛的精力及顽强的意志,顺利、有效地学习掌握知识与技能。德育、智育对体育也有促进作用。学生思想觉悟越高,为护理事业锻炼身体的自觉性就越高,学生的科学文化知识水平越高,对卫生保健和身体健康的要求也越高,越能自觉运用科学方法锻炼身体,预防疾病。

德育、智育、体育和美育也有密切关系。美的观点、情趣属于德育范畴。美的感受、理解、创造与智育关系密切。对人体美的理论与要求,对环境美及卫生习惯养成又与体育密切相关。德、智、体、美四育是有机结合的整体,既相对独立,又辩证统一。关系处理得当,则相互促进,相得益彰;处理不当,则相互干扰,一败俱伤。因此,护理教育者必须全面理解各育之间对立统一的辩证关系,统筹安排,四育并举,才能发挥护理教育整体功能,实现全面发展的教育目的。

(2) 正确处理教育与生产劳动的关系:教育与生产劳动相结合是指现代科学技术与现代护理实践的有机结合。护理教育是培养护理人员的社会活动,护理教育最终是要提高受教育者的体力、智力和从事护理工作的能力,从而保护和促进社会生产力发展,护理教育也才能真正发挥应有的作用。现代化护理不能依赖增加投入的护理劳动量,而要靠提高护理劳动效率。这就需要通过教育、科研,提高护理人才的专业素质,运用科学技术新成就,改进护理仪器、设备,改进护理工作方法与过程来实现。所以护理教育必须是教育、生产、科研三者紧密结合的教育。

护理卫生保健服务是护理人员最主要的生产方式。护理教育与生产劳动相结合就是使护理教育与护理实践、卫生保健紧密结合,这也是理论与实践相结合的最好形式。护理教育具有很强的实践性,一方面可帮助学生彻底理解、掌握教育内容,有利于培养他们独立分析、解决问题的能力。另一方面也有利于培养学生全心全意为人民服务的精神和高尚的职业道德。

(3) 正确处理全面发展与独立个性的关系:从唯物主义辩证法来看,全面发展与独立个性的关系是对立统一的关系。全面发展是以每个人的自由发展为条件,包含着个性的多样性与丰富性。由于受教育者生活在不同的社会环境中,有不同的经历和体验,不同的智力品质、兴趣爱好,全面发展在不同受教育者身上必然形成不同的组合,因此全面发展的过程也是个人的个性形成过程。教育目的作为社会对其成员质量规格需求的反映,无疑有统一标准,但统一性不排斥个性的自由发展。我们的教育要促进受教育者的社会化,为社会主义事业作贡献,但社会化也不排斥个性化。教育改革要解决的重要课题就是培养受教育者的独立个性,使受教育者个性自由发展,增强受教育者主体意识,形成受教育者开拓精神、创造才能,提高受教育者的个人价值。

必须指出,我们所说的个性化、自由发展是与社会同向的个性化、自由发展。我们反对与社会利益、社会秩序背道而驰,为所欲为的个性。

(4) 正确处理当前发展和可持续发展的关系:学校的教育目的是使受教育者

从潜社会人成为真社会人。学科的知识体系、对人才的素质要求等都是相对稳定的动态因素,是在不断发展变化的。任何学校的教育都只能在一定程度上满足社会的需求。学校教育所提供的仅是基础,个体走出校门进入社会后,还必须不断充实自己,更新自己的素质结构,才能适应社会的需求。尤其在当代,知识增长和更新的惊人速度使得任何一流学校和优秀的教师都不可能使学生在校学习期间学到其终身够用的知识。因此,学校教育必须坚持把实现学生的当前发展和可持续发展有机统一起来,把形成学生自我发展能力,增强学生的自我意识、发展意识和创造意识及相应的能力作为学校教育教学的重要任务和教育质量评价的重要标准。

第二节　护理教育的培养目标

一、护理教育的目标体系

国家提出的教育目的是各级各类学校要实现的人才培养规格的总要求,不能代替各级各类学校对所培养人才的特殊要求。因此在总的教育目的的指导下,护理教育还需确定更为专门的、具体的培养目标,而教育目的和培养目标又可细化为一系列更为具体的课程目标和教学目标。因此,护理教育的目标体系由以下四个部分组成:

$$护理教育目标 \begin{cases} 教育目的(国家) \\ 培养目标(各级护理院校) \\ 课程目标(各门课程) \\ 教学目标(课程具体课目) \end{cases}$$

教育目的与护理学专业培养目标之间的关系是**普遍与特殊**的关系,而课程目标(详见第四章第一节)与教育目的和培养目标之间的关系是**具体与抽象**的关系,而教学目标是对课程目标的**进一步具体化和可操作化**。教育目的和护理学专业培养目标落实在一系列实现课程目标和教学目标的行动中,而所有的课程目标和教学目标都运行在通向教育目的和培养目标的轨道上,有次序地、积累地、渐进地向教育目的和培养目标接近。这样就保证了每一项教育活动都是指向教育目的过程的一部分。

二、护理教育培养目标的概念

培养目标(training objectives)是指各级各类学校、各专业培养人才的具体质量规格与培养要求。

教育目的是各级各类学校培养学生的共同准则。培养目标则是根据特定的社会领域(如教育工作领域、化学工业生产领域和医疗卫生工作领域等)和特定的社会层次(如技术工人、管理人员、高级行政人员和专家等)的需要制定的,并随受教育者所处学校的级别而变化,是针对特定对象提出的。没有总的培养目标,制定具体的培养目标就会失去方向。没有具体的培养目标,总的目标也无法在各级各类学校中落实。

护理教育的培养目标是指护理院校培养人才的具体质量规格与培养要求。根据实际需要,制定科学、合理的护理培养目标是开展护理教育教学工作的必要前提。护理教育的培养目标一经确定,护理院校的各项工作就要紧紧围绕这一目标而展开。例如要确定与培养目标相适应的合理的知识结构、能力结构以及最佳培养方案,精心设计和安排课程体系,精选教学内容,改进教学方法等。同时,要验证护理院校教育工作成效,最根本的应视其是否实现培养目标的要求。

三、护理教育培养目标的制定原则

(一) 必须全面贯彻党的教育方针

党的教育方针是国家根据社会政治、经济发展的要求,为实现教育目的所规定的教育工作总方向,是教育政策的总概括。内容包括教育的指导思想、培养人才的基本规格及实现教育目的的基本途径。因此,在制定培养目标时,就必须全面贯彻、落实党的教育方针,以保证具体培养目标的方向性,避免发生各种偏差。

(二) 必须有明确的专业定向和人才层次规定

在培养目标中,应有明确的专业定向,应反映不同层次护理人才的具体培养规格和要求。这样有利于护理院校有针对性地实施教育培养计划,有利于教师按目标明确地组织教学,有利于学生确定努力方向,有利于对护理教育质量进行检查,也有利于用人单位合理使用人才。

(三) 必须符合人才培养的规格

在制定护理培养目标时,要正确评估不同层次学生入校时的知识水平,实事求是地衡量学生在校期间教与学所能达到的最大限度,充分考虑学生毕业时应具备的基础理论和基本技能。护理人才的培养不是"一次教育"所能完成的,把培养目标定得过高或过低,要求与规格相脱离,都会给实施培养计划带来困难,达不到预期的效果。

四、护理教育培养目标的内涵

我国现行的护理教育大致可分为两个等级四个层次。两个等级教育是高等护理教育和中等护理教育。四个层次教育是研究生护理教育、本科护理教育、专科护理教育和中专护理教育。各层次培养目标都是根据国家的教育方针和卫生工作方针制定的,并从德、智、体几个方面提出了具体要求。但不同层次的护理教育培养出来的人才规格不同,如本科、专科护理教育培养出来的是"师"(护师),中专护理教育培养出来的是"士"(护士)。

(一) 高等护理教育的培养目标

高等护理教育包括护理学研究生教育、护理学本科教育和护理学专科教育三个层次。

1. 护理学研究生教育的培养目标 包括两个层次,护理学硕士研究生和护理学博士研究生。2010 年国务院学位办颁发《关于印发金融硕士等 19 种专业学位设置方案的通知》,护理学硕士专业学位设置方案获得批准。至此,我国护理学硕士研究生的教育包含科学学位和专业学位两个培养类型。

教育部依据《中华人民共和国教育法》、《中华人民共和国高等教育法》和《中华人民共和国学位条例》制定的《2010 年全国招收攻读博士学位研究生工作管理

笔记

办法》和《2012 年招收攻读硕士学位研究生管理规定》中明确规定了高等学校和科研机构招收博士研究生的培养目标是："培养德智体全面发展，在本门学科上掌握坚实宽广的基础理论和系统深入的专门知识，具有独立从事科学研究工作的能力，在科学或专门技术上做出创造性成果的高级科学专门人才。"硕士研究生的培养目标是："培养热爱祖国，拥护中国共产党的领导，拥护社会主义制度，遵纪守法，品德良好，具有服务国家服务人民的社会责任感，掌握本学科坚实的基础理论和系统的专业知识，具有创新精神和从事科学研究、教学、管理等工作能力的高层次学术型专门人才以及具有较强解决实际问题的能力、能够承担专业技术或管理工作、具有良好职业素养的高层次应用型专门人才。"这两个培养目标是全国各专业，包括护理学专业博士和硕士研究生教育培养目标制定的依据。

2010 年 5 月教育部规定护理学专业学位硕士研究生培养目标是：培养具备良好的政治思想素质和职业道德素养，具有本学科坚实的基础理论和系统的专业知识、较强的临床分析和思维能力，能独立解决本学科领域内的常见护理问题，并具有较强的研究、教学能力的高层次、应用型、专科型护理专门人才。

2. 护理学本科教育的培养目标　1998 年教育部颁布的《普通高等学校本科专业目录和专业介绍》规定了护理学专业本科生的专业培养目标是：培养具备人文社会科学、医学、预防保健的基本知识及护理学的基本理论知识和技能，能在护理领域内从事临床护理、预防保健、护理管理、护理教学和护理科研的高级专门人才。

进入 21 世纪后高等护理教育进入加速发展时期，特别是随着硕士研究生教育规模的扩大和博士研究生教育的开展，产生了调整护理本科生的培养目标的需求。在教育部高教司指导下，由教育部高等学校护理学专业教学指导委员组织了专题研究组，制定了《本科医学教育标准——护理学专业（初稿）》，提出**护理学专业本科教育的培养目标**是："培养适应我国社会主义现代化建设和卫生保健事业发展需要的德智体美全面发展，比较系统地掌握护理学基础理论、基本知识和基本技能，具有基本的临床护理工作能力，初步的教学能力、管理能力及科研能力，能在各类医疗卫生、保健机构从事护理和预防保健工作的专业人才。"并在总的培养目标下，设立了思想品德与职业态度、知识、技能三类具体目标。

3. 专科护理教育的培养目标　2003 年教育部和卫生部共同颁布的《三年制高等职业教育护理学专业领域技能型紧缺人才培养指导方案》中规定：**三年制高等职业护理学专业人才培养目标**是：培养拥护党的基本路线，德智体美全面发展，具有良好的职业道德，掌握护理学专业必需的基本理论知识和专业技能，能在医疗卫生保健和服务机构从事临床护理、社区护理和健康保健的高等技术应用型护理专门人才。在培养目标下，设立了 10 项岗位能力。

（二）中等护理教育的培养目标

教育部颁布的《中等职业学校专业目录（2010 年修订）》明确规定**中等护理教育培养目标**是：培养从事临床护理、社区护理和健康保健的专业人员。

以上概述了我国护理学专业各层次教育的培养目标。从中可以看出，目前我国各层次护理人才的培养目标等级区别还不够明确，这也表明在一定程度上，各层次课程设置、教学内容体系等方面也存在不明确、不清晰的问题。在护理学成为一级学科后，这些问题都需要通过研究予以区分、理顺、体系化。

第三节 护理教学目标

教育目的和护理教育培养目标是通过一系列具体的教学目标落实到教学活动中去的。**教学目标**(objective of teaching)是指教学中师生预测达到的学习结果和标准,是教与学双方都应努力去实现的。教学目标总是以一定的课程内容为媒介,它的确定与课程内容的选择和组织紧密联系,并和具体的教学内容一起呈现给教师和学生。对教师而言,它是教授的目标。对学生而言,它是学习的目标。但由于教学目标主要是由教师制定的,它更多地体现了教师的个人意志,而对学生来说,要使教学目标成为自己的学习行为,则还有一个内化的过程。内化得好,就可以使它成为学生个人内心的要求,否则就成了教师强加于他们的外在物。理想的教学目标应该是教授目标和学习目标的统一体。

一、教学目标分类理论

20 世纪下半叶以来,世界各国的一些心理学家对教学目标曾提出各种不同的分类法,其中影响最大的是布卢姆(Bloom BS)的**教育目标分类理论**(taxonomy of educational objectives)。

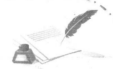

人物速写

本杰明·布卢姆

本杰明·布卢姆(Benjamin S. Bloom)是美国著名的教育家和心理学家,1913 年 2 月 21 日出生于美国宾夕法尼亚州的兰斯富,1999 年 9 月 13 日去世,享年 86 岁。布卢姆早期专注于考试、测量和评价方面的研究,70 年代后从事学校学习理论的研究。曾担任美国教育研究协会(AERA)的主席并且是国际教育成绩评价协会(IEA)的创始人之一。1968 年获得约翰·杜威学会颁发的杜威奖,1972 年获得美国心理学会颁发的桑代克奖。代表作《布卢姆教育目标分类学手册》被认为是 20 世纪教育领域影响最大的 4 本著作之一,被译成 20 多种文字出版。自 1956 年出版至今,一直是教育测验与评价、课程编制、教育研究的重要参考书。

资料来源:埃利奥特·W·艾斯纳.本杰明·布卢姆,
1913—1999 年.教育展望,2003,3:105-112
冯克诚.布卢姆目标分类和掌握学习思想与论著选读.
中国环境科学出版社,2006.

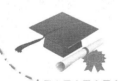

布卢姆和他的同事们将教学目标分为三大领域,即认知领域、情感领域和动作技能领域。

(一) 认知领域(cognitive domain)

涉及的是一些心理及智力方面的能力和运算。按认知技能从简单到复杂的顺

笔记

序排列,分为六个层次:

1. 知识 指记忆所学的材料。包括特定事物的知识、专门术语的知识、特定事实的知识、处理问题的方法和手段的知识、常规和标准的知识、分类和范畴的知识、某一学科领域中理论和应用的知识等等。知识水平的目标要求学生记住和回忆所学的知识。

2. 领会 指领悟学习材料的意义。可借助三种形式表明,即转化、解释和推断。领会水平的目标要求学生不仅要记忆知识,而且能理解、解释知识。

3. 应用 指将所学知识运用于新的情境。包括规则、方法和概念等的应用。应用水平的目标要求学生会应用所学的知识。

4. 分析 指将所学整体材料分解成构成成分。了解各部分之间的联系,包括要素、关系、结构原理的分析。分析水平的目标要求学生能够对事实、观点、假设或判断进行分析,从而进行比较和对比。

5. 综合 指将所学的知识综合起来,使之成为新的整体。包括归纳个人所要表达的见解、拟订计划或实现计划、引出一套抽象关系等。综合水平的目标要求学生能融会贯通地掌握知识,并能超越给定的信息,独立解决新问题。

6. 评价 指对学习材料做出价值判断。包括依据内在证据的评价和依据外部标准的评价。评价水平的目标居于认知技能的最高层次,包含了以上五种能力要素,要求学生创造性地对客观事物进行判断、权衡、检验和分析。

认知领域教学目标的各层次具体内容、范例和编制目标常用的行为词语参见表3-1。

表3-1 认知领域教学目标解析

层次	知识	领会	应用	分析	综合	评价
各亚领域目标基本内容	记忆所学教材、单一事实以及"完整学说"的记忆,最低等级的智性行为	把握教材意义的能力,如解释所学教材、作摘要,理解能力中较低的行为	将所学的知识应用于新的情况,包括原理、学说、观念及原则的应用	将所学知识分解为各个构成部分,包括对各组成部分的认识以及其间的关联,需要知识、领会及应用能力	将所学知识综合为新的整体,包括独特的发表能力、规范实验和注重新结构、新创作	判断价值的能力,居于智性行为目标中最高层,它必须建立在前面各项能力的基础上
各亚领域目标范例	记忆普通名词,记忆单一事实,记忆方法、步骤及记忆基本观念、原则	数字转为数式,看懂乐谱的能力,解释图表、数据的能力,预测趋势发展的技能	应用科学的概括和结论解决实际工作问题的能力	认出未加说明的假说的能力,区分因果关系与其他顺序关系的能力,识别材料中作者观点或倾向的能力	有效地表达个人体验的能力,提出检验各种假设途径的能力	判断实验结论是否有充分的数据支持,判断研究工作对专业的价值
各亚领域目标描述时常用行为动词	阐明、描述、陈述、复述、认出、列举、复制	转换、区别、估计、解释、举例、摘要	计算、示范、发现、预测、解决、修改	分解、区别、指出、选择、辨别、对照、选出	联合、编制、创造、设计、组织、综合、筹划、重组	批判、评定、断定、支持、比较、评论、推测

（二）情感领域（affective domain）

情感领域的教学目标以克拉斯沃尔（Krathwohl DR）为首,于1964年提出,分为五个层次:

1. **接受** 指注意特定的事件、现象或活动。可分为发现、接受的意愿、受控制和有选择的注意三个亚层次。

2. **反应** 指参与或主动参与某事或某活动。可分为默认(如阅读指定的教材)、愿意反应(如自愿阅读未指定的教材)和反应中的满足(如为满足兴趣而阅读)三个亚层次。

3. **形成价值观念** 指认识到某一事物、行为的价值,在行为上可表现出一定的坚定性。可分为领会一种价值、选择一种价值及确信一种价值三个亚层次。

4. **组织价值观念系统** 指将不同的价值标准组合、比较,确定各种价值观的相互关系,克服它们之间的矛盾,形成一致的价值观念体系。可分为价值的概念化、价值系统的组织化两个亚层次。

5. **价值体系个性化** 指个人的价值观、信念及态度等应该形成和谐的系统,内化为个性的一部分。可分为组合化(一般态度的建立)和性格化(形成价值观、世界观)两个亚层次。

从表3-2中可说明情感领域各层次目标的具体内容、范例和编制目标的常用行为词语。

表3-2 情感领域教学目标解析

层次	接受	反应	形成价值观念	组织价值观念系统	价值体系个性化
各亚领域目标基本内容	学习者对特定现象和刺激物的存在有所察觉,愿意参加学习活动	积极参加学习活动,积极反应,表示较高的兴趣	对所接触的现象或行为做价值判断,以此指导自己的行为,对所做的事负责	把内化的价值组成一个体系并确定它们之间的内在联系以建立主要价值和普遍价值	学习者的行为已为自己的价值观所支配并逐步形成自己的价值观和世界观
各亚领域目标范例	静听讲解,参加班级活动,认真做实验、表示对科学问题的关切	认真完成作业,积极参加讨论活动,乐意帮助他人学习	欣赏优美的文艺作品,在讨论问题中提出自己的观点	根据自己的能力、兴趣及信仰规划自己的工作	对独立开展工作具有信心,在团体中表现合作精神,坚持良好的学习习惯
各亚领域目标描述时常用行为动词	发问、选择、描述、认识、回答、使用、把握	顺从、表现、帮助、讨论、提出、实施、遵守	描写、判别、区别、解释、探究、追随、评价	坚持、指出、修改、统合、安排、规划、保护	展示、影响、解决、辨别、修订、鉴赏

（三） 动作技能领域（psychomotor domain）

布卢姆在创立教育目标分类时仅意识到这一领域的存在,未制定出具体目标层次。1972年辛普森(Simpson EJ)提出动作技能领域教学目标分七个层次:

1. 知觉　指运用感官能领会操作信息、指导动作。可分为感觉刺激、线索选择、转化三个亚层次。

2. 定势　指为适应某种动作技能的学习做好准备。包括三个方面:心理定势、生理定势和情绪定势。

3. 指导下的反应　指能在教师指导下完成有关动作行为。这个层次有两个亚层次:模仿和试误。

4. 机械动作　指学习者能按程序步骤完成动作操作,不需要指导。

5. 复杂的外显反应　指能熟练地完成全套动作技能。操作熟练性以迅速、连贯、精确和轻松为标志。该层次有两个亚层次:消除不确定性和自动化操作。

6. 适应　指技能达到高度发展水平,具有应变性,以适应具体环境、条件及要求等方面的变化。

7. 创新　指能创造新的动作模式以满足具体环境、条件等的需要。

二、教学目标的功能与局限性

（一） 教学目标的功能

1. 标准功能　教学目标有助于教师清晰、准确地描述教学目标、要求,使之具体化、可操作化,为教学效果的测定提供客观的标准和衡量尺度。

2. 导向功能　教学目标是教与学双方的共同目标,既有助于教师主导、操纵教学活动,把握教学重点,难点,又有助于学生把注意力集中在与教学目标有关的教学内容上,消除学习的盲目性与被动性。

3. 整合功能　教学目标的分层设计,为正确处理知识与能力培养的关系提供了切实可行的方法,为学生创造了运用、练习各种能力的机会。

4. 激励功能　教学目标对学生的知识与能力的发展提出了不断递增的等级要求,可使学生对所学的学科产生浓厚的认识兴趣和强烈的达标动机,从而提高教学效率。

5. 沟通功能　教学目标可为各类教育人员以及不同学科教学人员有效沟通创造条件。

（二） 教学目标的局限性

1. 具有一定的适用范围　并不是所有学习结果或能力都可以通过行为清楚地表现出来。

2. 影响教学的整体构思　由于教学目标按行为结果分类,层次多、分类细,会导致教师过分注意易于说明的低水平的目标,而忽视较难严谨表达、把握的目标,使目标间内在联系难以充分表现。

3. 单方面强调教学目标,可能导致僵化、机械的教学模式。

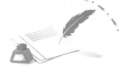

扩展视野

教育目标分类研究的新进展

　　布卢姆去世后,美国南加州大学课程与教学论专家安德森(Anderson LW)主持修订了 1956 年版的认知目标分类学。修订后的书名改为《学习、教学和评估的分类学:布卢姆教育目标分类学修订版》。与原版相比,该书的最大变化是提供了一个两维目标分类表。它将认知教育目标按两个维度分类。一个维度是知识维度,另一个维度是认知过程维度。知识被分为四类:事实性知识、概念性知识、程序性知识和元认知知识(也称反省认知知识)。认知过程维度分为六级水平,即记忆、理解、运用、分析、评价和创造。最低的智育目标是知识的记忆水平,最高的智育目标是知识的运用达到创造水平。

　　资料来源:L·W·安德森等著,皮连生主译. 学习、教学和
　　评估的分类学:布卢姆教育目标分类学修订版.
　　华东师范大学出版社,2008.

三、护理教学目标的编制技术

(一) 基本要求

　　1. 必须与总体目标相结合　教学目标必须以护理教学计划所规定的总体目标为指导,对学科更具体的分类目标作出规定,使具体目标与总体目标相互联系,相互支持。

　　2. 必须包含本学科课程全部重要成果　教师必须认真分析教材,找出那些具有一定稳定性,对学生从事护理工作最有用、最重要的知识和技能作为教学目标。

　　3. 必须符合教育心理学原则　护理教学目标的制定,必须符合教育心理学原则,如准备性原则、动机性原则和保持性原则等。

　　4. 必须具有可行性　教学目标的制定必须考虑护理师资的经验能力、学生的知识背景与能力水平以及可利用的教学时间与设备条件等实际情况。过高或过低的教学目标都会挫伤教与学双方的积极性,浪费宝贵的时间与精力。

　　5. 必须具有可测性　在描述教学目标时,应将可随意推论的动词如熟悉、了解等转换为可测量的行为动词,如写出、复述等。

　　6. 必须与非目标教学结合　再具体、再完整的教学目标,也不可能包括护理教学活动可能达到的所有成果。要注重教师自身思想情感、人格魅力对学生思想品德、态度情感的非目标教学作用。

(二) 护理教学目标编制的标准与步骤

　　1. 确定教学目标等级层次　根据护理教学特点,可将教学目标分为三个层次水平:识记、理解及运用。识记,要求的是记忆能力,学生要回答“是什么”的问题。理解,要求学生掌握教材的内在联系和新旧知识的联系,能回答“为什么”的问题。运用,包含两种水平:①直接应用,要求学生将习得的护理学知识应用于与教学情

笔记

境相似的情境中,要求学生具有水平迁移的能力;②综合运用,要求学生能将习得的护理学知识应用到与原先教学情境不同的新情境中,要求学生具备在不同水平上进行纵向迁移的能力。

2. 分析教材　分析教材的目的是找出学科知识点及知识点之间的相互联系,确定每个知识点在学科教学中占据的相对重要程度以及学生的接受能力,对号列入相应的目标层次。

3. 描述教学目标　一个表述得好的教学目标应具有三个基本要素并符合三条标准:

三个基本要素是:①提供构成目标的具体条件;②规定学生实现目标的行为方式;③规定学生完成任务的合格标准。

三条标准是:①陈述的是学生学习的结果,而非教师做了些什么;②明确、具体,避免应用含糊和不可测量的词语;③反映出学生习得知识的水平层次。举例见表3-3。

表3-3　护理教学目标范例分析

目标要素	解释	教学目标举例
护士的行为	怎么做	能够说出
构成目标的条件	做什么	青霉素过敏反应的急救步骤
合格标准	做得怎样	正确率达90%以上

4. 各领域教学目标表述举例

(1) 认知领域:常用规定标准的词语:正确、准确、在××分钟内、正确率达……、至少列举出××种(特征、不同点等)、误差<、按正确顺序。

常用行为动词:①知识层次:列举、说出、背诵、复述、认出、标明、陈述、写出和默出等;②理解层次:用自己的语言解释、比较、区别、举例说明、摘要、归纳、转换、分类、鉴别和选择等;③运用层次:计算、发现、修改、制定、分析、评价、设计、编写、组织、判断和论证等。

举例:正确说出影响人需要满足的主要因素。

比较干热消毒与湿热消毒,正确说出两者之间的异同点。

能运用所学公式,正确计算不同氧浓度的每分钟氧流量。

(2) 动作技能领域:常用规定标准的词语:依次、按顺序、正确、准确、连贯、在××分钟内、误差<、一次成功、步骤正确、协调和无多余动作等。

常用行为动词:发现、装卸、完成、实施、排除、测量和检查等。

举例:能正确测量血压,误差小于4mmHg。

能正确依次装卸氧气表。

能正确完成皮内注射术操作,做到步骤正确,动作连贯协调,进针角度、深度、药量三准确。

(3) 情感领域:由于情感的学习过程较知识和技能的学习复杂得多,而且学生外显的行为动作往往与其内在的真实情感不相符合,这就使得情感领域教学目标的描述常带有一定的模糊性,也给情感、态度学习结果的准确测评带来很大困难。我国教育专家将情感领域的教学目标分为四个层次,可作为我们制定情感领域教学目标的参照。

1）接受:情感反应过程是被动的,情感状态是中性的。

常用的描述词语:接受、觉察、默认、认可、参加、顺从、参与和注意等。

举例:能参加周日义诊活动。

能执行整体护理的工作程序。

2）反应:情感反应是积极的,是一种自愿的行动。

常用的描述词语:选择、表示、赞成、反对、拒绝、请求、提出、同意、纠正、尝试和模仿等。

举例:赞成开展社区保健活动。

请求老师提供更多的整体护理学习资料。

3）爱好:指对某一类事物、现象等表现出定向性的,具有一定稳定性、一致性的积极情感反应。

常用的描述词语:专注、主动、驳斥、渴望、坚持和评价等。

举例:渴望参加社区护理活动。

主动与他人讨论整体护理的实践意义。

4）个性化:指个体的情感行为所表现的价值取向具有高度的稳定性和一致性,体现出一种习惯性。

常用的描述词语:习惯、指导、判断、保持、养成、自觉、探索、贡献、创造和固守等。

举例:自觉运用整体护理观指导自己的护理服务行为。

在护理工作中始终保持热情、和蔼的态度。

（王继红　姜安丽）

思考与练习

1. 思考教育目的、护理教育培养目标和护理教学目标三者之间的关系与相互作用是怎样的?

2. 根据我国教育目的的基本精神,讨论护理教育如何提高受教育者的整体素质?

3. 在护理教育中,如何正确处理四育的关系?

4. 试评价社会本位论和个人本位论两种教育目的理论。

5. 运用教育目标分类理论编制护理学专业有关课程的三个领域教学目标各两条,并按合格教学标准相互进行评价。

第四章

护理教育的课程

教学目标

识记：
1. 能准确地阐述课程的含义及功能。
2. 能正确简述课程类型和护理学课程的类型结构及主要特点。
3. 能正确陈述护理教育课程设置的基本原则。
4. 能正确陈述编制课程计划、课程标准和教科书的基本原则。

理解：
1. 能用自己的语言正确解释下列概念：
   课程　学科课程　活动课程　综合课程　核心课程　隐性课程
   公共基础课　专业基础课　护理学专业课　必修课　选修课
   学年制　学分制　课程目标　课程计划　课程标准　教材
   教科书　平均学分绩点
2. 比较课程计划、课程标准和教材，正确说明它们之间的关系。
3. 能用实例说明护理教育课程结构的特点。

运用：
   能应用所学课程结构知识，从21世纪课程发展的视角出发，试拟一个本专业本科层次的课程设计计划，要求符合课程设置各项原则，具有科学性、创新性及实用性。

　　课程是实现教育目标的基本途径，师生的教学双边活动通过课程得以实现。随着科学技术的迅猛发展，信息量的日益剧增，以及教育科学本身的不断进步，学校的课程设置、改革和发展必须与之相适应，既要反映时代变化对教育的需求，又要遵循教育自身发展的规律。护理教育属于专业教育的范畴，其课程尚需反映护理学科的发展和临床护理模式的转变。本章将对护理教育的课程设置进行专门探讨。

第一节　护理学课程的概述

一、课程的概念与功能

（一）课程的概念

课程是一个发展的概念，最早出现在英国教育家斯宾塞《什么知识最有价值》

70

（1859）一文中,并界定为"教学内容的系统组织"。该词是从拉丁语"currere"派生而来,意思是"跑道"（race course）,根据这一词源,课程被理解为"学习的进程"（course of study）。1996 年罗纳德·多尔（Doll R）将课程定义为"在学校帮助下,学习者借以获得知识和认识,习得技能,形成态度、情感和价值观的正式或非正式的内容及过程"。由于该词的多态性,对课程的定义众说纷纭。教育家们倾向于依据个人的哲学信念和重点领域定义课程,但通常包括以下要素:①预期达到的目标或结果;②精选的学习内容及顺序;③促进学生学习的过程和经历;④使用的资源;⑤教师和学生在学习活动中的责任范畴;⑥学习的方式和地点。

结合国内外对课程概念的不同界定,课程的概念可以从广义和狭义两个方面理解:

1. 广义的课程概念　课程是指学生在学校获得的全部经验。其中包括有目的、有计划的学科设置、教学活动、教学进程、课外活动以及学校环境和氛围的影响,即广义的课程除了学校课程表所呈现的正式课程外,还包括学生的课外活动和对学生具有潜移默化影响的校园文化——隐性课程。

隐性课程（hidden curriculum）,亦称为"隐蔽课程"、"潜在课程"等。隐性课程与学校有计划地实施的课程——显性课程（explicit curriculum）相对应,并共同组成学校课程。隐性课程是一种潜在的教学,不列入课程计划,却可对学生的知识、信念、情感、意志、行为和价值观等方面起到潜移默化的作用。它通常体现在学校情景中,包括物质情景（如学校建筑、设施、设备）、文化情景（如教室和寝室布置、校园文化、第二课堂活动）、人际关系（如师生关系、同学关系、学风、班风、校风、校纪）等。之所以称为隐性课程,是因为它常常以学生没有意识到的方式来施教,具有潜在性和非预期性。这种非学术性的教育往往比学校学术性的教育更有影响力,显性课程和隐性课程的区别见表4-1。可见,隐性课程是一个范围广泛、几乎涵盖了显性课程之外所有学校情景的概念。

表 4-1　显性课程和隐性课程的区别

区别项目	显性课程	隐性课程
学习结果	学术性知识	非学术性知识
学习计划	有计划、有组织	无计划,无意间接受
学习环境	课堂教学	自然环境和社会环境

课程的完整概念理应包括学校课程与社会课程。即课程＝显性课程＋隐性课程＋社会课程。这就意味着,课程改革时不仅要将显性课程和隐性课程纳入课程的范畴,而且还要考虑学校课程和社会课程的关系与联系,把它们视为一个有机整体。

2. 狭义的课程概念　课程（curriculum）是为实现各级各类学校的教育目标而规定的教学科目及它的目的、内容、范围、分量和进程等的总和,主要体现在课程计划、课程标准和教科书中。

（二）课程的功能

课程的本质是社会对未来人才培养要求的体现,它在整个教育体系中居于中心地位,其功能可以概括为以下 5 个方面：

1. 课程是学校培养人才规格的具体表现 培养人才是学校的首要任务,因此学校必须制定人才培养的质量规格,而课程是人才规格的具体表现,是实现教育目的和培养目标的基础。学生通过学习课程获得必备的知识、相应的技能和思想态度,成为社会或国家所需要的人才。

2. 课程是师生开展教学活动的基本依据 课程主要体现在课程计划、课程标准和教材上,它们是课程的具体化。在教学过程中,师生必须根据课程标准和教材的要求,确定教学活动的基本内容、教学方法和手段。

3. 课程是学生汲取知识的主要来源 虽然随着现代传播文化的媒体多样化发展,在校学生可通过多种渠道获取知识,但课程仍然是学生获取知识的主渠道。因为课程是学校根据培养人才的实际需要,将人类数千年来已认识的知识进行加工、改造、浓缩和结晶后,以教材的形式呈现给学生,并通过精心设计的教学活动,使学生能将间接知识和直接知识结合起来去认识世界,从而能较顺利和较快捷地掌握这些知识。

4. 合理设置课程对学生的全面发展起到决定性作用 《教育法》明确规定我国的教育是培养德、智、体等方面全面发展的社会主义事业的建设者和接班人。由于学校教学是培养人才的主要途径,而课程设置在教学过程中又居于核心地位,因此,合理地规划、设置课程将对学生身心的全面发展起到决定性的作用。

5. 课程是评估教学质量的主要依据和标准 教学质量的评估是教学过程的有机组成部分。教学质量的评估可从多方位进行,但其中最主要的指标是学生的学业成绩。而对于学生学业成绩测评的主要依据和标准是所开设的课程,从命题到评分都必须体现各门课程既定的教学目标,以客观地测量出学生的知识和能力水平。因此,课程是评估教学质量的重要内容。

二、护理学课程的目标

(一) 课程目标的概念

课程目标(curriculum objective)是指课程实施应达到的学生发展的预期结果。它规定了某一教育阶段的学生通过课程学习以后,在发展品德、智力、体质等方面期望实现的程度,它是确定课程内容、教学目标和教学方法的基础。

课程目标具有 5 个方面的规定性:①时限性:即课程目标须与特定的教育阶段相联系,不是对所有教育阶段预期结果的笼统规定;②具体性:须详细描述学生身心发展的预期结果,明确学生要达到的发展水平;③预测性:所描述的结果是预期性的,是学生发展状态的理想性规划;④操作性:是明确的,可付诸实现的;⑤指导性:课程是教育培养规格的具体化,有较强的实用价值和指导作用。

(二) 制定护理学课程目标的依据

1. 对护理学专业学生的了解 任何课程设置的最终目标都应是指向学生的身心发展,因此促进护理学专业学生全面发展是护理学课程的基本职能,护理学课程目标的确定必须将护理学专业学生的需求作为重要的依据。

2. 对社会需求的研究　护理学专业学生毕业后要担负促进社会卫生保健事业的发展,提高人民健康水平的职责。因此护理学课程目标应及时反映社会健康保健方面的需求和发展变化趋势,以保证培养的各级护理人才能够适应社会的需要。

3. 对护理学科的研究　护理学科的知识体系及其发展也是确定护理学课程目标的重要依据。学科知识具有自身的逻辑体系,包含着学科的基本概念、原理、方法、发展方向等。由于不同的护理学科专家熟悉其学科的理论体系和发展趋势,因此课程目标的确定,应认真听取他们的建议。

三、护理学课程的类型与结构

课程的类型与结构是课程设置应首先明确的问题。合理的课程类型与结构,有利于促进护理教育改革和发展,有利于实现专业培养目标,造就符合时代需要的护理人才。

(一) 课程的类型

1. **学科课程**(subject curriculum)　又称分科课程,指根据学校培养目标和科学发展,分门别类地从各门学科中选择适合学生年龄特征与发展水平的知识所组成的课程。学科课程有着悠久的历史,我国古代六艺、古希腊的七艺都是较早的学科课程。

(1) 学科课程的优势:①按学科自身逻辑体系组织课程内容,系统完整地展示某一学科领域中的知识体系,有助于人类文化遗产的系统传承。②是按照各类学校的培养目标、各门学科的现有水平和受教育者接受能力预先编订的。主要编写学科的基础理论、基本知识、基本技能,具有先进性、科学性、系统性和规律性的特点。③学科课程以传授知识为基础,学校较易于组织教学和进行课程评价。

(2) 学科课程的缺陷:①分科过细,容易忽视学科间联系,不利于学生掌握整体性知识。②强调知识体系,忽略学习者因素,对学生对课程的心理准备、学生的个性等关注不够,容易造成学习者被动地接受学习。

2. **活动课程**(activity curriculum)　亦称经验课程,指围绕学生的需要和兴趣、经验和能力,通过引导学生自己组织的、有目的的活动系列而编制的课程。它由欧洲和美国的教育家在 19 世纪末 20 世纪初提出,其代表性人物为美国教育家杜威。

(1) 活动课程的优势:①主体性:活动课程尊重学生的主动精神,注意发挥学生的主体作用,以学生自律性学习的指导为重点。②乡土性:活动课程的题材为学生所在社区的课题,课程安排以现实的社会生活情境为主要内容。③综合性:活动课程打破了传统的学科框架,以生活题材为学习单元。④经验性:学生通过解决所面临的各种问题以重构经验,促进发展。

(2) 活动课程的缺陷:①活动课程设计的依据仅凭学生的兴趣和需要,不可能为未来生活做充分的准备。②活动课程不能为学生提供系统的科学文化知识,影响学生对基础知识的掌握,学习内容有很大的偶然性和随机性,缺乏系统性和连贯性。

3. **广域课程**（broad-field curriculum） 又称综合课程,主张分科教学,但又要克服分科过细的缺点。因此,采取合并相邻领域学科的办法,将几门学科的课程内容以一定方式组织起来的课程。

(1) 综合课程的优势:除了减少教学科目外,还包括:①教给学生的知识比较完整,避免知识之间的割裂,有利于学生整体地认识世界。②容易结合学生的实际生活,关注学生的兴趣与经验,体现以学生为本。③有利于激发学生学习的自主性与积极性,便于开展探究性学习,提高学生分析问题和解决问题的能力。

(2) 综合课程的缺陷:①教材编写时存在如何将各学科的知识科学、合理地综合在一起的问题。②缺乏能胜任综合课程教学要求的师资,课程实施难度大。

4. **核心课程**（core curriculum） 是在广域课程的基础上,以比较重要的学科或内容为核心,其他学科或内容围绕核心组织起来的主体结构型课程。核心课程通常围绕一些重大的社会问题,以解决实际问题的逻辑顺序为主线。例如以"健康促进"为核心组织教学内容和教学活动。它不受学科界限的制约,具有明显的跨学科性质,同时核心型课程又具有自身内在的逻辑性和系统性,有助于促进知识的综合化和教学内容的更新。

(1) 核心课程的优势:①不受学科界限的制约,具有明显的跨学科性质,有助于培养学生分析问题和解决问题的技能。②内容实用,对学生和社会的适用性高。③课程内容来自周围的社会生活和人类不断出现的问题,学生容易形成强烈的学习动机,积极参与学习。

(2) 核心课程的缺陷:①课程范围和顺序没有明确规定,学习内容可能是凌乱的或琐碎的;②知识的逻辑性、系统性、统一性和联系性受到影响。

关于学科课程、活动课程、综合课程和核心课程间的区别与联系见表4-2。

表4-2 不同课程类型间的区别与联系

项目	学科课程	活动课程	综合课程	核心课程
理论依据	教育是未来生活的准备	教育就是生活、成长和经验改造	教育是学生未来生活的准备	教育就是解决社会实际问题
课程的中心	学科	学生	学科	社会
课程的作用	把各门学科中的基本概念、基本原理、规律性和事实教给学生	帮助学生解决他们认为当前重要的问题,并且扩展和加深已有的兴趣	把各门学科中的基本概念、基本原理、规律性和事实有机整合后教给学生	帮助学生解决社会生活实际中的重大问题
课程的特点	可预先编定	不可能预先编定	可预先编定	可预先编定
课程的优点	科学性、系统性、规律性	注重学生,与学生实际生活联系紧密	学生视角下的整体性	跨学科、综合化,注重学生
课程的缺点	分科过细,忽视各学科间联系和学生因素	缺乏系统性和连贯性;存在很大偶然性和随机性	缺乏师资,综合策略存在随机性	缺乏系统性和连贯性

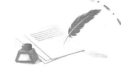

扩展视野

哈佛大学的核心课程

核心课程是哈佛大学本科课程的重要组成部分,是通识教育的一种课程模式,其目的是给学生确定一个知识广度的最低标准。共分7个领域:外来文化、历史研究、文学和艺术、科学、道德推理、社会分析、定量推理。每个领域各含十几门课程。以道德推理为例,包含14门课程:①民主与平等;②正义;③国际关系与伦理;④伦理学中的基本问题;⑤儒家人文主义;⑥有神论与道德观念;⑦自我,自由与存在;⑧西方政治思想中的奴隶制;⑨社会反抗的道德基础;⑩共和政府的理论与实践;⑪比较宗教伦理;⑫传统中国的伦理和政治理论;⑬古代与中世纪政治哲学史;⑭现代政治哲学史。学生必须用本科1/4左右的学习时间选修8~10门核心课程。

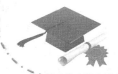

资料来源:哈佛大学核心课程网站:
http://isites.harvard.edu/icb/icb.do?keyword=core
孙美花.哈佛大学核心课程设计研究.
教学研究,2010,33(1):41-44.

(二)护理学课程的类型与结构

1. **护理学课程的分类结构** 按课程的分类结构,可将护理学课程分为公共基础课程、专业基础课程和护理学专业课程3类。

(1) 公共基础课程:这是高等医学院校任何专业都必修的课程,包括政治、德育、数学、化学、计算机、外语、劳动教育和体育训练等课程。

(2) 专业基础课程:这是护理学专业所必修的医学基础理论、基础知识及基本技能训练课程,包括人体解剖学、组织胚胎学、生理学、生物化学、病理学、病理生理学、免疫学、微生物学、寄生虫学和药理学等。

(3) 护理学专业课程:这类课程是护理学课程的核心部分,多为护理学专业的主干课程,如护理学导论、基础护理学、内科护理学、外科护理学、妇产科护理学、儿科护理学、传染科护理学和精神病护理学等。

公共基础课程、专业基础课程和护理学专业课程在护理学课程结构中均占有一定的比例和地位,对于全面实现培养目标,各自具有不可替代的作用。专业基础课程提供必要的知识储备、技能和方法的训练,而护理学专业课程则结合专业特点,培养学生学会应用这些基础知识和技能,发展独立解决专业实际问题的能力。因此,正确处理专业基础课程和护理学专业课程的关系,是建立合理课程体系的关键环节。

2. **护理学课程的学科类型结构** 按课程的学科类型结构,可将护理学课程分为人文与社会科学课程、自然科学基础课程、专业基础课程和护理学专业课程4类。

(1) 人文与社会科学课程:如心理学、教育学、行为学、伦理学、美学、法学和社会学等。

（2）自然科学基础课程：如生物学、化学、物理学和高等数学等。

（3）专业基础课程：如人体解剖学、组织胚胎学、生理学和病理生理学等。

（4）护理学专业课程：如护理学导论、基础护理学、内科护理学、外科护理学、妇产科护理学、儿科护理学、老年护理学和社区护理学等。

3. 护理学课程的形式结构　按课程的形式结构，可将护理学课程分为必修课和选修课。

（1）**必修课**（compulsory curriculum）：指每个学生都必须修习的课程，通常包括公共课程、基础课程和基本专业课程。为了达到培养目标，学校必须设定一定数量的必修课。

（2）**选修课**（selective curriculum）：指允许学生有选择地修习的课程，学生在完成必修课程的前提下，可在一定范围内选修若干直接或间接与专业培养目标有关的课程。选修课的作用大致包括以下两个方面：①及时反映本专业的先进科学理论技术与新成就，或比较高深的理论知识，以发展学生专长，培养学生的科研能力；②扩充专业基础知识和科学文化知识，以满足学生的兴趣爱好和就业需要，发展学生的才能，弥补某些方面的不足或缺陷。因此，选修课有利于更好地开展个性化教育，培养和发展学生的能力，提高护理人才素质。

选修课又可分为限制性选修课和非限制性选修课两种：①限制性选修课是指学生必须在指定的几门或一组选修课中选修一门或若干门课程，如指定学生必须选修护理美学、护理社会学、护理康复学等。②非限制性选修课是指学生根据自己的兴趣、需要，选修若干与本专业无直接关系的课程，如音乐欣赏、美术概论、中西方文化比较等。

必修课和选修课的比例在不同学校、不同专业以及不同学历层次都有较大的差别。正确处理二者之间的关系，保证所培养人才的专业素养和必要的相关知识和技能，是建立合理的护理学课程体系的重要环节。

4. 护理学课程的内容结构　按课程的内容结构，可将护理学课程分为理论课和实践课。

在护理教学中，理论与实践教学贯穿于教学的全过程。在课程设置上，理论课一般系统性较强。实践课除护理学专业专门设置的实习外都被分散在各门理论课中间，如解剖学、生理学及基础护理学等课程的实验课，内外妇儿护理学课程中的见习等。

护理是实践性较强的专业，因此在护理学专业课程设置中，既要合理设置实践课的比例，又要保证实践课教学的质量。正确处理理论课和实践课的关系，也是建立合理的护理学课程体系的重要环节。

5. 护理学课程的综合类型结构　按综合课程结构，国内外护理院校均有将临床各科护理学综合为成人护理学、母婴护理学等综合性课程。

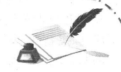

学习助手

临床护理学综合课程

　　北京协和护理学院按人的功能和基本需要将护理学专业的内容组织形成临床护理学Ⅰ、Ⅱ、Ⅲ、Ⅳ、Ⅴ、Ⅵ6门：①人与社会；②生殖；③氧合；④营养排泄；⑤活动休息；⑥认知感知。每一门课程都会涉及本领域的正常功能和需要，影响功能和需要被满足的因素，不同年龄段功能障碍和需要不能满足的特点以及护理措施。

资料来源：沈宁．用整体的思想改革课程体系．
中国高等教育，2000，（7）：39-40．

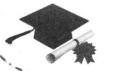

四、护理学课程设置的基本原则

　　护理学课程的设置、演变和改革，受专业内外部多种因素的制约和影响。护理学课程设置应遵循以下基本原则：

（一）科学技术发展和社会进步是促进护理学课程发展的动力

　　科学技术是推动社会发展的动力，也是推动教育和课程发展的动力。现代科学技术的迅猛发展，对人类社会各方面都产生了巨大影响，如信息和数字技术使人类的沟通、信息获取和数据库管理更便捷；生物技术、基因工程等的发展等对护理提出了挑战。要求护理教育的课程结构与内容必须进行调整以适应这些发展。

　　随着科学技术的发展，社会生产力和人民生活水平的提高，人们对医疗护理服务的要求也随之提高。人们不仅要求防病、治病，而且希望优生、优育、健康、长寿。这就要求护理学从更广泛的范围研究提高正常人的健康水平，如儿童健康、妇女健康、老年健康的护理理论及技能，研究环境因素、社会因素及心理因素对人类健康与疾病的影响，从而推动护理心理学、护理教育学和护理康复学等新兴护理学科产生与发展，要求更新护理学的课程设置与内容体系。

（二）培养目标是护理学课程设置的根本依据

　　护理院校的培养目标是国家总的教育目的的具体反映，是护理学课程设置的根本依据。

　　1. 护理学课程设置必须根据我国社会主义教育方针，正确处理德、智、体三者的关系，在课程设置上进行全面合理的安排，使受教育者在德、智、体几个方面都得到发展，成为有社会主义觉悟、有文化的劳动者。

　　2. 护理学课程设置必须根据培养目标的层次和规格，确定不同特点的课程系列。例如研究生教育是在本科层次的基础上，进一步培养具有研究、教育、管理和创新能力的高层次学术型专门人才，其基础知识应比本科生广博，专业知识比本科生精深。本科教育是培养高级应用型专门人才，不仅要有扎实的理论基础，还要有较强的实际运用能力。高等专科教育是培养高等技术应用型护理人才，要求具备一定的理论基础，但在应用性知识和技能方面的要求接近于本科。这些特点应充分体现在护理学课程设置的科目和时间分配中。

3. 护理学课程设置必须从护理学专业的角度考虑,应在充分认识课程对专业的适应性、更新性、发展性和坚持突出护理学专业特色的原则基础上,确定护理学专业的基础理论课程、主干课程、选修课程和整个课程体系。

4. 护理学课程设置必须与培养目标规定的学制相一致,按培养年限来确定课程设置,年限长的课程多,年限少者课程少。

(三) 教育科学发展是影响护理学课程设置的重要条件

1. 教育理念的更新对护理学课程的影响　现代教育思想认为,教学过程应具有传播知识和技能,发展学生的智力、能力,形成学生辩证唯物主义世界观和培养学生的共产主义道德品质的功能。因此,护理学课程设置必须具有与此相适应的结构。

2. 教学原则对护理学课程的影响　教学原则是对教学过程客观规律的反映。几乎所有教学原则对护理学课程设置都有制约作用,例如护理学课程的设置必须跟上科学发展的步伐,适应社会对护理人才培养的需要,同时,又要有利于护理教学的正常进行,这就需要认真处理好科学文化知识的无限性和护理学课程的有限性的矛盾。也就是既要考虑符合科学性与思想性相结合的教学原则,又要考虑量力性的原则。

3. 课程载体变化对护理学课程的影响　课程载体变化表现在除了传统的教科书、教学资料和图表之外,近年涌现出的视频、音频及电脑磁盘等现代化载体。这一变化必然带来护理学课程结构的改变、课程载体形式和教学方法、手段的现代化。

学习助手

护理学课程的发展趋势

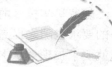

1. 与当代护理实践保持一致,增强毕业生走向护理实践的自主性。

2. 包含一个广谱学科群,强化学科间合作,改善护理质量与安全。

3. 设计或改革课程模式,使毕业生具备的知识和技能,足以在具有最新科学视野的学术团队中实施"以病人为中心"的护理。

4. 专门设计远程教育课程,应用新的教学策略适应远程学习者的教育需求。

5. 加强实践能力测评,并以不断发展的测评标准,指导未来课程模式设计和筛选护理必备知识和技能。

6. 将循证实践纳入教学内容,并随所获得的形成最佳实践方案的科学证据不断调整。

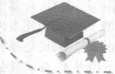

资料来源:Diane M. Billings, Judith A. Halstead. Teaching in Nursing: A guide for faculty. Saunders, an imprint of Elsevier Inc,2009.

第二节 护理学的课程计划

一、课程计划的概念

课程计划（instructional program），又称教学计划或课程方案，是对学校课程设置的总体安排，是对学校教育的培养目标、课程的指导思想、课程设置与课程结构、课程管理方式等方面的规定，是学校教育、教学工作的指导性文件，也是学校组织教学和管理教学的主要依据。护理学课程计划是根据护理学专业的培养要求制定的，它既体现护理人才的培养规格，又反映护理学专业的特点和护理教学的规律。

二、护理学课程计划的基本结构

课程计划的基本结构包括：指导思想、专业培养目标和业务培养要求、修业年限及学位授予、课程设置及主要教学形式、学时（学分）分配、时序安排及主要教学活动、总学时（学分）数、每学期学时（学分）数和周学时等。

（一）指导思想

指导思想是对制定课程计划的依据、设置本专业的目的和意义的说明和本专业的总体培养目标。指导思想要求言简意赅，具有高度的概括性。

（二）专业培养目标和培养要求

专业培养目标说明所培养的护理学专业人才在专业上可以从事的工作领域及达到的程度。培养要求是指达到专业培养目标后应具有的知识和能力。二者均是课程设置的主要依据，也是检验护理学专业学生是否达到培养要求的主要指标，所以应要求明确，内容具体，表述动词能客观衡量，具有可操作性。

（三）修业年限（或称学制）及学位授予

修业年限是指学生在校学习时间的长短，又称学制。修业年限与学生的入学水平和规定达到的学历规格密切相关。学位授予是对学生在修业年限内学习结果的认可和颁发的证明凭据。所以该项内容应包括：①学生的入学程度；②修业的年限；③达到的学历规格；④授予的学位类型。按照规定的学制达到课程计划规定的课程及其他教学活动的全部要求的学生，可授予相应的学位。

（四）主干学科和主干课程

主干学科是根据培养目标所确定的本专业所必须具备的专业理论与技能体系。主干课程是为实现培养目标和达到知识和能力结构必须开设的有关课程。主干学科和主干课程在教育部制定的专业基本规范中有明文规定。主干课程全部列为必修课，不得任意删减。

（五）课程设置

课程设置是根据专业培养目标和业务培养要求而规定的课程门类（必修课和选修课），包括课程名称和学时分配。课程设置是课程计划的核心内容。

（六）教学安排和学时分配

教学安排和学时分配是对学生在修业年限内所有教学活动项目的总体设计和各种教学活动项目的时间规定。它包括以下主要内容：①学生在校学习的总的时间安排和学年、学期、每周学时安排,以及学年、学期划分;②各种主要教学活动项目安排和时间规定,如临床实习、毕业论文、社会实践、运动会和军事训练等。

(七) 成绩考核

课程计划中的成绩考核主要对课程设置的考核范围和方法做原则性规定。包括:①考试、考查的课程及其按学期的大致比例和时间安排;②毕业考试的内容和方式等,如理论考试、综合能力测试、论文答辩等。

(八) 教学进程表

教学进程表是将开设的课程根据教学总体安排和时间分配以表格的形式进行设计,形成合理的课程结构。教学进程表的主要内容有:①开设课程的类型、门数,具体科目的时间安排;②每门课程在整个教学周期内的位置和开设的先后顺序;③总学时数和周学时数;④考试、考查的安排等。教学进程表的设计是否合理,取决于其中的课程结构是否科学,是否达到最优组合。目前对于这个非常复杂的问题,尚无可靠的衡量标准,但可以根据以下原则进行检验:①是否体现本专业培养目标和专业特点;②是否体现了专业知识体系的系统性、科学性和完整性;③课程设置、教学安排和时间分配是否符合国家有关规定和达到了规定的学历规格;④课程结构是否遵循了循序渐进的教学原则。

(九) 其他说明

说明是课程计划的补充和完善,使课程计划内容更加完整并符合一定的文体规定,如:①注明标题;②注明课程计划的类型,是讨论稿、试行稿还是修改稿;③注明使用的起止时间;④注明制定的单位和完成的时间等。

在护理学课程计划中,**培养目标是制定课程计划的依据,课程体系是课程计划的核心,**各门课程学时分配和各教学环节安排是课程计划的表现形式。因此,为了实现专业培养目标,课程计划的主要任务就是对课程进行最优化的组合和设计。

三、编制护理学课程计划的原则

(一) 必须符合国家教育方针和护理学专业培养目标

根据《国家中长期教育改革和发展规划纲要(2010—2012 年)》确立的教育方针"优先发展、育人为本、改革创新、促进公平、提高质量",结合护理学专业特点和培养目标制定护理学专业各层次课程计划。在编制护理学课程计划时,应处理好四个关系:①在重视学生专业学习的同时,加强学生思想品德教育和培养学生良好的护理职业道德以及强健的体魄。开设政治思想道德教育的相关课程,体育课以及人文学科的课程,体现素质教育的理念。②遵循理论和实践相结合的原则,正确处理理论教学和实践教学的关系,注重培养学生的能力。③恰当地规定学习的科目和每学期教学课程的门数及时间,使学生既掌握护理学专业人才所必需的理论知识技能,又不至于负担过重。④体现"专而不窄"、"宽而有用"的原则,做到宽窄适度,确保实现护理学专业培养目标和基本规格。

(二) 必须反映科学技术发展和社会进步对护理人才的需求

21 世纪以来,科学技术迅猛发展,社会不断进步,培养适应现代科技发展和社会需要的护理人才是高等护理院校的目标。因此,在制定课程计划时,课程设置要不断更新,增加新的课程,删除过时、陈旧的教学内容或课程,及时地将科技新理论、新技术、新成果反映在课程计划和教学内容中,培养具有一定应用和发展高新技术知识能力的护理人才。此外,为适应学科高度分化、高度综合的发展趋势,在课程计划中增设综合课程、交叉课程和边缘课程,有利于创新型人才的培养。

(三) 保证教学内容的完整性、系统性

护理学课程计划应当构成一个具有内在联系的有机整体。在编制课程计划时,各门课程之间要注意纵向顺序和横向联系。在纵向顺序方面,要处理好先行课和后续课的关系,体现循序渐进的原则。一般按公共基础课、专业基础课、护理学专业课和临床实习的顺序安排教学进度,并在各个阶段合理地安排选修课。各学校也可根据自己的教学资源和师资条件,适当调整课程顺序,安排学生早期去临床见习,培养学生对护理工作的感性认识。在横向联系方面,注重各门课程在内容上的有机衔接,互相配合,避免重复或脱节。在课程计划中,每门课程都有其一定的地位和作用,都为实现专业培养目标服务,因而每门课程在完成其特殊教学任务的同时,应考虑如何发挥其整体效应。

(四) 合理分配课程门数和教学时数

为了保证教学任务的完成和学生的学习效果,在编制课程计划时,必须合理地安排每学期课程的门数和教学的时数,以及各种教学形式所占的比例。通常护理学专业(本科)每学期安排课程 5~10 门,主干课程 3 门左右。学时较多的课程,必须跨学期安排,因此合理地安排周学时,是确保学生适量学习的重要途径。一般每周安排 22~26 学时,如果过多则会影响学生学习的深度或造成学生学习负担过重。每门课程的教学时数,可根据该课程对实现专业培养目标的意义、课程内容的分量、难易程度和教学法的特点等综合考虑、合理分配。

(五) 课程计划必须具有统一性、稳定性和一定的灵活性

护理学课程计划是护理教学工作的指导性文件,其基本内容应当具有统一性,以保证人才培养的质量规格,如公共基础课、专业基础课、护理学专业课、临床实习四大块以及必修课的设置比例、各教学环节的配置比例、教学工作与其他教育活动的安排及比例等,都应结构合理,基本统一,不能任意删减。课程计划一经确定,应坚决执行,并具有一定的稳定期,不要随易变动。课程计划一般要经过数年的教学实践之后,再认真总结经验和存在的问题,并据其进行修改。此外课程计划也要有一定的灵活性,各护理院校所处地区不同,历史文化、师资力量、学生水平和图书设备等均有所差异,可在保证质量的前提下根据各校实际情况作适当调整。因而课程计划在统一性、稳定性的原则下,还需要兼顾一定的灵活性。

四、学年制与学分制

学年制和学分制都属于课程和教学管理制度,其主要不同是对学生的学习量采用不同的计算方式,两者在教育理念、培养模式和教学管理等方面有较大不同,课程计划的结构和功能也各具特点。

(一) 学年制

学年制(academic-year system)是学年学时制的简称,是按学年或学期安排固定的课程进度组织教学,学生读满规定的学年、规定的科目和学时数,且考试合格

达到既定标准,方可毕业并获得证书的一种课程与教学管理制度。

学年制是一种刚性课程管理制度,课程规划严密,能保证各个专业具有一定的教学质量。学年制历史悠久,捷克夸美纽斯的学习阶段论即为学年制的萌芽和开端,12～13世纪,大学初建阶段就实行学年制和分科教学制度,发展至今,在教学过程、课程结构、考核标准、教学方法等方面日趋完备。我国自1952年院系调整,改为前苏联模式后,停用学分制,采用学年制。学年制规定,所有学生上课按年级及专业统一分班,课程基本按学年安排。同一年级、同一专业所学课程除少量选修课外,专业课程全部相同。学生学习量以修习课程时数为计算单位,学籍处理以"年"为单位。

学年制的优点是:具有较严格的课程规划,计划性强。全国有较统一的课程计划,各课程有较统一的课程标准和教材,还有一套较具体的规章制度,便于学校的教学管理。另外,同一年级的学生统一入学,达到要求,同时毕业,有利于稳定教学秩序和保证教学质量。

学年制的缺点是:统一要求,缺乏灵活性,所有学生使用一张课表,一份课程计划,学生学习的自主性和主动性难以发挥,不利于真正实现"因材施教"。另外,由于学年制是以年为单位处理学籍,所以学生中允许升级者,其不及格课程难以安排重修;应当留级者,除成绩达到"良好"以上的课程外,已及格课程还要重修,必须延期一年才能毕业;跳级者,也需跨越整整一年,易造成学生时间和精力的浪费。

(二) 学分制

学分(credit)是成功完成某项科目所获得的分值单位,用于表明学生获得某种证书、文凭或达到某个级别学历所需要接受科目教学的总量。**学分制**(credit system)是一种把学分作为计算学生学习量的单位,以修满所规定的最低学分数作为学生获得毕业资格的基本条件的课程与教学管理制度。学分制比学年制更有弹性,学生在一定范围内可以根据自己的兴趣自由选课,只要修满规定的学分,可以提前毕业,具有较大的灵活性。

学分制广泛流行于美国,随后一些欧洲国家和日本也相继施行。现在世界上大多数高校都采用学分制。我国早在1917年由蔡元培先生在北京大学率先实行"选科制"和"学分制",1952年后采用学年制。1983年《中共中央关于教育体制改革的决定》,明确指出要针对现存弊端,积极实行诸如"学分制"等各种教学管理制度的改革。1994年国务院关于《中国教育改革和发展纲要》的实施意见中,再次提出"逐步实行学分制"的要求,目前国内许多高校采取的是学年学分制。

学分计算的原则是以课程为单位,把每门课各种教学形式所需要的课内外学习时间合并计算,再折算为学分。最常用的计算方法是:以某门课程的学时数为依据,学生每学满理论课18学时,并经考试及格者计1学分。实验(实习)课,每36学时计1学分。临床实习、入学教育及社会实践等,每周计1学分。毕业学分的最低限制视各专业而定。每学期学分一般控制在20学分之内,学习有余力者允许多修(加修学分)、学习有困难者则允许少修(限修学分)。

学分表示的仅是学生学习的数量,至于学生学习的质量可用**绩点**(grade point)来表示。一般按百分制划分为优、良、中、及格和不及格五个等级,并折合成相应的绩点(表4-3)。

表4-3　学习成绩与绩点对应表

百分制	100～90	89～80	79～70	69～60	59～0
等级	优（A）	良（B）	中（C）	及格（D）	不及格（F）
绩点	4.0	3.0	2.0	1.0	0.0

目前我国高校大多数采用国际通行的学生学习成绩评估体制——**平均学分绩点**（grade point average，GPA），计算方法为：

某门课程的学分绩点＝该课程的学分×该课程的绩点
平均学分绩点＝∑（课程学分×课程绩点）/∑课程学分

平均学分绩点的精确度常达到小数点后 1～2 位，如:3.2,3.75。平均学分绩点反映了学生学习成绩的优劣,是衡量学生学习的总体平均成绩的一个指标。学生修完规定的总学分可以毕业,但要获得学位,平均学分绩点还必须达到一定标准。

学分制的优点主要有以下 3 个方面:①有助于因材施教:学分制实行弹性学制和自由选课。学生在达到培养规格的基础上,学有余力者可多修某些课程、提前实习和毕业,学有困难者可缓修、少修某些课程或推迟毕业。学生还可根据个人爱好和特长,跨系、跨校选修课程,有利于培养学生的个性和自主性。②有利于激发教与学的积极性:由于学分制允许学生自主选择课程和教师,因此对教师提出了更高的要求,有利于激发教师从教的积极性。教师必须及时更新教学内容,不断改进教学方法,以便使所开设课程能够反映学科和社会前沿,满足学生的学习需求。另外,学分制可调动学生学习的主动性和积极性,尤其是可使优秀学生的学习潜能得到充分发挥。③有助于学生适应人才市场的需求:在市场经济环境下,社会对专业人才的知识和能力结构提出了新要求,学分制有利于高校形成办学特色,拓宽学生知识面,形成合理的知识和能力结构,成为一专多能的复合型人才。

学分制的缺点主要包括:①学生自由选课要求学校开设更多的课程,需要更多的教师、更多的教室、设备和资金,对学校条件要求高,教学管理难度大。②由于选课的盲目性,容易造成学生知识零散,基础不扎实,影响学生知识的系统性。③个别自主能力较差的学生,可能无法有效安排学习,为了凑够学分,单纯追求学分数量,不顾社会需求和专业培养要求,因而难以保证每位学生的学习质量。

因此,在实行学分制的同时,必须吸收学年制的优点,制定合理的学分制课程计划和管理方案,以培养社会需要的护理人才。目前我国许多护理院校尝试学年学分制取得了良好效果。

第三节　护理学的课程标准与教材

一、护理学的课程标准

课程标准（syllabus）又称教学大纲,是指在一定课程理论指导下,依据培养目标和课程计划,以纲要形式编制的关于一门课程教学内容及要达到的要求、教学实

笔记

施建议以及课程资源开发方面的指导性文件。

（一）护理学课程标准的结构

护理学课程标准一般包括前言、课程目标、内容标准、实施建议和附录等部分。

1. 前言　　前言部分定性描述课程的性质、价值与功能,阐述课程的基本理念,详细说明课程标准的设计思路和整体框架。

2. 课程目标　　明确各门课程在知识与技能、过程与方法、情感态度与价值观等方面共同而又各具特点的课程总体目标和分类目标;目标主要按结果性目标和体验性目标进行描述,结果性目标主要刻画"知识与技能"目标领域,而体验性目标则主要反映"过程与方法"、"情感态度与价值观"等目标领域的要求。

3. 内容标准　　将课程目标具体化,按照学习领域、主题或目标要素阐述学生在不同阶段应实现的具体学习目标。内容标准的陈述以学生为出发点,行为主体是学生,而不是教师。对于学生的学习结果,用尽可能清晰、易理解及可操作的行为动词,从知识与技能、过程与方法、情感态度与价值观等方面进行描述。

4. 实施建议　　针对课程标准的实际运用和课程实施的各个环节,提供教与学的建议、教材编写建议、评价建议、课程资源开发与利用建议等。为改善教学行为、变革学习方式、提高教材编写质量、体现评价的发展功能提供实践指导。

5. 附录　　附录部分则列举了各种教学参考书和资料,以及其他教学资源等,为教师教学和学生学习提供更多的素材。

（二）编制护理学课程标准的原则

1. **符合课程计划的要求**　　课程标准首先要明确本门课程在整个课程计划中的地位、作用,规定出本门课程的基本教学任务的要求。在选择教学内容上首先要符合专业培养目标的需要。其次必须保证学科知识体系自身基本的系统性和完整性,同时充分考虑学生的认知特点及教学法的要求,保证学生接受知识是由易到难,由简到繁,由浅入深,循序渐进的过程。此外,课程标准还应当注意课程计划中各门课程的相互联系和配合,特别是要避免各课程之间的相互脱节与重复。

2. **体现素质教育的理念**　　课程标准不仅对学生的认知发展水平提出要求,而且对学生的学习过程与方法、情感态度与价值观的发展也提出目标,全面体现"知识与技能"、"过程与方法"以及"情感态度与价值观"三位一体的课程功能,使素质教育的理念切实体现在日常课程教学过程中。

3. **精选终身学习必备的基础知识和基本技能**　　课程标准所规定的应是课程的基本内容,而不是所有内容。因此课程标准要精选学生终身学习必备的基础知识和基本技能,同时关注学生的兴趣和经验,贯彻理论联系实际的原则,密切教科书与学生生活以及社会、科技发展的联系,体现课程服务于学生发展的功能。此外,从考虑学生的接受能力和学生学习的合理负担出发,课程标准所规定的教学内容应"少而精"。

4. **强调学习的过程与方法**　　课程标准要结合学科的特点,关注学生的学习方式和策略,引导学生主动参与,亲身实践,独立思考,合作探究,发展学生搜集和处理信息的能力、获取新知识的能力、分析和解决问题的能力、交流与合作的能力,促进学生真正学会学习。

5. **提出有利于学生发展的评价建议**　　课程标准要提出评价建议,评价方法不仅考查学生对知识的掌握,而且重视学生的学习过程和体验。淡化终结性评价和评价的筛选评判功能,强化过程评价和评价的教育发展功能,促进学生自我评价,从而帮助学生认识自我,建立自信,最大限度地激发学生的学习热情。

课程标准是教师教学工作的主要依据,也是学生学习的指导性文件。教师必须认真地钻研课程标准,保证课程的基本规格和教学质量,并适当地补充学科新成果。学生在学习时,也可以课程标准为指导,更好地主动地学习,掌握本课程的基本要求,保证学习质量。

二、护理学教材

(一) 概念

教材(subject material)包括教科书、讲义、补充材料、实验实习指导及视听教材等,根据课程标准所规定的内容和教学法的要求,以简明、准确的文字(图像)系统地阐述一门课程的知识,是教师教学和学生学习知识的载体。

教科书(textbook)即课本,是根据课程标准和学生的接受能力,为师生教学应用而编制的教学用书,是教材的主体。教科书是师生教学的主要材料,考核教学成绩的主要依据,学生课外拓展和深化知识领域的重要基础。护理学教科书通常有国定制教科书(由国家教育行政部门按照课程标准统一组织编辑的教科书)、审定制教科书(由民间编辑,经中央或地方教育行政部门根据课程标准审查合格,供学校选用的教科书)和自由制教科书(由民间自行编辑出版发行,供各学校自由选用的教科书)。教科书的基本结构由正文、作业、实验、图表、附录、索引和注释等组成,正文是教科书的主体部分,按篇、章、节进行内容编排。

(二) 编写护理学教科书的原则

编制课程标准的原则也适用于编写教科书,另外还应遵循以下原则:

1. 内容上达到科学性、思想性和实践性统一 编写教科书应以课程标准为依据,体现课程标准的科学性、思想性、实践性和"少而精"的原则。教科书的内容必须是科学、可靠的知识,经得起实践的检验。在科学上尚未成定论的内容不应编入教科书。教科书的思想性寓于科学性之中。教科书还应处理好护理学的基础知识和新进展之间的关系,经常进行内容更新和充实。

2. 编排上做到知识体系的逻辑性和学生学习的心理规律统一 护理学知识有其自身的逻辑性,编写护理学教科书要合理体现各科知识的逻辑顺序,每一门课程的教科书都必须考虑到这门课程内容与其他课程内容的相互关系,注意知识的衔接和配合,使之相互呼应,相得益彰,避免重要内容的遗漏或不必要的重复。

同时教材的编写应符合学生学习的心理规律和发展需要,注重教材与学习主体的内在联系,体现教法与学法的一致性。编排形式应从为"教"服务转向为"学"服务,有利于学生自学和认知建构,以发展学生独立学习和自主学习的能力。

3. 形式上要有助于学生学习 教科书应充分考虑学生的兴趣和可接受性,教科书的文字阐述和体裁形式应简洁、精确、生动、流畅及图文并茂,起点适当,重点突出,难点分散。图表及插图等应清晰、美观,字体大小要适宜,线条粗细应统一,封面和装订应大方、美观及耐用,符合卫生学、教育学、心理学和美学的要求。同时,可充分利用计算机多媒体技术,突破纸质教科书的文字局限,编制电子教科书、助学系统软件等,为学生提供丰富的学习资源。

总之,编写教科书应在达到上述要求的前提下,体现一定的创新精神,力求具有一定的特色和风格。

(三) 教材的作用

对教师而言,教材是教师教学的基本依据,教师授课时的主要论点和新知识的补充亦应围绕教材展开。在教师授课质量评价中,教师能否有重点地阐述教材内容是主要评价内容之一。对学生而言,教材是学生获取知识的主要来源之一。尽管学生可以借助于参考书、杂志等获取知识,但对掌握学科基本知识而言,教材则更系统、简明、扼要,能帮助学生用最少的时间掌握必要的知识。因为教材是经过深思熟虑、专门为学生编写的,能适应学生学习和复习的特点,有利于学生更牢固地掌握知识。

三、课程标准与教科书的关系

课程标准是编写教科书和进行教学工作的依据。教科书是课程标准的具体化。课程标准规定了每门课程的基本内容,而教科书则阐述了课程标准所规定的系统知识和技术。

所以,从制定顺序来看,先有课程计划,然后再根据课程计划编制每一门课程的课程标准,最后根据每门课程的课程标准,编写每门课程的教科书。掌握课程标准和教科书的关系,有利于把握教学的方向,提高教学质量。

(范秀珍)

思考与练习

1. 请列出护理教育课程的基本类型及各类型的特点。

2. 分析公共基础课、专业基础课和护理学专业课在护理教育中的关系和地位。

3. 根据课程设置的基本原则,讨论一份护理学课程计划并指出如何改革才能更好地满足学生素质发展的需要。

4. 试评价在护理教育中实行学年制和学分制的优缺点。

5. 讨论护理学课程计划、课程标准和教科书的关系及其编制原则。

6. 某护理学专业本科生,本学期所修课程和各门课程成绩如下:护理学基础 3 学分,成绩为 89 分;护理心理学 2 学分,成绩为 91 分;英语 3 学分,成绩为 78 分;计算机基础 2 学分,成绩为 84 分。请计算该生护理学基础课程的学分绩点和本学期的平均学分绩点。

第 五 章

护理教学的心理学基础

 教学目标

识记:

1. 能正确阐述各种学习理论的代表人物及其各自主要观点。
2. 能正确复述加涅的学习结果分类并举例说明。
3. 能正确阐述记忆和遗忘的基本特征和记忆过程。
4. 能列举影响学习的常见内外部因素。
5. 能正确阐述集体学习和个人学习、合作与竞争对学生学习的积极与消极作用。

理解:

1. 能用自己的语言正确解释下列概念:
   准备律 练习律 效果律 强化 正强化 负强化 塑造
   经典条件反射学习 操作条件反射学习 接受学习 发现学习
   有意义学习 替代性强化 同化 概念形成 概念同化 过度学习
   认知结构 反省认知 内部反馈 外部反馈 练习曲线 学习动机
   焦虑 控制点 先行组织者 学习迁移 课堂群体动力
2. 能正确举例说明各种学习理论在护理教育中的应用。
3. 能正确举例说明应答性学习行为和操作性学习行为的区别。
4. 比较各类学习,说明它们在学习、保持等方面的不同特点。
5. 能用所熟悉的实例说明解决问题的一般过程和一般策略。

应用:

1. 应用本章所学知识,分析一项护理操作技能的形成过程特征及影响这项技能形成的因素。
2. 能运用本章所学的分类教学策略,对不同类型学习进行教学设计,并说明所采用教学策略的理由。
3. 详细记录一堂课中教师激发和维持学生学习动机的情境,按内外动机分类,分析其采取的方法及其适当性。

护理教学的心理学基础是以学习理论为核心,旨在帮助人们理解什么是学习,解释和说明在教与学相互作用后个体行为的变化或经验获得的心理过程,认识学习过程的心理机制、影响因素和发生条件,从而指导护理教学,特别是指导学生如何有效地学习和教师如何有效地指导和适应学生的学习。只有把护理教学工作建

笔记

立在对学生学习的本质和心理活动规律的充分把握的基础上,才能保证护理教学工作正确而高效。

第一节　学习理论在护理教育中的应用

学习理论是心理学的一门分支学科,主要研究人类与动物的行为特征和认知心理过程,试图解释和阐明学习的心理活动过程和规律以及有效学习的条件。一百多年来,众多心理学家从不同的视角,运用各种方式对学习过程进行了大量研究,形成了众多的学习理论流派,本节着重阐述行为主义学习理论、认知学习理论、社会学习理论、人本主义学习理论和建构主义学习理论,并探讨这些理论在护理教育中的应用。

一、行为主义学习理论及在护理教育中的应用

行为主义是美国现代心理学的主要流派之一,行为主义学习理论也成为西方学习理论的主体部分,在此主要介绍桑代克的试误学习理论、巴甫洛夫的条件反射学说和斯金纳的操作条件作用学说。

(一) 桑代克的试误学习理论

美国心理学家桑代克(Thorndike EL)是心理学史上第一个用动物实验研究学习的人。他创造了迷箱作为实验工具(图5-1),将饥猫关进迷箱,箱外的食物(鱼)可见不可得,迷箱内设有开启门闩的装置,饥猫通过抓、咬、钻、挤等各种方式想逃出迷箱,经过多次尝试与错误,无效动作逐渐减少,终于辨别出开门的装置,建立了打开门闩与开门取得食物的联系,逃出迷箱。桑代克根据这些实验得出结论:个体的学习是一种渐进的、反复试误的过程,使刺激情境与正确反应之间形成联结,并提出了学习的三条定律:

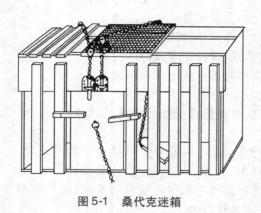

图5-1　桑代克迷箱

1. **准备律**(law of readiness)　指学习者在学习开始时的预备定势,包括三种状态:学习者有准备而又给以活动时就感到满意、有准备而未给以活动则感到烦恼、无准备而强制以活动也感到烦恼。

2. **练习律**(law of exercise)　由应用律和失用律组成。指一个习得的刺激与反应的联结如加以应用,这个联结就牢固,反之联结的力量就会减弱。

3. **效果律**(law of effect)　指刺激-反应联结受反应结果影响。如果反应导致满意的结果,联结可增强;如果反应导致烦恼的结果,联结会削弱。

桑代克的学习理论指导了大量的教育实践,如效果律指导人们使用一些具体奖励,鼓励学生学习;练习律指导人们通过重复性练习,巩固学习成果。但桑代克学习理论的缺陷在于过于简化了学习过程的性质。

（二）巴甫洛夫条件作用学习理论

俄国著名生理学家巴甫洛夫（Pavlov I）在研究消化现象时，观察了狗的唾液分泌，发现引起动物唾液分泌活动的刺激有两类。一类是动物胃内或嘴里的食物，这种反应是本能固有的。巴甫洛夫把食物称为无条件刺激（UCS），把所引起的反射性唾液分泌称为无条件反射（UCR）。另一类是伴随食物同时呈现的其他事物。巴甫洛夫将铃声、灯光等与食物配对，经过多次配对尝试后，发现单独呈现灯光或铃声而不提供食物，也能引起狗的唾液分泌（图5-2）。在这种情况下，铃声或灯光就成了条件刺激（CS），由条件刺激引发的唾液分泌就是条件反射（CR）。由此可见，条件反射仅仅是由于条件刺激与无条件刺激配对呈现的结果。

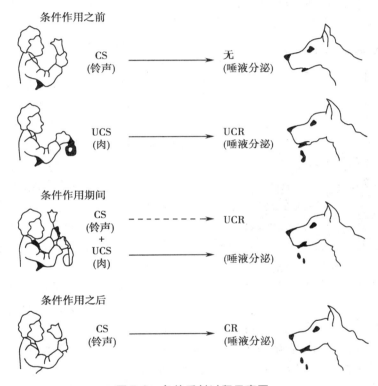

图5-2 条件反射过程示意图

根据巴甫洛夫的实验，可以概括出以下学习律：

1. **习得律**（acquisition） 指条件刺激和无条件刺激配对呈现，可建立条件反射。

2. **消退律**（extinction） 指条件刺激多次重复出现而不伴随无条件刺激，条件反射会逐渐减弱以至于消失。但这种消失并非永久性的，它只是一种习惯的钝化，过段时间后，会自发恢复。只有当几次自发恢复都没有得到无条件刺激的强化时，条件反射才会真正消退。

3. **泛化律**（generalization） 指某一种条件反射一旦建立，也可由其他类似原来条件刺激的刺激引发。一般而言，刺激与原条件刺激越相似，引发条件反射的可

笔记

能性越大,发生的条件反射的强度愈强。

4. **辨别律**(discrimination) 指提供辨别学习后,有机体可有选择地对某些刺激做出反应,而不对其他刺激做出反应。辨别是与泛化相反的过程。

巴甫洛夫把比较精确和客观的方法引入动物学习的研究,把心理与生理统一起来,从而对高级心理活动的研究产生了巨大影响。

(三)斯金纳的操作条件作用学习理论

斯金纳(Skinner BF)是美国著名的心理学家。他改进了桑代克的实验研究,发明了"斯金纳箱",进行了关于操作条件作用的实验(图5-3)。箱内装有一个与提供食丸装置相连的操纵杆,他把饥饿的白鼠置于箱内,白鼠偶然踏上操纵杆,供丸装置会自动落下一粒食丸。白鼠经过几次尝试,学会按压杠杆以取得食物的反应,形成操作条件反射。斯金纳认为食物在这里的作用是行为的强化剂。其主要理论观点有二:一是操作性条件作用,二是强化理论。

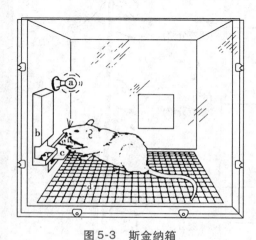

图5-3 斯金纳箱
(a)灯 (b)食物槽 (c)杠杆或木板
(d)电格栅

1. 两种类型的学习 斯金纳认为经典条件作用只是解释了有限的行为,个体的行为可分为两类:应答性行为和操作性行为。前者是由刺激引发的,是有机体对环境的被动反应,具有不随意性;而后者是自发产生的,是有机体主动作用于环境习得的反应。人类大多数行为是操作性的,由此可将学习分为两类模式:刺激类条件作用学习和强化类条件作用学习。斯金纳认为,可安排各种强化,使有机体习得行为。

2. 强化理论 强化理论是斯金纳学习理论的精华所在。斯金纳认为通过不同的强化类型和强化程序可影响行为的学习。

(1)强化的类型:**强化**(reinforcement)指提高有机体反应概率的任何事件。强化可分为两类:**正强化和负强化**。正强化是通过呈现某种刺激增强反应的概率,负强化是通过中止某种刺激增强反应概率。**负强化与惩罚有本质的区别**。惩罚是通过给予某种不愉快的刺激以抑制反应发生的概率。惩罚在改变行为方面有时是一种有效的方法,但它会导致一些负效应,应尽量少用。

(2)强化程序:有两类:连续强化和间歇强化。**连续强化**指在每一次正确反应之后都给予强化。**间歇强化**则不是每一次正确反应之后都给予强化。间歇强化又可分为比例强化和间隔强化。比例强化和间隔强化还可进一步分为固定比例或固定间隔强化和变化比例或变化间隔强化(图5-4)。每一种强化程序都产生相应的反应模式:连续强化比间歇强化习得速度快,消退速度也快些,因此在教新行为时最为有效;间歇强化的反应率高于连续强化而消退率却低于连续强化;比例强化比间隔强化反应速度快;变化的强化程序比固定的强化程序反应速度快;固定强化比变化强化习得速度快,不给强化时消退速度也快。

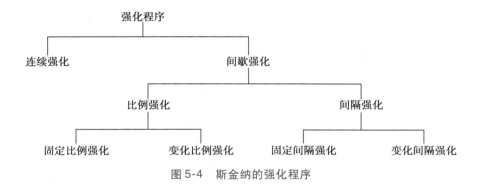

图 5-4　斯金纳的强化程序

（3）塑造与渐退：塑造和渐退是斯金纳根据强化相倚关系设计的促使个体行为变化所采用的两种技术。**塑造**（shaping）是指通过安排特定的强化相倚关系可使个体习得他们行为库中没有的新行为。在教育中，可以通过塑造技术教会个体从事某种行为反应。**渐退**（fading）是指通过有差别的强化使个体学会对类似的刺激做出辨别反应。

（四）行为主义学习理论在护理教育中的应用

行为主义理论注重可观察的行为，强调刺激、反应和强化等在人们行为习得中的作用，因而在很大程度上反映了人类学习的一些规律。在护理教育中，行为主义的学习理论可用于以下方面：

1. 组织目标教学　根据行为主义原理，教学的目的就是提供特定刺激引起学生特定的行为反应。在护理教学过程中，首先要明确学生的起点行为和终点行为。前者为学生开始学习某种知识时已有的知识或技能，后者指经过学习后学生能学习到的知识和技能，并在此基础上制定教学目标，且教学目标越具体、越精确越好。布卢姆的教育目标分类学与行为主义的基本理论观点是一致的（参见第三章第三节）。

2. 形成积极的学习行为　运用经典条件作用学习理论，可以帮助学生避免或消除某些已经形成的有碍于学习的消极条件反射，例如学生不喜欢某一学科的学习，教师可通过反复提供配对的、令学生愉快的刺激，使学生逐步对该学科产生兴趣和积极的学习行为。

3. 正确应用强化理论　强化理论可用于护理教育的许多方面。例如通过对学生良好的学习行为给予表扬、奖励等正强化，使学生继续保持该行为；通过塑造技术，使学生习得诸如关心集体、拾金不昧等良好行为。研究表明，正强化有利于维持学生的自尊，培养学生的自信，使学生感受到学习的充实与快乐。因此，在护理教学过程中，应尽量使用正强化，避免负强化，尤其是惩罚。另外，教师也可利用不同的强化程序，例如定期考核（固定间隔强化）或不定期小测验（变化间隔强化），促进学生持续学习，提高教学的效果。

然而，行为主义理论过于强调学习的外部环境作用，忽略了影响学习的许多内部因素如认知、情感、个性特征等，使得这一学习理论的运用有很大的局限性。

二、认知学习理论及在护理教育中的应用

认知心理学家不满足于行为主义只研究外部事件，认为在个体与环境的相互

笔记

作用上,是个体作用于环境,而不是环境导致人的行为,环境只是提供外在刺激,至于这些刺激是否受到注意并导致行为改变,取决于学习者内部的心理结构。学习的基础是学习者内部心理结构的形成或改组。因此,认知心理学派对学习的研究侧重研究介于刺激与反应之间的心理过程,借外显的行为变化来推测导致这种变化的内在机制或过程。现代认知心理学分为两支,一支为信息加工理论,另一支为认知结构论。它们都强调从可观察的刺激与反应中对内在的认知过程作出推论,而且他们直接关注的是人类的学习。这里着重介绍影响较大的三个认知学习理论:布鲁纳的认知结构学习理论、奥苏伯尔的认知同化学习理论和信息加工学习理论。

(一) 布鲁纳的认知结构学习理论

1. 学科结构　布鲁纳认为学习就是掌握事物的结构,是学习事物是怎样相互联系的。在教学中,务必使学生了解各门学科的基本结构,掌握基本的原理和概念。他从四个方面论述了学习学科基本结构的必要性:①懂得基本原理,有助于学生更容易理解学科知识;②学习普遍的或基本的原理,有助于学生记忆知识;③领会基本原理和概念,有助于学生将所学知识迁移,解决在课外所遇到的问题和事件;④理解学科的基本原理,有助于学生将学科学习不断地深入下去。

2. 类目与编码系统　类目(category)指有关的对象或事件。它可以是一个概念,也可以是一条规则。例如鸟是一个类目,在该类目代表若干性质相似的物体或事件的意义上说,鸟类是一个概念,它表征那些有羽毛、翅膀、双腿和嘴的动物,因而作出都是鸟的推论。布鲁纳进一步认为,人们如果要超越直接的感觉材料,仅仅把感觉材料归类是不够的,还必须将类目加以推理、概括,构成编码系统。所谓**编码系统**(coding system),就是人们对环境信息加以分组和组合的方式(图5-5)。在布鲁纳看来,学习就是类目及其编码系统的形成。是个体能够把同类事物联系起来,并把它们连接成有意义的结构,从而使学生的学习能够超越给定的信息,取得举一反三的效果,同时也有利于学生提取信息。

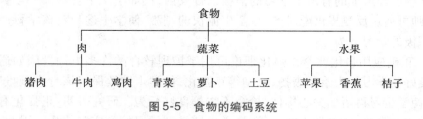

图5-5　食物的编码系统

3. **发现学习**(discovery learning)　指学生在学习情景中,经由自己的探索和寻找获取问题答案的一种学习方式。布鲁纳认为学生在掌握学科的基本结构的同时,还要掌握学习该学科的基本方法,其中发现的方法和发现的态度是最重要的。所谓发现,并不是局限于发现人类未知的事物,还包括用自己的头脑亲自获取知识的一切形式。布鲁纳**发现学习的特征**是:①强调学习过程的探究性:人类认知是一个过程,而不是一种产品。学习的主要目的不是要记住教师讲的或教科书的内容,而是要学生参与建立该学科的知识体系的过程。②强调直觉思维,认为直觉思维是发现学习的前奏,对科学发现活动极为重要。③强调内在动机在学习中的重要性。④强调学习记忆的首要任务不是贮存而是提取。

（1）布鲁纳认为，敢于从事直觉思维者，其心智运作一定较为活跃。他主张学生根据自己的知识和经验，对问题情景先作一番直觉思维，一旦发现解决问题的线索，直觉思维就变成了发现学习的前奏。

（2）学习情景的结构性是有效学习的必要条件：布鲁纳指出，结构是知识构成的基本架构，包含彼此关联的概念。发现学习只有在具有结构性的情景下才会产生。具有结构性的教材，才会使学生理解，才会学后长期保持，不容易遗忘。学生从结构中学到的原理原则，将有助于以后在类似的情景中，产生正向的学习迁移；从结构性知识中学到原理原则后，可以培养学生求知时执简御繁的能力，获取高层次的知识。

（3）探索中发现的正误答案同具回馈价值：与行为学习论强调强化是构成学习的主要条件相反，布鲁纳认为，学生探索性学习后，是否立即获得强化性的回馈，并不十分重要。学生探究问题答案时，从错误调整到正确的认知历程才是最重要的。学生发现错误而自行改正后所产生的回馈作用，远比外在的奖励更有价值。对有效学习而言，"发现自己的错误"与"发现正确答案"同等重要。

（二）奥苏贝尔的认知同化学习理论

奥苏贝尔（Ausubel DP）是认知学派的另一位著名代表。他的学习理论的核心是有意义学习和同化理论（assimilation theory）。

1. 有意义学习　**有意义学习**（meaningful learning）是指符号所代表的新知识与学习者认知结构中已有的先备知识和观念建立起实质性联系的过程。奥苏贝尔认为，学习要有价值，就尽可能要有意义。为此，他区分了接受学习和发现学习、机械学习和有意义学习之间的关系。**接受学习**是指老师将学习的主要内容以定论的形式传授给学生，学生只需对所学内容加以内化，以便将来再现和应用。**发现学习**是由学生自己去发现知识，把发现的知识内化、运用。奥苏贝尔认为，接受学习未必是机械的，教师讲授得法，并不一定会导致学生机械地接受知识；而发现学习也未必都是有意义的。有意义学习必须具备两个先决条件：一是学习者必须具备有意义学习的心向；二是学习内容对学习者具有潜在意义，能够与学生已有的认知结构联系。

2. 同化理论　**同化**（assimilation）指新知识被认知结构中的原有的适当观念吸收，新旧观念发生相互作用，新知识获得心理意义并使原有认知结构发生变化的过程。奥苏贝尔认为同化是有意义学习的心理机制。有意义学习通过新旧知识的相互作用与同化得以发生。新旧知识相互作用的同化模式有以下几种：

（1）**下位学习**（subordinate learning）：指新的学习内容类属于学生认知结构中已有的、包摄面较广的观念，有两种形式：一种是派生下位，指新的学习内容仅仅是学生已有的、包摄面较广的命题中的一个例证，或能从已有的命题中直接派生出来；另一种是相关下位，指新的学习内容属于原有的、具有较高概括性的命题，但可使原有命题得到扩展、精确化或获得新的意义。

（2）**上位学习**（superordinate learning）：当学生学习一种包摄性更广，可以把一系列已有的观念从属于其下的新知识时，新知识便与学生认知结构中已有的观念产生这种上位关系。

笔记

（3）组合学习（combinational learning）：当学习内容与认知结构中已有的概念和知识既不产生下位关系，又不产生上位关系时，就产生组合学习。在组合学习中，由于只能利用一般的内容起固定作用，因此对于它们的学习和记忆都较困难。

（三）信息加工学习理论

信息加工学习理论始于 20 世纪 50 年代初，其核心思想是将学习看成是对信息的加工、储存和需要时提取加以运用的过程。

1. 记忆信息加工模式　许多心理学家从各个角度研究了人类的记忆信息加工过程，其中阿特金森-希弗林的信息加工模式（the Atkinson-Shiffering Model）近年来广受关注（图 5-6）。该模式由三个主要部分构成：感觉登记、短时记忆和长时记忆。

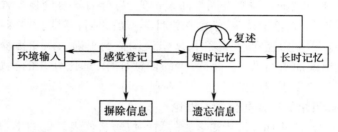

图 5-6　阿特金森-希弗林的信息加工模式

（1）感觉登记（sensory memory）：又称感觉记忆或瞬间记忆，是信息加工的第一步，系个体通过视、听、触、嗅等感觉器官感应到外界刺激时所引起的瞬间记忆，保留 0.25～2 秒。一般而言，感觉器官感应到的各种信息都获得感觉登记，但并非全部登记的信息都得到进一步加工。

（2）短时记忆（short-term memory）：是一种工作记忆，指经过感觉登记后再经注意而在时间上延续到 1 分钟以内的记忆。短时记忆保存时间短暂，信息容量很小，具有运作性。运作性指短时记忆能对来自感觉登记和长时记忆中选择出来的信息进行有意加工。

（3）长时记忆（long-term memory）：是保持信息长久不忘的永久性记忆。特点是：①保留信息的时间长，1 分钟以上，甚至终生；②容量极大，包括个人的全部知识；③信息来源为经过短时记忆加工后的内容；④主要功能是备用，需要时被提取到短时记忆中处理。

2. 记忆过程　记忆（memory）是指个体能较迅速地再认知或回想已习得的信息的心理过程。信息加工理论把记忆分为信息的编码、贮存和提取三个阶段，这三个阶段是相继运行的。

（1）编码（code）：是人脑将感官所接受的信息转换为神经系统能传递、贮存的代码的过程，如把视觉信息转换为言语代码，把听觉信息转换为语义代码等。

（2）贮存（storage）：指信息编码后，一直保持到提取的过程。短时记忆系统处理信息的能力是有限的，为长期保持信息，必须把信息转换到长时记忆中去。

（3）提取（retrieval）：指在需要某信息时，从长时记忆中检索该信息的过程。主要取决于两个因素：一是记忆痕迹的强度，记忆痕迹强度大的信息容易提取。换句话说,熟悉的信息容易提取。二是与提示线索的关系,提示线索与记忆痕迹越接近,提取越有效。

3. 遗忘的特征及原因

(1) 短时记忆的遗忘特征及原因:如果没有复述或重复,短时记忆以迅速遗忘为特征。因为短时记忆系统容量很小,当新信息进入短时记忆系统时,就将原有的信息挤出去了。因此信息替换是短时记忆遗忘的主要原因。其次,记忆痕迹衰退也可能是短时记忆遗忘的原因,因为借助简单重复可以阻止短时记忆的遗忘。

(2) 长时记忆的遗忘特征及原因

1) 长时记忆的特征:一般来说,机械学习的材料表现为迅速遗忘,发现学习、有意义学习的材料则不易遗忘。德国心理学家艾宾浩斯(Ebbinghaus H)以无意义音节为识记材料进行遗忘的实验研究,绘制了人类历史上第一条遗忘曲线,表明了遗忘的规律:遗忘的速度是先快后慢,遗忘的内容是先多后少。此后,许多心理学家验证了艾宾浩斯的研究结果,并进一步表明知识的保持还要受到识记材料的性质、数量、学习方法、理解程度以及识记时主观状态等因素的影响。如里德(Read J)进行的概念遗忘的研究结果表明,在一周之内,学习过的概念基本未遗忘,经过六周遗忘很少,这与无意义识记材料的大量、迅速遗忘形成鲜明的对照(图5-7)。

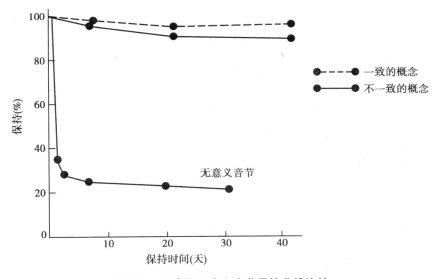

图 5-7　概念和无意义音节保持曲线比较

2) 长时记忆遗忘的原因:解释遗忘的学说主要有四种:

①消退学说(decay theory):这是一种对遗忘原因最古老的解释。认为学习时,信息在人的神经系统内留下痕迹,这些痕迹将随着时间的推移而衰退,最终完全消失。

②干扰学说(interference theory):该理论认为,时间不是导致遗忘的原因,而是由于其他信息进入记忆系统,干扰原有信息,造成提取失败。干扰有两类:先前学习内容对后继学习的干扰,称**前摄干扰**或**前摄抑制**;后继学习内容对先前学习内容的干扰,称**后摄干扰**或**后摄抑制**。不论哪种情况,先后学习的内容越相似,干扰的

程度就越大。

③同化学说(assimilation theory):奥苏伯尔认为干扰理论只能解释机械学习的保持和遗忘。他通过大量实验证明,在真正的有意义的学习中,前后相继的学习是相互促进的,后继学习是建立在先前学习的基础上,对先前学习的补充、扩展,在这个过程中,遗忘同样是存在的,但这是一种积极遗忘,是人脑为减轻记忆负担,对知识加以组织简化的过程中,用概括水平高的概念代替概括水平低的概念,提高了知识的概括性和适用性。但如果原有的知识不巩固或新旧知识辨析不清,新知识会向原有的具体、稳定的知识还原,导致知识的真正丧失。

④动机遗忘学说(theory of motivated forgetting):这种学说认为,动机因素决定人们将记住什么,遗忘什么。个体认为重要的信息,常被牢记;被认为无意义的信息,则容易遗忘。

(四) 认知学习理论在护理教育中的应用

1. 布鲁纳的学习理论在护理教育中的应用

(1) 重视学习的过程,而不是学习的结果:任何教师都不会对学习的结果抱漠然的态度,但是取得优良成绩的方法对学生的心智成长十分重要。好的护理教育应重视教学过程的设计,帮助学生在学习学科知识的过程中掌握学习方法,学会自己发现知识。

(2) 重视学习基本的原理,而不是具体的知识:护理教师应认识到帮助学生掌握具体的护理学知识并不是护理教学的最终目的,使学生通过学习具体知识把握护理学科的基本原理和学科框架,从而将所学的护理学原理有效地运用于各种护理实践,才是现代护理教学的根本目的。

(3) 重视学习的内部动机,而不是外部动机:护理教师应注意培养学生对学习护理学知识的兴趣,通过发现学习的方法,挖掘学生的智慧潜力,帮助学生建立新发现的自信心,激发学习的内部动机,使之主动参与探究学习活动,培养学生独立学习和工作的能力,使他们在离开学校后,仍保持旺盛的求知欲与不懈的探究精神。

2. 奥苏贝尔的学习理论在护理教育中的应用　按奥苏贝尔学习理论要义,只有学习材料能配合学生既有的认知结构时,学习才会有意义,而有意义的学习才是有效的学习。因此,在护理教学过程中,应按照学科逻辑结构编制课程,重视对教学内容的组织与呈现方式,遵循逐渐分化和整合协调的原则,尽量展现教学内容的内在逻辑性和相互关联性。要正确评估学生已有的知识水平,建立新旧知识结合的桥梁,促进新旧知识的相互同化,促使学生的认知结构逐渐分化,提高知识的保持率。

3. 信息加工学习理论在护理教育中的应用　根据信息加工学习理论,注意、发展记忆策略、精细复述可帮助学生从感觉登记转入短时记忆,再进入长时记忆。因此,在护理教学过程中,应采用有效的教学策略,如生动的临床案例、富有感染力的讲解、直观鲜明的教具和教学媒体等,吸引和保持学生的注意力。并应教授学生一些诸如"信息组块"技术,帮助学生寻求和发展最适合他自己的记忆策略。另外,由于短时记忆加工、保持信息的能力有限,因而不能一味要求学生短期掌握大量信息,而应留给他们时间和精力思考、加工信息,促使信息转换,配以定期强化复习帮助学生巩固、记忆知识。

三、社会学习理论及在护理教育中的应用

社会学习（social learning）又称观察学习或替代性学习，是指通过观察环境中他人的行为以及行为结果来进行学习。美国心理学家班杜拉（Bandura A）是这一理论的创始人。他通过一系列研究后指出，人的思想、情感和行为，不仅受直接经验影响，而且还通过观察别人的行为表现及其后果进行学习。

（一）观察学习理论

1. 观察学习的特点　班杜拉的一个典型试验是让儿童观看成人对玩具娃娃又打又踢的影片之后，他们单独玩同一玩偶时，表现出比没有看过上述影片的儿童更多的虐待玩偶的攻击性行为。据此，班杜拉总结出观察学习的四个特点：

（1）观察学习不一定具有外显行为反应：学习者可以通过观察他人的示范行为，学会被示范的行为。

（2）观察学习不依赖直接强化：观察者观察别人行为就能学习到相应行为，无须亲自体验强化。

（3）观察学习具有认知性：个体通过观察他人行为就能学到复杂的反应，这种学习无疑具有认知性，是认知过程。

（4）观察学习不同于模仿：模仿仅是学习者对他人行为的简单复制，而观察学习时，学习者从他人的行为及其后果中获得信息后，可经过自我矫正的调整，抽象出超越所观察到行为之上的规则，并通过对这些规则的组合，创造全新的行为。

从上述特点中可以归纳出观察学习的三种基本类型：直接观察学习、抽象性观察学习和创造性观察学习。

2. 观察学习过程　班杜拉将观察学习划分为注意、保持、动作再现和动机四个过程（图5-8）。

（1）注意过程：是对榜样的知觉过程，决定了学习者在大量的示范事件面前观察什么、知觉什么和选取什么，它调节观察者对示范活动的探索和知觉。影响学习者注意的因素可分为两大类：示范事件的特性和观察者自身的特点。

（2）保持过程：是对示范信息的储存过程。此阶段，学习者把观察到的榜样

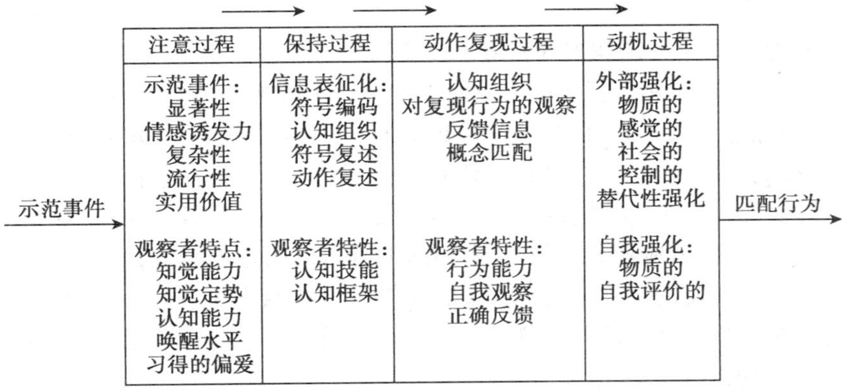

注意过程	保持过程	动作复现过程	动机过程
示范事件： 显著性 情感诱发力 复杂性 流行性 实用价值	信息表征化： 符号编码 认知组织 符号复述 动作复述	认知组织 对复现行为的观察 反馈信息 概念匹配	外部强化： 物质的 感觉的 社会的 控制的 替代性强化
观察者特点： 知觉能力 知觉定势 认知能力 唤醒水平 习得的偏爱	观察者特性： 认知技能 认知框架	观察者特性： 行为能力 自我观察 正确反馈	自我强化： 物质的 自我评价的

示范事件 →　　　　　　　　　　　　　　　　　　　　　　　→ 匹配行为

图5-8　观察学习的过程

行为转换成表征性映象或表征性的言语符号保持在记忆中,形成示范事件的内部形象,这些记忆代码在日后就能指导操作。演练是示范行为长久保持的重要方式。

（3）动作复现过程：即观察者把表征化的示范信息转化成自己行为的过程。这一过程以内部形象为指导,把原有的行为成分组合成新的反应模式。观察者要重现示范动作,形成熟练的运动技能,必须通过练习和自我观察、自我矫正。

（4）动机过程：观察者是否表现观察习得的行为,受个体动机变量的控制。个体呈现习得行为的动机受三种强化影响：一是**外部强化**,即榜样行为是否导致有价值的结果,如物质奖励、精神奖励等；二是**替代性强化**,即看到他人表现示范者行为后获得积极效果；三是**自我强化**,即学习者根据自己的标准,通过自我反省、自我奖惩等形式调节自己的行为。

3. 观察学习的影响因素

（1）榜样特点：①相似性：榜样与观察者越相似,观察者越容易学习榜样的行为,触发仿效动机；②地位与声誉：榜样的地位越高,声誉越好,越具有权威性,越能引起观察者注意并保持这些榜样的行为；③能力水平：榜样所表现的能力水平要接近观察者,太低对观察者没有吸引力,太高又可能使观察者望而却步；④人格魅力：观察者更愿意模仿具有人格魅力的榜样行为,榜样热情的态度,有教养的举止,对于吸引观察者的注意有重要影响。

（2）观察者特点：对自己的行为反应恰当与否不确定的观察者,依赖性较强的观察者更会注意、模仿榜样的示范行为。观察学习也受观察者的动机影响,与观察者自我判断相符合的行为容易被模仿。此外,观察学习也受个体的认知水平影响,注意、保持、运动再现和动机任何一个阶段发生认知不协调,都可阻碍观察学习的顺利进行。

（3）榜样显示的特点：①真实的示范：真实榜样的行为操作,更生动有趣,更容易引起并保持观察者的注意；②符号性示范：指通过传媒如图片、幻灯、电影、录像等显示榜样。该类榜样可供观察时反复使用,但生动性不如真实示范；③内隐的示范：指要求学习者想象某种榜样行为进行观察学习；④创造性示范：指人们把不同榜样的各个方面组合成一个新的示范榜样,观察者可通过示范学到带有创新性的行为模式。

（二）社会学习理论在护理教育中的应用

社会学习理论可用于指导护理学专业的各种示范教学,如操作示教、观摩教学等。该学习理论启示我们：在帮助学生形成积极的学科态度、高尚的职业情操、娴熟的专业技能方面,观察学习具有独到的功能价值。无论是在学校教育中,还是在临床见习、实习过程中,护理教师都自然而然地成为学生观察、学习的专业角色榜样。护理教育工作者应充分意识到这一点,明确自己的角色定位,运用观察学习理论,为学生创造优良的观察学习环境,如提供各种符合职业操守与规范的角色榜样,帮助学生逐步建立正确的学科价值取向和积极的学科情感与态度,形成良好的专业角色行为模式。

四、人本主义学习理论及在护理教育中的应用

人本主义心理学是 20 世纪 60 年代兴起的一个心理学流派。与行为主义心理学和认知心理学相比,人本主义学习理论有两点独特之处:其一,它不是从验证性研究中得到原则后形成的推论,而多半是根据经验原则所提出的观点与建议;其二,它不是限于对片段行为的解释,而是扩展到对学习者整个成长经历的解释。该流派学习理论的核心代表人物是罗杰斯(Rogers CR)。

(一) 人本主义学习理论

1. 以学生为中心的教育理念 罗杰斯**以学生为中心的教育理念**(student-centered education)认为,学生是教育的中心,学校为学生而设立,教师为学生而教学;并强调学生是学习活动的主体,要求教师必须尊重学生,重视学生的意愿、情感、需要和价值观,相信每个学生都能自己教育自己,具有自我发展、自我实现的潜能。教育的根本目的在于调动学生的主观能动性,充分挖掘其发展潜能。

2. 自由为基础的学习 罗杰斯在《自由学习》(Freedom to learn)一书中提出了**自由学习的十大原则**:

(1) 人类具有天赋的学习潜能:每个人都具有学习、发现知识和经验的潜能和愿望。只要建立起良好的师生关系,形成情感融洽、气氛和谐的学习情景,这些潜能和愿望就能释放出来。

(2) 学习内容有意义且符合学生学习目的和发展需求,才会产生有效学习:学习内容是否有意义,不在学习内容本身,而在学生对学习内容的知觉(看法)。当学生认识到学习内容与自己的人生追求有关,能满足他的好奇心,提高他的自尊感,他自然乐于学习,且学习效率会提高,效果得到保障。

(3) 涉及改变自我的学习具有威胁性,容易受到抵制:当学生认为学习威胁到他的自我概念和他个人所持的价值观时,常会采取防御态势。

(4) 当外部威胁降到最低限度时,学生比较容易同化威胁自我的学习内容:学习氛围对学生的学习有很大影响。当具有某种学习能力缺陷的学生处于一种相互理解、相互支持、相互尊重,没有压力和威胁的环境中,才会愿意接受提高这种学习能力的训练,从而逐步提高该学习能力。

(5) 当对自我威胁很小时,学生会用一种辨别的方式来学习:当学生处于有安全感的环境中,他就能以一种辨别的方式去学习相似而根本不同的事物,发现它们之间的差异,从而获得学习的进展。

(6) 大多数有意义的学习是从做中学的:促进学习的最有效方式之一就是让学生直面和体验各种实际问题,在做中学。

(7) 当学生负责任地参与学习过程时,就会促进学习:当学生自己选择学习方向,参与发现自己的学习资源,决定自己的行动路线,自己承担选择的后果时,就会积极主动地从事有意义的学习。

(8) 涉及学习者整个人的自我发起的学习,是最持久、最深刻的:罗杰斯反复强调,学习不应该只发生在"颈部以上",而应全身心地投入(包括情感与理智),才会对学生发生深刻的影响,才会产生创造性学习和坚持持久性学习。

（9）当学生以自我批判与自我评价为主要依据,就会促进独立性、创造性和自主性学习:创造性才能只有在自由的氛围中才会生长。如果要想让学生成为独立自主的人,就要为他们提供自我判断、自我评价的机会,让他们得出自己的结论,选择适合自己的准则。

（10）在现代社会中最有用的学习是了解学习过程,对经验始终持开放的态度,并把它们结合进自己的变化过程中去:要在现代不断变化的社会中生存下去,个体就必须顺应变化,采用新的、富有挑战性的学习方式。学校也应根据社会的变化调整教育方向,除教给学生知识外,应尽量使学校教育社会化,使学生在自由学习活动中充分认识自我,了解社会,多方面发展兴趣和能力,为适应未来社会作好准备。

根据以上原则,罗杰斯提出了若干促进学生自由学习的方法,如构建真实的问题情境、提供学习资源、使用合约、同伴教学、小组教学、探究训练、程序教学和自我评价等。

（二）人本主义学习理论在护理教育中的应用

人本主义学习理论观点与当今提出的素质教育、创新教育是不谋而合的。该理论可以帮助护理学专业教师发展以学生为中心的教育观念,认识到不管我们怎样教学生,都是具有独特个性的人在学习。教育者应视学生为学习的主体,尊重他们的意愿、情感、需求和价值观,相信他们都能自己教育自己,发挥自我潜能,并最终达到自我实现。同时,提醒护理学专业教师在日常教育教学工作中,扮演好学习的促进者、鼓励者、指导者角色,要为学生提供丰富的学习资源,建立良好的师生关系,创建和谐的学习氛围,帮助学生学会学习,引导学生从事创造性学习活动。人本主义学习理论的另一个特殊用途是使用学习合同和开展以问题为基础的教学,为学生提供主动探索、对自己学习负责的机会。

学习助手

合同学习(contract learning)

也称契约学习,由美国成人教育家诺尔斯(Knowles M)在综合独立研究、个别化教学、自我导向式学习以及终身学习等理论的基础上提出的,是一种以学习合同为载体的教育组织形式和教学方法。学习合同由师生双方在平等、协商的基础上签订,它规定了学生学习的内容、目标、达到目标的方法与策略、学习活动进行的时间、完成活动的证据及综合考评的标准等,对学生的学习有指导、提醒、强制等作用,目的在于培养学生学习的责任感,增强自我学习的信心,是个性化教学的重要手段。

资料来源: Neal R. Berte. Individualizing education through contract learning. University of Alabama Press,1975.

五、建构主义学习理论及在护理教育中的应用

建构主义(constructivism)是学习理论继行为主义到认知主义以后的进一步发展。20世纪对建构主义思想发展作出重要贡献并应用于课堂和学习的当首推杜威、皮亚杰(Piaget J)、布鲁纳和维果茨基。

该理论认为学习是学习者主动建构内部心理表征的过程,它不仅包括结构性的知识,也包括非结构性的经验背景。学习的过程包含两方面的建构:对新信息的意义的建构和对原有经验的改造与重组。由于学习者是以自己的方式建构对事物的理解,从而不同的人看到的是事物的不同方面,不存在唯一的、标准的理解。因此合作学习可丰富学习者的视角,使对事物的理解更加丰富和全面。

(一)建构主义学习理论

1. **建构主义学习的核心特征** 根据建构主义者对学习的基本解释,将各派有关建构主义学习的研究加以概括,可得出建构主义学习的核心特征:

(1) 积极学习:学习应该是积极的,因为当学生为了用有意义的方式学习教材而对输入的信息进行加工时,他们必须主动参与,努力思考,调动学习的主观能动性。

(2) 建构性学习:学习是建构性的,因为在学习过程中,学习者必须对新信息进行加工并将其与其他信息关联,以便在保持简单信息的同时,理解复杂信息。

(3) 累积性学习:学习是累积性的,因为建构性学习中一切新的学习都是以决定学什么、学多少和怎样学的方式建立在先前学习的基础上;或在某种程度上利用以往的学习,但这不是知识简单的叠加,而是对原有知识的深化、突破、超越或质变。

(4) 目标指引的学习:建构主义学习是目标定向的,因为只有学习者清晰地认识到自己的学习目标并形成与获得所希望的成果相应的预期时,学习才可能成功。而真正的学习目标产生于学习过程的内部,产生于学习者与教师、教学内容、学习环境的相互作用之中。

(5) 诊断性学习和反思性学习:在建构主义学习中,学习者必须自我监控、自我测试,以诊断和判断自己在学习中所追求的是否是自己设置的目标,这种建构主义学习评价的目的在于更好地根据学习者的需要和不断变化的情况修改、提炼学习策略,使学习者不断进步。

建构主义学习并不一定同时具备以上所有特征。此外一个学习者也不可能自始至终都在进行建构,他们有时也需要关注一些具体问题的细节,做些整理知识的工作。

2. **建构主义学习环境的特征** 建构主义者认为,学习环境是学习者自由探索和自主学习的场所,是支持和促进学习者学习的场所。德里斯克(Driscoll MP)提出建构主义学习环境应该是:

(1) 提供并进入真实活动的复杂学习环境:即教师应在教学中创设尽可能接近真实的任务,发展学生解决真实环境中实际问题的技能。

(2) 提供社会协商作为学习不可分割的组成部分:即支持学习中的合作与交往,而不是竞争。学习中的合作与交往有助于学生多角度看待知识和信息,促进学

习的广泛迁移。

（3）并置教学内容,使学习者多角度探究学习:即强调为学生创设丰富信息和多重观点的学习环境,给学生留出广阔的建构空间,让他们针对具体情境采用适当策略探索和整合知识,以形成自己对意义的建构。

（4）以学生为中心的教学:建构主义者认为学生是知识的积极探求者和建构者,因此教学应以学生为中心,让学生积极参与决定学习的需要和实现学习需要的方式,而教师的作用应从信息的提供者变为指导者和学习任务或问题的展现者。

（二）建构主义学习理论在护理教育中的应用

建构主义学习理论对建构性学习核心特征的剖析,可帮助护理学专业教师发展新型学习观和形成以学生为中心的教育观,立足于促进学生建构能力的发展,重视师生之间、学生之间的相互作用;并通过优化教学设计,努力为学生创设建构性学习环境,促使学生从事建构性学习与评价活动,帮助护理学专业学生不断开发自身学习潜能,获得持续发展。总之,建构主义学习理论给我们最大的启示是:护理教学不仅要教会学生具体的学习方法,更要教会学生探索、认识、发现世界的方式,这是护理教学应矢志追求的理想目标。

第二节　学习的分类与教学

学习是一种极为复杂的现象,人类在其一生中要学习许多不同的东西,而学习的结果差异巨大。能否在大量不同的学习例证中找到某些共同的基础,从而归纳出不同的学习规律,以作为教师制定教学目标,分析教学策略,选择教学方法的依据,使得学有规律,教有定则,这就是西方许多教育心理学家进行学习分类研究的动因。

一、学习的分类

心理学家们根据不同目的和标准对学习进行了分类。其中以著名的教育心理学家加涅(Gagne RM)的**学习分类理论**(types of learning outcomes)应用最为广泛。

20世纪60年代,加涅开始了对学习分类的研究,在他的研究成果《学习的条件和教学论》一书中,他根据学习结果将学习分为五类:言语信息、智慧技能、认知策略、动作技能和态度(表5-1)。

（一）言语信息

言语信息(verbal information)指能用言语(或语言)表达的知识,是回答世界是什么的知识。其中又分三小类:①符号记忆,如人名、地名、外语单词,如知道O_2代表氧气;②事实的知识,如知道"现代护理学的创始人是南丁格尔";③有组织的整体知识,如人体力学中有关平衡与稳定的知识。言语信息学习对学生的能力要求主要是记忆。在护理教学中应注意研究如何使学生获得大量言语信息,如何牢固保持这些信息,防止遗忘。

（二）智慧技能

智慧技能(intellectual skills),是指人们运用概念和规则办事的能力。智慧技能又分5种类型:辨别、具体概念、定义性概念、规则和高级规则。它们是护理院校

表 5-1　加涅的学习结果分类

分　类	举　例
1. 言语信息	说出南丁格尔生于哪一年
2. 智慧技能	
（1）辨别	指出湿热消毒与干热消毒的区别
（2）具体概念	识别人体解剖学方位关系的内侧和外侧
（3）定义性概念	使用定义给"休克"分类
（4）规则	说明氧流量和氧浓度之间的换算关系
（5）高级规则	运用氧浓度和氧流量换算法，为某呼吸衰竭患者提供适宜的氧气吸入量
3. 认知策略	运用系统思维和系统方法解释一个临床护理问题
4. 动作技能	静脉注射、导尿
5. 态度学习	视病人如亲人

最基本、最普遍的教育内容。对学生的能力要求是理解和运用规则的能力。

（三）认知策略

认知策略（cognitive strategies）是指运用一些学习、记忆、思维的规则来调节和控制人的认知行为和认知过程，并提高认知效率的能力。包括对自己的注意、学习、记忆和思维方式的选择和修正。如学生采用了一种新的读书方法，提高了阅读的效果。认知策略和智慧技能往往是同一学习过程的两个方面，学生在学习智慧技能的同时，也形成了自己特有的认知策略。

（四）动作技能

动作技能（motor skills）是指通过练习所习得的、按一定规则协调自己身体运动的能力。它的显著特征是只有经过长期不断地学习，才能日益精确和连贯；只有当学生不仅能够完成某种规定的动作，而且这些动作已组合成为一个连贯、精确，并在限定时间内完成的完整动作时，才可以说他已获得了这种技能。

（五）态度

态度（attitudes）是指通过学习形成的影响个体对人、物或事等进行反应的心理倾向。如学校通过举办民族音乐节，使一些原先只喜欢听摇滚乐的同学开始喜欢欣赏民乐了。态度是通过与外界的人、物、事相互作用的一系列结果习得的，而且往往是非计划地附带习得的。态度一般需经过相当长时期才能逐步形成或改变。

二、言语信息的教学

（一）言语信息学习的条件

1. 内部条件

（1）已有的有组织的知识：在学习新的言语信息时，学习者头脑中必须具备一些早已习得的、以某种方式相互联系的信息，即认知结构图式。它可为新信息的学习提供联结点，使之较容易地被纳入学习者的认知结构中。

（2）编码策略：信息编码一旦完成，其实质就是孤立的信息在学生头脑中形成了有一定组织结构的网络形式的知识，其最重要的功能是使习得的新信息容易记忆,容易提取,并可迁移到学习者以后所遇到的各种情境中。

2. 外部条件

(1) 提供有意义的情境:将新学习的言语信息置于有意义的情境中是最适宜言语信息学习的条件。例如利用先行组织者或在信息呈现前后引入问题,可将学习者的注意引入要学习的信息类型上,并与学习者已有的知识相联系。

(2) 增加线索的区别性:言语信息的学习有时会被后来学习的其他新信息所干扰。因此在学习两组相似的学习材料时,应尽可能地提高可引起学习者回忆知识的线索的区别性,比如可以将要习得的信息采取对比表格或图解的形式来组织,也可采取不同色彩、形状、式样等物理线索,以增加信息的区别。

(3) 重复:言语信息项目的练习可构成对已习得和贮存的信息的复习,为学习者今后的提取提供清晰的线索。

(二) 言语信息的保持策略

由言语信息学习的内、外部条件可知,言语信息学习的难点不在于理解而在于保持。因为它们的遗忘速度快,而且遗忘率高。在这类知识的教学中,教师指导学生的学习与记忆的策略或方法,培养学生良好的学习、记忆习惯十分重要。

1. 改进教学的策略

(1) 明确识记目的和任务:有意识记的保持优于无意识记,而进行有意识记的前提条件是确定识记的目的、任务。目的与任务愈明确、具体,学生愈能将注意力集中于应识记的内容上,记忆效果也就愈好。因此,护理学教师在教学中,应向学生提出具体的识记任务与要求。

(2) 复述要记忆的材料:复述是为了保持信息而对信息进行多次重复的过程。要达到提高记忆效率的目的,宜采用复述与结果检验相结合的方法,在复述的同时,做摘要、画线或其他符号注释,也有助于学生思考信息的内容。

(3) 记学习笔记:笔记有助于指引学习者的注意,发现知识的内在联系和建立新旧知识的连接。为培养学生记笔记的良好习惯,教师讲课时应注意:①讲课速度不宜过快;②重复比较复杂的材料;③把重点写在黑板上;④为学生提供一套完整和便于复习的笔记;⑤为学生记笔记提供结构上的帮助,如列出标题、表明知识的层次。

(4) 适量、有效地组织学习材料:在一般情况下,学习材料的数量与保持的百分率成反比。所以学习材料的量应适当,应在原有的知识较为巩固后,再引入新知识。信息量过大,不仅使记忆的困难程度剧增,而且会引发学习者的消极态度。

从学习材料的意义上看,有意义材料比无意义材料容易记忆,保持也持久。因此,护理学教师在教学时,要认真分析学习材料,从意义上、结构上给予组织、加工。例如加强新旧知识的联接,赋予抽象概念以具体的感性知识经验;将信息归类,使之系统化;对要记忆的材料补充细节或例子,为学生提取信息提供线索;归纳出相似知识的特征性区别线索,以避免信息之间的相互干扰等。

(5) 促使学生积极、独立地进行学习活动:实验研究表明,与机械记住答案的被试相比,通过自己发现和习得的内容保持时间长,且易迁移。因此,在护理教学中,教师要努力创造条件,给学生积极、独立地参与教学活动的机会,以获取良好的识记效果。

（6）适当的过度学习：**过度学习**（overlearning），又称过量学习，指达到掌握标准以后的继续学习。研究表明，如果学习某些需要长期保持的材料，适当的过度学习是必要的。过度学习的量应是达到掌握标准学习量，再增加50%为宜。量不足，不足以阻止遗忘，而太过量又可能引起厌烦情绪。青少年学生一般不懂这个道理，他们往往刚达到掌握标准就停止学习，再增加学习时间就会感到厌烦。护理学教师应根据学生这一特点，采取多种学习形式，做到既保证适量过度学习，又不使学生感到单调、厌烦。

（7）运用记忆术：**记忆术**（mnemonics）是指给本来无意义的材料人为地赋予某种意义或利用谐音等以帮助记忆的方法。这类方法在机械性程度较高的言语信息的学习中是很有效的。

2. 合理安排复习的策略　在获取新的言语信息后和在它被遗忘前，安排适当的练习和复习是必不可少的。有效的复习不仅可以防止记忆痕迹消退而产生的遗忘，并能使已有的知识不断分化和综合贯通，从而延长保持期。

（1）及时复习：对机械性程度较高的学习材料，学习后应及时复习，可收到事半功倍的效果。但复习不是一次就一劳永逸的，要经常进行复习、巩固工作。复习时间分布应合理，一般初次复习时间多于以后各次复习时间，两次复习时间的间隔可逐渐延长。

（2）循序复习：应根据学习材料的内容及排列顺序安排复习。但应注意，两种相似的学习材料尽量不要安排在一起复习，对较长的学习材料进行复习时，要考虑前摄干扰与后摄干扰的影响，对中间部分应给予重点注意。

（3）多样化复习：护理学教师应根据复习材料内在的联系，采取归类、概括、编制提纲、列出图表等多种形式进行复习，使学生在复习时将看、写、记配合起来，以提高知识的保持效果。在复习时间上多采用分散复习，既可避免学生疲劳，又可减少前摄抑制与后摄抑制。

3. 正确检查知识，促进学生进行有意义的学习　检查知识应能促进学生进行有意义的学习，包括加强学生有意义学习的心向和运用有意义学习的方法，因此，护理学教师在测验命题时，应着重测量学生融会贯通的理解与运用教材知识体系的能力。

4. 培养学生良好的记忆品质　包括识记的敏捷性、记忆的持久性、精确性及准备性，这些对学生从事学习活动和未来的护理职业活动都是具有重要意义的。护理学教师应根据记忆规律，指导学生运用科学的记忆方法，学会有效记忆；指导学生养成对学习材料概括加工，使之系统化、概括化的良好习惯；鼓励学生参加护理实践活动，在活动中应用所学知识。

以上保持知识的策略也同样适用于智慧技能的学习。

三、智慧技能的教学

智慧技能的教学可以概括为概念、规则的获得及在新情境中的运用，后者是智慧技能的最高习得水平。由于概念、规则也可以看成是广义的知识，因此，智慧技能的形成也就是知识的掌握。

笔记

（一）概念和规则的界说

1. 概念　概念一词在日常生活中用得很广泛,但至今尚无一个令大家满意的定义。奥苏贝尔把**概念**（concept）定义为:符号所代表的具有共同标准属性的对象、事件、情境或性质。概念一般用词来表示,由四个方面组成:

（1）概念名称:如休克、灭菌等。

（2）概念属性:指概念的关键特征、本质属性。例如"传染病"这个概念的本质属性是具有传染性和流行性等。

（3）概念定义:是对概念所代表的同类事物本质属性的概括。如"发热"的定义是:体温上升超过正常值的 0.5℃时,称发热。

（4）概念例证:即概念所代表的同类事物。例如"肠道传染病"这个概念的例证是伤寒、痢疾等。凡符合概念关键特征的例子,称概念的正例;凡不符合概念关键特征的例子,称概念的反例。

2. 规则　**规则**（rule）是公式、定律、法则和原理的总称,一般用句子来表达,如"进行无菌操作前要洗手"表达了一条灭菌技术规则。规则也有例证,但不是一类事物的例证,而是几类事物的关系的例证。掌握规则,实质上就是能用大量例证说明规则所反映的关系,或者能运用规则在其适用的不同情境中办事。

（二）**概念和规则的教学形式**

1. 概念的教学形式

（1）**概念形成**（concept formation）:即通过辨别正反例子的特征,提出假设并通过教师的肯定或否定,归纳出一类事物的共同属性,从而获得概念的方式。

（2）**概念同化**（concept assimilation）:是指通过直接下定义的方式来揭示某类事物的本质特征,从而获得概念的方式。

2. 规则教学的形式

（1）**例规法**（eg-rule method）:指先呈现规则的若干例证,让学生从例证中概括出一般规则的教学方法。

（2）**规例法**（rule-eg method）:指先呈现要学习的规则,然后用实例说明规则的教学方法。这种教学方法的最重要条件是学生已经掌握了构成规则的概念。

（三）**影响概念和规则教学的因素**

1. 学生的年龄、经验和智力　学生获得概念和规则的能力随着年龄和经验的增长而提高。有人曾经分析了学习概念的分数与经验和智力的相关,发现经验与概念测分的相关高于智力与概念测分的相关。这说明学生若缺乏相应的实际生活经验,则不易理解概念。

2. 认知策略　在概念形成过程中,学习者所采取的认知策略对发现概念的关键特征十分重要。

3. 学习内容的难度　实验研究表明:具体概念比抽象概念容易学;特征明显、易下定义的概念比特征不明显、难下定义的概念容易学;新学的概念规则与学习者认知结构中原有的概念规则是类属关系的容易学,而呈并列关系的较难学。

（四）**概念和规则的有效教学策略**

1. 突出有关特征,控制无关特征　概念的关键特征越明显,学习越容易;无关特征越多,越明显,学习越困难。护理概念教学中应注意运用直观手段,突出所教内容的关键特征。

2. 运用正例与反例 概念和规则的正例传递了最符合概念定义的特征、最能概括规则信息的例子。在护理概念、规则的教学中,最好同时呈现若干正例,以便使学生真正掌握概念或规则;另外,也应举些反例,反例对加深概念与规则的本质认识起着重要作用。如在讲昏迷概念时,可用晕厥作反例。

3. 运用变式 变式指概念的正例在无关特征方面的变化。例如在讲解正常心电图这一概念所涵盖的范围时,有许多无关特征方面变异的变式。通过变式,可使学生获得的概念更精确、稳定、易于迁移。

4. 揭示概念间的相互关系 任何学科理论都是一个概念与规则的体系,学科之间也有许多相关概念。护理学教师要善于把相关的概念、规则归纳出来,引导学生横向比较、新旧知识衔接、不同学科知识融会贯通。

5. 给学生反应与运用的机会 在教学中,请学生提供有关概念与规则的例证,是一种有效的方法,既可以了解学生掌握概念和规则的水平,又提供给学生应用概念、规则的机会。

四、认知策略的教学

护理教学不仅要使学生获取知识,形成智慧技能,而且还要培养学生解决问题和创造的能力。学会如何学习、解决问题和创造能力的核心就是认知策略的获得与改进。

(一) 认知策略教学的特殊性

1. 学习的内隐性 认知策略是对内调控的技能,无法从外部直接观察到。因而难以通过直观演示的方法教给学生。

2. 学习的概括性 认知策略涉及概念、规则概括性高,应用时有很大的灵活性,因而不可能通过短时期的教学与训练就能收到显效,必须经过长期、反复的练习与运用。

3. 学习的制约性 认知策略的学习和应用受到个体认知发展水平的制约。例如当儿童尚未形成事物类别的概念,他们就不可能用将事物分类这种策略来帮助记忆。

认知策略的学习和运用还受到个体自我认知发展水平的制约。人的认知发展的自然顺序是先认识外部世界,再认识自身。这种个体对自己认知过程与结果的意识称**反省认知**(metacognition)或称元认知。策略性知识学习的最高水平,是学习者不仅能在训练过的情境中应用某种认知策略,而且能把习得的策略应用于未训练过的情境中。这就需要学习者必须清晰地意识到所学的策略是什么(what),适用的范围(where)以及怎样(how)和什么时候(when)应用。这就意味着认知策略的习得不仅包括具体的方法和技术,还要学会监控自己的策略执行情况,了解不同策略适用的条件或情境。

(二) 认知策略的种类

1. 注意中的认知策略 在教学过程中,学生的注意是学习与记忆产生的前提。通过在学习材料中附加问题,以激发学生的注意。心理学实验研究表明,从问题的位置对学习效果来看,先提出问题而后学习材料组,有意学习成绩好;先学习材料而后提出问题组,偶然学习成绩好(图5-9)。这说明,学习前提出问题使学习者的注意局限于与问题有关的内容。从问题的类别对学习效果影响看,若问题涉及学习材料的基本结构,学习者就注意材料的主要内容;若问题涉及材料的细节,则学习者就注意材料中的细节。

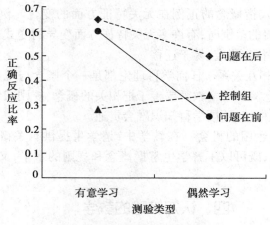

图 5-9　问题位置对学习的影响

2. 编码与组织中的认知策略　学生获取的知识信息要在记忆中保持,最重要的策略是将分散的、孤立的知识集合成一个整体并表示出它们之间的关系。通常采用的方法有:列提纲,用简要的词语表明材料中信息的逻辑关系、主次关系等;利用图示,如系统结构图、流程图等,将复杂的信息整理成一个有层次的结构或一定顺序的结构。

3. 提取中的认知策略　是有助于记忆知识的一些策略和方法,包括使用类目归类的方法记住特定的信息;运用复述和对遗漏项目的有意重新学习,以及各种类型的记忆术等。

4. 问题解决中的认知策略

（1）解决问题的过程:许多心理学家从不同角度,用不同方法探索解决问题的过程模式。1910 年杜威曾提出解决问题的五步模式,依次为:暗示-问题-假设-判断推理-试证。在现实中,不少问题的解决都表现出上述的五步。奥苏贝尔于1978 年提出的模式,是呈现问题情境命题-明确问题的目标与条件-填补空隙过程-解答之后的检验。这一模式表述了解决问题的一般阶段,并提出原有认知结构中各种成分在过程中的不同作用,为培养解决问题的能力指明了方向。

1985 年斯里夫(Slife BD)和库克(Cook RE)两位心理学家根据差生解决问题的困难及其克服的研究提出解决问题的模式为:认清问题-分析问题-考虑选择不同答案-选择最佳答案-评价结果。他们认为在有效解决大部分问题时,每个人都需要经过这些步骤,因此该模式具有普遍性意义。

（2）问题解决的一般策略:心理学家怀特和维特罗克（White RT & Wittrock MC）在进行问题解决的认知策略研究时,发现存在一些**可用于多种问题解决的一般性策略**:①探寻深层含义的策略,避免受问题表层意义的误导;②采取局部目标的策略,即将问题分解为若干部分,使用逐步"爬山式"的方法;③灵活探索的策略,即转换多种方法解决同一问题;④部分综合的策略,即问题解决者须将各个问题部分最后综合成一个整体。

5. 思维认知策略 事实上当学生学习解决新问题时,他不仅是学习解决问题的规则和方法,而且要学习控制自身思维过程的方法,包括如何寻找问题的有关特征,怎样将先前尝试过的方法保持在头脑中,怎样权衡假设的可能性等。这些自我控制能力就是**思维认知策略**。

美国心理学家克拉奇菲尔德(Crutchfield RS)、科温特(Covington MV)提出了一种称作"创造性思维计划"的系统教学计划。在这个计划中运用的思维策略包括:①生产新的与众不同的观点(发散思维);②避免过早判断;③打破心理定势,以不同的方式看问题;④阐明问题的实质;⑤注意有关的事实及问题的条件。

学习助手

功能固着实验

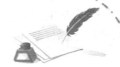

功能固着指一个人看到某个物品有一种惯常的用途后,就很难看出它的其他用途。德国心理学家东克尔(Duncker)让被试者想办法在一块垂直的木板上放置三支点燃的蜡烛。发给每组被试者都是三支蜡烛、三个纸盒、几根火柴、几个图钉。但发给第一组的材料是放在纸盒里的,第二组的材料是散放在盒子外的。结果:第二组有86%的被试者按时解决了问题,而第一组仅41%的被试者按时解决了问题。为什么第一组的成绩不如第二组呢?请思考一下? 对培养学生思维认知策略有何启示?

资料来源:黄希庭著.心理学导论,第2版.
人民教育出版社,2007,406.

(三) 认知策略学习的条件

1. 原有的知识背景 个体在某一领域的知识越丰富,就越能应用适当的认知策略。

2. 反省认知发展水平 主要取决于个体自我意识发展水平的高低,并且反省认知能力随个体学习经验的增长而逐渐发展起来。

3. 动机水平 学生的动机决定他们选择什么策略,并决定他们使用这些策略的效果。外部动机的学生选择使用机械学习的策略,内部动机的学生倾向于有意义学习的策略;动机强的学生倾向于经常使用习得的策略,动机弱的学生对策略使用不敏感。

4. 训练方法 心理学研究表明,与教材内容学习密切结合的具体策略的学习效果较好;通过不同类型的事例、设置问题情境等训练思维技能的教学效果较好。

5. 变式和练习 与智慧技能类似,认知策略的最重要的教学条件是在相似或不同的情境中的练习,此外练习还必须有变化,以促使认知策略的迁移。

6. 有外显的可操作的训练技术 如果能将认知策略转化为一套具体可操作的技术来控制学习者的认知行为,就有可能培养学生良好的认知和学习的习惯。

（四）认知策略的有效教学策略

1. 结合学科教学，进行解决问题能力的训练　课堂外的思维能力、解决问题能力的训练活动，有助于培养学生的认知策略和创造能力，但不应干扰或取代培养认知策略的主要途径：课堂教学。护理学习教师在教学中应采用主动接受学习的方式，辅以有指导的方法学习，有分析、有批判地进行特定学科教学。应帮助学生熟悉本学科的基本理论、认识论与方法论方面的特点，掌握学科独特的认知策略，把训练的重点放在学科问题解决的逻辑推理与策略上和有效解决问题的一般原则上。这将大大提高学生解决该学科问题的能力。

2. 培养学生评判性思维的能力与习惯　护理学习教师在教学中应注意通过提问、讨论、辩论和撰写研究报告等各种形式，培养学生形成准确使用自己的语言阐释解决问题过程的习惯和对任何事物都具有不断发现问题、提出疑义的能力与态度。

3. 为学生创造适当课堂气氛　宽松、和谐的课堂教学氛围可使学生产生安全感，有助于激发学生思考，大胆发表自己的观点，开展有价值的辩论，分享智力资源。

五、动作技能的教学

护理工作者不仅需要具备丰富的专业知识、高度发展的智慧技能，而且还必须掌握熟练的专业技能，既善于动脑，又善于动手，才能适应护理学专业的需要。因此，护理学教师必须懂得动作技能形成的一般过程与特点，以便有效地指导学生的专业技能学习。

（一）动作技能的构成与学习过程

1. 动作技能的构成　心理学家费茨（Fitts PM）经过一项调查研究得出结论，动作技能具有四种成分：①认知成分：即学习者对动作技能训练项目的理解水平；②知觉因素：即学习者能准确、敏锐地辨别需做出反应的线索；③协调能力：即对自身平衡、稳定等方面的调控；④个性与气质特征：如冷静、松弛等。

2. 动作技能的学习过程　费茨等将动作技能的学习过程分为三个阶段：

（1）认知阶段：在学习一种新的动作技能的初期，学习者可通过指导者的言语讲解、动作示范来理解学习的任务与要求并进行初步尝试。此阶段，学习者常会出现注意范围狭窄、动作不连贯及不协调，多余动作多，难以发现错误等问题。此阶段的主要学习任务是领会技能的基本要求，掌握技能的基本动作。教学重点是给学习者提供反应线索。

（2）联系形成阶段：经过一段时间练习，学习者掌握了一系列局部动作，并开始将它们联系起来，形成一个连续的整体。但是各个动作结合不够紧密，转换动作时不连贯。在这个阶段，学习者对动作技能的视觉控制作用逐渐减弱，反应时间缩短，控制感增强，肌肉神经紧张程度下降，多余动作减少，而且排除过去经验和习惯的干扰。练习及其分配方式对此阶段学习十分重要。

（3）自动化阶段：此阶段一系列动作形成有机联系的整体并巩固下来，各个动作相互协调，似乎是自动流出的，无需特殊注意与纠正。技能逐步由脑的低级中枢控制，紧张状态与多余动作消除，注意范围扩大。学习者能根据情况的变化，灵活、迅速而准确地完成动作，能自动地完成一个接一个的动作，几乎不需要有意识的控制。

3. 动作技能的保持　动作技能一经学会后便不易遗忘。其原因主要有以下三个方面:①动作技能是通过大量练习获得的,其中有大量的过度学习,经过过度学习的动作技能不易遗忘;②许多动作技能是以连续任务的形式出现的,连续任务相对简单,故不易遗忘;③动作技能保持主要依赖小脑及脑低级中枢,这些部位记忆能量可能较大。

(二) 影响动作技能学习的因素

1. 成熟与经验　学习者掌握动作技能的能力是随着年龄和经验的增加而提高的,尤其是简单技能。

2. 动机　动机强烈的学习者,动作技能学习的效果较好。

3. 个性　良好的个性品质,如忍耐力、控制力、抗挫折力、自信及大胆等品质对动作技能的掌握起促进作用。

4. 言语指导和示范　动作技能的复杂性增高,认知学习的成分就增加。言语指导可以提供运动本身有用的信息,如应当采取怎样的站立姿势,应当看什么、听什么、做什么;而且言语指导可以提醒学习者识别自己错误的方法,如:"按压时,检查自己的手臂是否伸直";可以告诉学习者不该干什么,如:"手臂不要跨过无菌区"等。

研究表明,通过观察,学习者可以习得运动策略,而且完美的示范可以为学习者提供学习的榜样。不同的指导与示范方法,对动作技能的学习效果有很大差别。

5. 练习　是影响动作技能学习的最重要因素。任何新的、比较复杂的动作技能学习都要经过一定量的练习,并且不同的练习形式对动作技能的学习也会产生不同的影响。

6. 反馈　在学习者练习过程中,给予适当的反馈信息是提高学习效率的有效方法。而且许多研究者认为,反馈是仅次于练习的影响动作技能学习的最重要因素。反馈可分为内部反馈和外部反馈。**内部反馈**(intrinsic feedback)是学习者通过自身各种感觉通路,获得对自己练习效果的信息,如在练习静脉穿刺时,练习者看到穿刺针导管中有回血后知道针头进入血管。**外部反馈**(exterior feedback)是指由教师或某些自动化的记录装置提供给学习者的信息。如在心肺复苏人体模型上进行心脏按压训练时,当按压部位不正确时,模型人内安置的蜂鸣器会发出声音,提示练习者。

7. 动作技能的性质　复杂的动作技能的学习,困难而费时,简单的动作技能的学习,容易而省时。笼统的整套动作技能比分解的动作技能难学习。

(三) 动作技能的有效教学策略

1. 有效的指导与示范

(1) 促使学生注意示范者演示:在动作技能学习的认知阶段,通过要求学生说出示范者演示的动作、步骤,以集中注意的方法,比静默观看演示的学习效果好。因为它有助于学生正确理解、记忆动作技能。

(2) 防止信息负担过重:在动作技能学习的初期阶段,要使示范有效,示范动作必须慢速,甚至分解进行。否则初学者会因新的信息量过多而发生信息超载,导致学习终止。

(3) 采用互教互练方法:这种方法可弥补班级授课条件下,学生无法全部理解教师的讲解、示范的缺陷,并易于发现学习者个人的错误和相互交流各自所掌握的动作要领。

（4）利用视听手段：录像、电影等手段可呈现动作技能学习全过程，便于学习者反复观察完整的操作过程和复杂的局部动作，从而促进技能学习。

2. 有效的练习

（1）了解练习曲线：**练习曲线**（practice curve）是描述动作技能随练习时间或次数的变化而变化的图形。不同个体的练习曲线有显著差异，但仍有些共同的特点：①开始进步快；②中间有明显停顿期，称高原现象；③后期进步慢；④有暂时退步，总趋势表现为进步（图5-10）。了解练习曲线，有助于合理解释技能训练中出现的问题，增强学习者的信心。

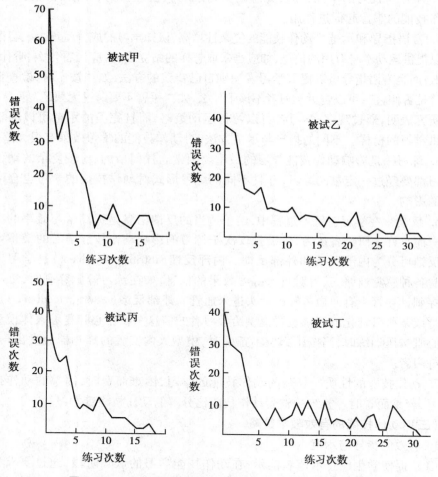

图 5-10　4 名中学生通过镜画仪学习画六角星的练习曲线

（2）练习的分布要适当：练习的次数与时间并不是越多越好，如一段时间内练习次数太多，易使练习者产生疲劳、厌倦，练习效果下降。因此护理学教师应考虑练习的分布。练习的分布通常有两种形式：**集中练习**，是指连续练习一项任务，直至掌握，中间无休息。**分散练习**，是指把练习分若干阶段，中间插入一定的休息。分散练习的效果通常优于集中练习，但仍需根据练习的内容及性质、学生的年龄和技能掌握程度而定。

（3）变换练习的形式：相对于不变的练习条件，在多种情境下进行练习，能更好地促进动作技能的学习。因此教师应设计各种动作技能练习的变式，以保持练习者的兴趣，提高练习的效果。

（4）分解与综合练习并用：复杂的动作技能，可按动作先后顺序，分解为较简单的局部技能进行练习，再将局部综合起来练习。

（5）利用心理练习：身体实际进行活动的练习形式，称身体练习。仅在头脑内反复思考动作技能进行过程的练习形式，称**心理练习**。心理练习不受时间、地点、器械的限制，而且身体几乎不产生疲劳。因此在不可能进行身体练习的情况下，可以利用心理练习促进动作技能学习。

（6）先求精确，后求速率：一般来说，在练习的开始阶段，速度应适当放慢，以保证练习动作的准确性，及时发现和纠正错误动作，在达到一定掌握程度时，再提出速度方面的要求。

3. 提供适当反馈信息　反馈可以让学生及时了解练习的结果，并进行分析，以使正确的动作得以强化，而错误的动作得以纠正。但反馈的形式和提供反馈的时机对练习的效果有很大不同。研究表明，在练习的起始阶段要经常提供外部反馈，因为此时练习者难以形成和觉察自身反馈。而在接近动作技能练习的尾声时，要逐渐减少外部反馈，目的是让练习者学会依赖内部反馈，逐步获得独立觉察自己错误的能力。

此外，练习后立即给予反馈，会使练习者过分依赖这种信息，而失去在没有外部反馈的情况下学习时一些十分重要的信息加工活动的心向。所以教师也可以通过延迟给予外部反馈，或在给予练习者外部反馈前，先让练习者自己估计自己的错误等方法，帮助练习者获得内部反馈和习得觉错的能力。

六、态度的教学

有些学生愿意学医学，而不愿学护理学，这并不意味着这些学生没有能力学习护理学，只意味着某些原因使他们产生偏向医学的态度。一个人的情感、态度会影响他做出行为上的选择。因此，护理教师应充分重视态度的教学，努力培养学生形成对护理学科的兴趣和积极、热爱的态度。

（一）态度的构成成分和形成过程

1. 态度的构成成分　态度一般包括以下三个成分：

（1）认知成分：指个体对态度对象所具有的带有评价意义的观念和信念。这些观念和信念通过赞成或反对的方式表象出来，是由许多观点构成的认知体系。

（2）情感成分：指伴随态度认知成分而产生的对态度对象喜爱或厌恶的情感体验，是态度的核心成分。

（3）行为倾向成分：指个体对态度对象企图表现出来的行为意向，即准备对态度对象做某种反应。但行为倾向不等于行为本身，有行为倾向未必一定发生实际的行为。

通常态度的三种成分是协调的，但也会出现不协调的情况。研究表明，态度的情感成分与行为成分之间相关性较高，而认知成分、情感成分和行为倾向成分之间的相关性较低。因此态度学习中容易出现学习者口头表示的态度却不付诸行动的现象。

2. 态度的形成过程　著名的社会心理学家凯尔曼（Kelman HC）通过研究，将

笔记

态度的形成过程描述为三个阶段：

（1）顺从：表现为表面上接受他人的意见或观点，在外显行为方面也与他人相一致，但在认知与情感上与他人并不一致。在这种情况下，个人态度的改变是由于外在的压力造成的。

（2）认同：表现为在思想、感情上认为他人的意见是正确的，主动接受他人影响，改变自己的态度，不受外在压力影响。

（3）内化：表现为从内心深处相信和接受他人的观点，并将自己所认同的思想和自己原有的思想、信念及价值观融为一体，形成和谐、统一的价值体系。此时的态度已成为个体个性的一部分，具有稳定、持久，不易改变的特征。

（二）态度学习的条件

1. 内部条件

（1）对态度对象的认识：态度学习之初，学习者头脑里必须具有那种新态度所指向的事物、事件或人的观念。

（2）认知失调：许多态度学习的理论都假定，人类具有一种"一致性需要"，即力求自己的思想、态度及行为方面保持一致。如果发生不协调时，就要力求一致，在这个过程中，个体的态度就可能发生变化。

（3）个体要求形成或改变态度的心向：在学习者已具备上述两个条件时，也未必改变态度。这往往是由于缺乏形成或改变态度的心向。影响个体态度学习心向的因素有形成或改变态度是否影响各方面的适应，改变态度所获得的强化程度和不改变态度所受到的损失或惩罚程度之间的比较等。

2. 外部条件

（1）强化：凡是受到强化的行为，以后出现的可能性会增加；凡是未受到强化或受到惩罚的行为，以后出现的可能性会减少。

（2）环境的影响：青年学生的态度很容易受到周围环境、社会风气的影响。

（3）同伴群体的影响：个人的态度在很大程度上受他所处的同伴群体的行为准则的影响，社会心理学家称之为从众现象。

（三）态度的有效教学策略

1. 条件反应法　条件反应法是根据经典条件反应和操作条件反应原理进行的。经典条件反应法是通过给予一些条件刺激，使学生逐渐形成教育者所需要的态度的方法。操作条件反应法则是当学习者做出某些态度反应时，给予一定的刺激，以强化这种态度或消除这种态度，如奖励与惩罚。

2. 提供榜样法　许多态度是通过模仿他人的行为而习得的。在态度学习中，应注意为学生提供可信的、有影响力的榜样。

3. 言语沟通法　在实际教育情境中，用言语说服学生，帮助他们形成或改变某种态度是很常用的方法。言语沟通时要注意沟通的有效性，它受到沟通者、沟通过程和被沟通者三方面特点的影响。

教师在运用言语沟通法时，还要注意根据不同的学习对象、不同的学习情境、不同的学习内容，采取有效的说服技巧。例如说服低年级学生，主要应提供正面论据，多采用以情动人的技巧；说服高年级学生，则可以考虑提供正反两方面的论据，并多采用以理服人的技巧。当教师提出自己的观点后，学生没有产生相反的观点时，教师可以只提供正面观点和材料,以避免在这种情况下提供反面观点和材料,引起学生对反面材料的兴趣,干扰了积极态度的形成;而当学生本来就有反面观点时,就应主动提出正反两方面的观点和材料,并用充分的论据证明反面观点和材料的错误。这会使学生感到教师的态度是公正的,容易改变态度,并增强对错误观点的免疫力。

4. 角色模拟法   在护理教学中,角色模拟是十分重要的态度学习方法。一方面可使学生主动参与教学过程,另一方面可使学习者获得特定角色心理需求及其满足的移情理解,从而形成或改变某种态度。

5. 隐蔽教学法   是指通过发挥护理院校内良好的物质情境、文化情境和人际情境等的教育作用,使之对学生的态度、信念及行为产生积极的正向引导。教学实践证明,这种方法对于学生的态度学习十分有效。

第三节   影响学习的内部因素

一、学 习 动 机

(一)概念与分类

学习动机(learning motivation)指激发和维持个体学习活动,并指使学习活动朝向一定学习目标的心理倾向。

根据动力来源,学习动机可分为内部和外部学习动机。**内部学习动机**是指个体对学习活动本身感兴趣所引起的动机,以获得知识为满足。**外部学习动机**是指由学习活动以外的诱惑所引起的动机,动机的满足在活动之外。但内部动机和外部动机是可以相互转化的。内部动机对学习活动影响强烈、持久,因此教育者应十分重视内部学习动机的形成,使学生对获取知识本身感兴趣。同时,也应采取相应的策略,不断地使外部动机转化为内部动机。

经典案例

孩子为谁在玩

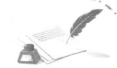

一群孩子在一位老人家门前嬉闹,叫声连天。几天过去,老人难以忍受。于是,他出来给了每个孩子25美分,对他们说:"你们让这里变得很热闹,我觉得自己年轻了不少,这点钱表示我的谢意。"孩子们很高兴,第二天又来了,嬉闹如常,老人又给了每个孩子15美分,并解释说,自己没有收入,只能少给些。15美分也还可以吧,孩子们仍然兴高采烈地走了。第三天,老人只给了每个孩子5美分。孩子们勃然大怒:"一天才5美分,知不知道我们多辛苦!"他们对老人发誓,他们再也不来为他玩了。请问,你从这个案例得到了什么教学启发?

资料来源:中华硕博网:http://www.china-b.com/lwzx/zllw/lwzx_635715.html

（二）功能

学习动机的功能主要表现在四个方面：

1. 唤起功能　即唤起学习者对学习的准备状态,增强观察力、记忆力、思维力、想象力等智力因素和集中注意、坚持不懈,忍受挫折等非智力因素来促进学习。

2. 指向功能　即促使学习者的学习行为指向学习客体,促使学习活动朝向某一目标,有选择地进行。

3. 强化功能　指可促使学习者在学习活动中更具有主动性和积极性。

4. 维持功能　即促使学习者保持学习行为的适当强度,直至完成学习活动。

（三）学习动机的激发与维持

1. 激发和维持学习动机的一般原则

（1）激发学生对学习的需要之前,必须先满足低层次需要:根据美国心理学家马斯洛（Maslow AH）的需要层次论,当个体的生理、安全、爱等低层次需要尚未满足之前,则不可能产生强烈的高层次需要,全力以赴投入学习。在教学活动中,教师首先应给予学生归属感、安全感和自尊感,这是调动学生积极学习的前提。

（2）激发内部动机为主,外部动机为辅:内部学习动机是一种稳定的动机,它可以使学生在学习活动结束后,仍能自觉努力地提高自己,进而形成积极进取的人格特征,但也不排斥外部学习动机所具有的作用。

（3）学习动机的激发必须适当:个体的学习动机并不是越高越好。过高的学习动机会造成学习者过分紧张、焦虑,从而影响学习效果。

2. 激发与维持学习动机的措施

（1）帮助学生认识学习材料的意义:护理学教师应使学生明了所学习的材料与其将要从事的专业之间的关系及其意义。

（2）提出明确、适度的期望和要求:学生从事某项学习任务之所以失败,常常是由于不清楚究竟要他们做些什么。因此,在护理教学之初,就应向学生提出具体及适当的学习目标,并始终对学生抱以成功的期望,并给予积极的评价。

（3）创设问题情境:在教学过程中,通过提问、设疑,激发学生的探究欲望,产生良好的动机效果。

（4）采用灵活多样的教学方法:内部学习动机可通过变换不同的教学方法而增强,但应结合教学内容的特点,精心设计,以保证学生的注意力集中于教学内容上。

（5）给予成功的满足与失败的威胁:在教学过程中,让学生不断获得成功体验,可使其原有的学习动机得到强化,并产生进一步努力。在教学过程中,给予学生适度的失败威胁也是必要的,这种威胁同样可促使学生在学业上做出长期艰苦的努力。

（6）给予明确、及时和恰当的反馈:学生在完成学习任务的过程中,如能及时得到明确反馈,可明显激发学习动机,调动学习积极性。

（7）恰当运用评价:对学生学习的肯定性与否定性评价对激发学习动机有不同的作用,适当的肯定性评价具有正强化作用,能激励学生再接再厉、积极向上;适当的否定性评价能使学生看到自己的缺点和不足,产生克服缺点、弥补不足的决心。因此,教师对学生的评价要客观、公正、恰到好处。

(8) 发挥教师自身言行的激励作用:在学习活动中,对学生最富激励作用的因素之一是好的教师。教师的人品师德、个性魅力及在教学中所表现的高度热情和高超的教学技巧都会深深打动学生心灵,激发学生学习的热情和对教师所教学科的热爱。

二、认 知 结 构

认知结构(cognitive structure)是人内在的心理结构,有广义和狭义之分。广义的认知结构是指个体原有知识(或观念)的全部内容和组织;狭义的认知结构是指个体在某一特殊领域内的知识(或)观念的内容与组织。每个人的认知结构各有其特点,良好的认知结构有助于学习的迁移。

(一) 认知结构变量

奥苏伯尔将个人认知结构在内容与组织方面的特征,称为**认知结构变量**。他提出了三个影响学生对新的学习和保持的主要认知结构变量:

1. 可利用性 指认知结构中是否具有恰当的起固定作用的观念可被利用。认知结构中原有观念的抽象和概括水平越高,可利用性越高,也就越适合同化新知识。

2. 稳定性 指原有起固定作用的观念的巩固程度。认知结构中原有观念越清晰、稳定,越有助于同化新知识,促进学习的保持和迁移。

3. 可辨别性 指新的学习内容与同化它的原有观念的分化程度。新旧观念的可辨别性越高,越能防止新旧知识间的干扰,有助于知识的保持和迁移。

(二) 建构良好认知结构的方法

1. 改革教材结构,促进学习迁移 奥苏贝尔认为,学生的认知结构是由教材的知识结构转化而来。好的教材结构必须适合学习者的能力,必须包含学科中具有高度概括性、包摄性和强有力解释效应的基本概念和原理。好的教材结构既可简化知识,又有助于产生新知识,有利于知识的运用。

2. 同类归纳,提高知识的系统性 在教学中,护理学教师应注意将同类概念、原理加以归纳,以形成认知结构的层次序列化,提高稳定性与组织性。

3. 综合贯通,促进知识横向联系 在教学中,护理学教师还应注意加强不同概念、原理及定律间的意义联系,引导学生探讨它们之间的关系,辨别它们之间的异同,使学生融会贯通地掌握知识,运用知识。

三、学 习 迁 移

学习迁移(transfer of learning)是一种学习对另一种学习的影响。包括积极的促进作用和消极的干扰作用。

(一) 分类

1. 顺向迁移和逆向迁移 按迁移顺序划分,学习迁移可分为顺向迁移和逆向迁移。先前学习对后继学习的影响,称**顺向迁移**(proactive transfer);后继学习对先前学习的影响,称**逆向迁移**(retroactive transfer)。不论顺向迁移还是逆向迁移,其作用都有正负之分。

笔记

2. 正迁移和负迁移　按迁移的效果,学习迁移可分为正迁移和负迁移。一种学习对另一种学习起促进作用,称**正迁移**(positive transfer);一种学习对另一种学习起阻碍作用,称**负迁移**(negative transfer)。正向迁移又可分为纵向迁移和横向迁移。**横向迁移**(lateral transfer)是指个体把已学到的经验推广应用到其他内容和难度上类似的新情境中。**纵向迁移**(vertical transfer)是一种已有的较容易的学习对难度较高的另一种学习的影响。

将以上两个分类结合起来,可形成顺向正迁移和顺向负迁移,逆向正迁移和逆向负迁移四种形式。教育者所期望的是正迁移。正迁移量越大,说明学生通过学习发展的适应新情境、解决新问题的能力越强,教学效果越好。

(二) 促进学习迁移的策略

迁移不可能自动产生,个体所获得的知识、技能并不意味在新的学习和解决问题中一定有较大的迁移。因此,护理教育者应努力为学生创造条件,促进学习迁移发生。

1. 合理整合教学内容和组织教学序列　要注意把各自独立的教学内容整合起来,即要注意各门学科的横向联系,要鼓励学生把在某一学科学到的知识运用到其他学科中去,融会贯通地掌握知识。

2. 建立新旧知识技能和简单与复杂知识技能联系的桥梁　教师要促进学生将已学过的内容迁移到新的学习内容中去。可通过提问和提示,帮助学生利用已有的知识,从而较容易地掌握新的、比较复杂的内容。

3. 注重学习原理、规则、模式等方面内容的重要性　因为这些内容有助于学生超越仅仅简单累积事实性知识的范围,发挥正向迁移的作用。

4. 帮助学生掌握认知策略　包括注意策略、记忆策略和解决问题的策略等。学生一旦掌握了这些策略,就能较好地应对各类学习任务,就能在各种情境中有效地运用这些策略解决问题。

5. 培养学习者良好的心理准备状态和积极的学习态度　除了要结合学生的特点,营造良好的学习氛围外,教师还可通过积极反馈和正确归因等方式帮助学生确立学习的自信心,形成积极的学习态度,在每次学习前要注意帮助学生形成良好的心理准备状态,避免不良情绪、反应定势等消极心态产生的负迁移。

四、人 格 因 素

人格(personality)通常指一个人所具有的独特的、稳定的心理特征的综合。个体的人格特征制约其在社会情景中的行为模式,进而对学习产生影响。人格因素涵盖面较广,此处仅重点介绍对学生学习活动影响较大的两种人格因素,即心理控制点和焦虑。

(一) 心理控制点

1. 控制点的概念和类型　**控制点**(locus of control)是指人们对影响自己生活与事业的那些力量的看法,可分为两种类型:内部控制型与外部控制型。

2. 心理控制点对学习的影响　心理控制点作为一种影响学生学业的人格特征,主要是通过影响学生成就动机、投入学习任务的精力、对待学习的态度与行为方式、对奖励与惩罚的敏感性、责任心等一系列变量影响学生学习。

一般说来,内控型者具有较高的成就动机。他们把学业的成功归结于能力和勤奋,把失败归结为努力不够。对他们来说,成功是鼓励,而失败则是需要付出更大努力的标志。这样他们对困难的学习任务的态度是积极的,在挫折面前能坚持。他们常选择适合自己能力的、困难适度的学习任务。外控型者则把学习成功或失败归结于外因,如把成功归结于外因,如把成功归结于运气好、猜中题目等,把失败归结于他人或题目太难等。这样他们对学习缺乏必要的兴趣,常从保险角度选择过于容易的学习任务或太难、不现实的学习任务。

3. 帮助学生建立平衡的控制点 把学习的成功与失败全部归因于外部因素固然是错误的,但全部归因于自己的不够努力也是不现实的。科学、正确的观点能帮助学生发展平衡的控制结构。护理学教师应在观察学生日常行为的基础上,经常指导和鼓励学生进行适当的归因,对其准确的归因给予强化,对那些能实事求是阐述、承认责任的学生给予表扬,逐渐使学生掌握合理的自我责任标准,建立平衡的心理控制点。

(二) 焦虑水平

1. 焦虑的概念与分类 焦虑(anxiety)是指当前或预计的对自尊心有潜在威胁的任何情境具有一种担忧的反应倾向。

2. 焦虑对学习的影响 焦虑对学习的影响与焦虑水平有关。通常可将焦虑分为三种水平:焦虑过低、焦虑适中、焦虑过度。焦虑水平与学习效率之间的关系,可以描绘成一条"倒转的 U 型曲线"(见图 5-11)。高度焦虑会使个体丧失适应新情境的能力,造成反应迟缓或反应不当,影响对学习对象的注意与感知,破坏短时记忆过程。焦虑水平过低,会使学生学习时过分松弛,注意力不集中。取得最佳学习效率的焦虑水平应是中等水平的,它能够使学生维持一定的唤醒水平和产生完成任务的心向。但两者之间的关系是复杂的。焦虑对学习是促进还是抑制,受到多方面因素的影响,如原有的焦虑水平的差异、学习材料的难易程度以及学习者的能力水平等,如许多心理学家指出,高度的焦虑只有同高能力相结合才能促进学习。如果高度焦虑同低能力或一般能力相结合,则往往会抑制学习。

3. 协助学生维持适度的焦虑水平 在教学中,教师应灵活采取各种有效的教学方法,如适当地组织学习竞赛活动、调整考试考查的频率和正确运用奖励与惩罚手段等,把学生的焦虑水平控制在中等程度,使之有利于一般能力者的学习,激发学生有效的学习行为。同时,要通过各种形式的教学活动,提高学生的学习能力。随着学生学习能力的提高,焦虑对学习的消极影响就会日益减少。

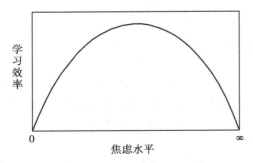

图 5-11 焦虑水平与学习效率之间的关系

第四节　影响学习的外部因素

一、教材的组织与呈现

教材是学生获取知识的主要来源和教师教学的主要依据,也是影响学生的思维方式、学习方法和认知结构的重要的外部因素。改进教材的组织与呈现,可促进学生对教材知识的理解水平。

（一）设计先行组织者,促进知识的保持与迁移

先行组织者（advance organizer）简称组织者,指在先于学习材料之前呈现的一个引导性材料。它可以是一条定义、一个规则或一段概括性的说明文字等。它的概括性和包容水平高于要学习的新材料,为在它后面呈现的学习材料提供学习引导,是新旧知识联接的桥梁,但是必须是以学生易理解的语言呈现的。

组织者的设计必须根据学习材料的特点:对于难度较大、以解决问题为主的学习任务,组织者的作用明显;而对于机械的学习材料,组织者的作用不大（图5-12）。

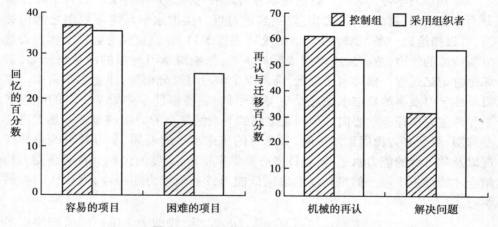

图5-12　组织者对保持和迁移的影响

（二）设计符号标志,使教材结构鲜明

在教材中使用符号标志的形式很多,例如使用不同字体,用序列数字指明内容要点,在重要文字下加着重号等。在使用符号标志时,应注意:①注意标识方式的一致性,教材内容结构标志应使用相同或相似的用语、标签、组织形式和顺序进行标识。②注意标识方式的层次性,有助于呈现学习材料本身具有的逻辑联系。

（三）设计附加问题,控制学生注意

问题在学习材料呈现前提出,会影响学生的选择性注意,对知觉产生顺向影响;问题在学习材料呈现之后提出,则学生会回过头重新感知问题中提到的信息,对知觉产生逆向影响,它影响学生对问题中提到的信息的注意量。护理教学中运用此项技术时,应注意针对学科的教学特点与教学目标,设计恰当的问题。

二、课堂群体动力

课堂里的学生不是孤立存在的个体。学生之间、师生之间必然会发生多方面的相互作用和影响。这种课堂上人际间的相互作用与影响,称为**课堂群体动力**(group dynamics of classroom)。

(一)教师的领导方式与课堂气氛

课堂气氛是指课堂里某种占优势的态度和情感的综合状态。教学过程中,这种综合的群体心理状态,会受到教师、学生、教学内容等诸多因素的影响,其中教师的领导方式是重要影响因素之一。**教师的领导方式**是指教师行使权力与发挥领导作用的行为方式,分三种类型:专制型、民主型、放任自流型。心理学实验表明,民主型领导方式可使学生心情舒畅,表现出较高的独立性,学习效率高。

因此,护理学教师应以民主型领导方式组织教学活动,妥善处理学生的各种问题行为,促进师生之间情感的双向交流,营造良好的课堂气氛,唤起学生的学习兴趣和热情,挖掘学生学习潜能,培养学生热爱学习的内在动机。

(二)学生间的相互作用

课堂上学生间相互作用可从两个方面进行分析,一方面是个人学习和集体学习,另一方面是竞争与合作。

1. 集体学习与个人学习　学生学习是以集体的方式进行有效,还是以个人的方式进行有效,取决于学习任务的性质、集体的规模与凝聚力、领导的有效性等。集体学习中必然产生学生间的相互作用,这种相互作用有利也有弊。

有利方面表现在:①在完成简单学习任务时,可以获得一种激励,产生感染行为和努力竞争的效应;②在解决复杂学习任务时,集体努力要胜过个人努力,集体中能力差的学生也可受益于同伴的指导;③对尚无定论或有争议的问题进行讨论,有助于开阔学生眼界,激发深入思考,促进学生能力发展;④能帮助能力较差的学生学会如何学习,改进学习方法;⑤有助于发展良好个性,增强集体凝聚力。

不利之处主要表现在:①聪明的、学得快的学生由于需要帮助指导学得慢的学生,因而可能影响他们自己的学习进度;②如果缺乏适当引导,可能导致把大量的时间、精力浪费于非学习活动中;③能力强的学生或活泼好动的学生可能支配能力差、沉默寡言的学生,使之更退缩;④容易忽视个别差异,影响对集体学习不适应的学生或焦虑的学生的进步;⑤集体学习所得的经验并不一定为每个个体真正、有效的利用。

由此可见,护理学教师在运用这两种学习方式时不能简单化、公式化,而应根据实际需要,给予学生两种学习经历,使学生既有集体合作学习的经验,又具有独立思索、解决问题的机会。

2. 合作与竞争　**合作**(collaboration),指群体成员为完成共同的目标而彼此支持,相互协调,并为对方提供学习和工作的有利条件。**竞争**(competition),指个体或群体为充分发挥自身的潜能,力争按优胜标准使自己的成绩超过对手的过程。合作与竞争在学校生活中是比较普遍的现象。合作的优缺点同集体学习。竞争对学生人格的发展同样具有积极与消极两个方面的影响。竞争的积极作用有:①激发个人努力,提高成就动机和抱负水平;②缩小个人能力与成绩间的差距,提高学

笔记

习效率;③较准确地发现自身的潜力与局限性,努力克服某些不良人格特征;④增加学习兴趣,使集体生活变得更富有生气。消极作用有:①引起部分学生过度紧张和焦虑,抑制学习的积极性,使之产生不胜任感,退缩下来,从而降低他们在集体中的地位;②竞争气氛过于强烈可导致紧张、敌对和报复等消极的集体风气,诱发过分突出自我、排斥或嫉妒别人等不良心态;③容易忽视学习活动的内在价值与创造性。

来自护生的反思日记

纯真的东西更能够打动人

护理学基础课总是会花样百出,老师纤手一挥,把全体同学分成了八个小组,每次课前轮流做一个与关怀患者相关的小展示,名曰:课前关爱5分钟。

作为打头阵的组,大家都比较重视和紧张,很有默契地一起投入到策划准备工作中去了。

经过一个星期的努力,展示总算成型了,感觉不错,我心里也很有成就感,但又很担心。以我的个性,对这种哄小孩似的纯真是很不屑的,大家是否和我一样呢?

出乎我的意料,展示效果相当好,同学们都报以热烈的掌声,我们高兴极了。看着大家赞叹的目光和组员们开心的笑容,我突然觉得一直以来我都错了,也许纯真的东西更能打动人……

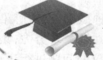

我以我的小组为荣,真心喜欢组里的每一个人,我从她们身上看到了认真和坚持,还有我所欠缺的积极乐观的态度。我会向她们学习的。

因此,竞争与合作是矛盾的统一体。护理教师在教学中运用这种手段时,应注意两者的互补与协调,使之相辅相成,成为促进学习的有益手段。

三、课堂纪律管理

课堂教学常会受到各种干扰,纪律问题就是常见的干扰之一。要取得良好的教学效果,就必须加强课堂纪律管理,形成良好的课堂教学内部环境。

(一) 课堂纪律类型

课堂纪律是对学生的课堂行为施加的外部控制与规则。根据形成原因,可分成四种类型。

1. 教师促成纪律   指在教师的帮助指导下形成的班级行为规范。这类纪律在不同年龄阶段所发挥的作用有所不同。年龄越小,学生对教师的依赖越强,教师促成的纪律所发挥的作用也越大。随着年龄的增长和自我意识的增强,学生一方面会反对教师的过多限制,另一方面又需要教师对他们的行为提供一定指导和帮助。

2. 集体促成纪律   指在集体舆论和集体压力的作用下形成的群体行为规范。有两类:一类是正规群体促成的纪律,如班集体纪律;另一类是非正规群体促成的纪律,如学生间的友伴群体等。教师应重视对非正规群体加以引导,帮助他们形成健康的价值观和行为准则,并使之融合到正规群体中来,使每个学生都认同集体的行为规范。

3. 自我促成纪律　简称自律,是在个体自觉努力下由外部纪律内化而成的个体内部约束力。自我促成的纪律是课堂纪律管理的最终目的。当一个学生能够把外部纪律内化为自己自觉的行为准则时,标志着学生的成熟。

4. 任务促成纪律　指某一具体任务对学生行为提出的具体要求。任务促成的纪律以学生对任务的充分理解为前提,理解越深刻,就越能自觉遵守任务的纪律要求。因此,教师如能很好地用学习任务来引导学生,加深学生对任务的理解,不仅可以有效减少课堂纪律问题,还可大大提高学习效率。

(二) 课堂问题行为及分类

课堂问题行为(problem behavior of classroom)是指在课堂中发生的,与课堂行为规范和教学要求不一致,并影响正常课堂秩序和教学效率的行为。课堂问题行为可分两类:一类是学生品行方面的问题行为,如学习漫不经心、缺乏兴趣、不服从、不合作、注意短暂及易分心;另一类是学生人格方面的问题行为,如自卑感、缺乏信心、退缩及冷漠等。

在课堂教学中,教师对课堂问题行为的判断受时间、空间、事件性质、环境气氛、教师好恶等因素影响。课堂问题行为普遍存在,即使优秀学生也会产生问题行为,因此,不能将有课堂问题行为的学生简单等同于"后进生"或问题学生。

(三) 课堂问题行为的原因

1. 学生方面的因素　大多数课堂问题行为是由学生本身因素引起的,主要有:①教学内容太难或太易:使学生感到索然无味或由于教师教学方法单调,语言平淡,使学生感到不满;②挫折与紧张的发泄:一些常常达不到教师要求的学生,面临失败威胁,会产生紧张,累积到一定程度就导致发泄;③寻求注意与地位:一些差生发现自己无法从学习中获得集体的承认,会以问题行为引起大家的关注。

2. 教师方面的因素　包括:①缺乏教学技能:表现为讲授单调、乏味;教学内容超出或低于课程标准;管理失范,包括要求过严,造成师生矛盾冲突;要求过松,则放任自流等。②缺乏沟通交往能力:表现为不能与学生有效沟通,不了解学生,对学生不能一视同仁。③缺乏良好的教学态度和自我批评精神:表现为教学准备不认真,缺乏工作热情,对学生的回答漫不经心等;发生纪律问题,多指责学生,少引咎自责,引发学生不满情绪。

3. 环境方面的因素　校内外环境中的许多因素,都会对学生的行为产生一定影响,如大众传媒、家庭环境、班级人数、课堂座位编排方式、教学环境的温度和色彩等。

(四) 课堂问题行为的预防和控制

1. 正确对待不同的课堂行为　课堂上一般存在积极、中性和消极三种行为。积极行为是促进教学目的的实现的行为。护理学教师应主动与采取积极行为的学生建立视线联系,表示对他们的肯定与鼓励。中性行为既不促进,也不干扰教学目的的实现,如呆坐出神、看其他书籍、打瞌睡等,只影响学生本身的学习,而不影响其他学生,因此,不宜在课堂上以停止教学为代价,公开指责他们。教师可采取向其

笔记

提问、暗示制止及课后谈话等方式处理,使中性行为向积极行为转化。消极课堂行为是明显干扰课堂教学的行为,应及时制止,批评教育。

2. 建立民主和谐的师生关系,改进教学方法与手段,提高教学质量　师生关系不良,讲授平淡无奇是发生课堂问题的常见原因。护理教师应注意多采用民主型领导方式,建立民主、宽松、和谐的课堂气氛和师生关系。要精心备课,采取灵活多样的教学方法、生动直观的教学媒体吸引和保持学生的注意力,避免课堂问题行为的发生。

3. 帮助学生建立自信和发挥潜能　人本主义心理学家认为,个人问题行为往往起因于外界因素对自我实现的阻挠以及个人缺乏正确的自我评价。因此,护理教师应从学生实际水平出发,制定切实可行的教学目标,控制教学进程,避免让学生遭受挫折,使学生建立自信、胜任感。同时,帮助学生正确地认识和评价自我,确立良好的自我意识,充分发挥个人潜能。

（蒋晓莲　姜安丽）

思考与练习

1. 以下心理学家各代表哪个心理学派,提出了何种学习理论?
班杜拉　布鲁纳　奥苏贝尔　斯金纳　罗杰斯　桑代克

2. 以下学习理论的观点各是由哪个心理学家提出的?请解释它们的含义。
替代强化　效果律　发现学习　强化程序　编码系统　有意义学习　积极学习
信息记忆加工模式　同化　学科结构　以学生为中心的教学

3. 请辨别以下观点的正误:
(1) 对一般能力的个体而言,高水平焦虑能促进他们的学习。
(2) 认知失调是态度学习的充分而必要的条件。
(3) 记忆中的前摄抑制和后摄抑制是学习中的迁移现象。
(4) 原有的知识和技能在新情境中的运用与学习的迁移是同质现象。
(5) 一个人的态度很容易从他的行为中推测出来。
(6) 在上位学习中,新旧观念相互作用的结果,总是导致原有认知结构的有关观念发生实质性变化。
(7) "先行组织者"是促进知识不断分化和综合贯通的一种有效的教学技术。
(8) 在教学中,教师通过创设问题情境可激发学生的内部学习动机。
(9) 发现学习是主动的,接受学习是被动的。
(10) 没有动机,学习就不可能发生。

4. 请举例说明以下概念之间的区别:
(1) 接受学习和发现学习
(2) 惩罚与负强化
(3) 下位学习、上位学习、组合学习
(4) 内部反馈和外部反馈

5. 请运用概念同化法和规例法各设计一个概念和规则的教学方案。

6. 观察、记录学生学习无菌技术操作的情况,试分析不同阶段的不同特征和教师运用的教学策略。

    7. 教师若想使学生形成"想患者所想,急患者所急"的态度,可采用哪些方法?

    8. 请选择你熟悉的课程教材的有关章节,设计一个先行组织者。

    9. 运用建构主义学习理论为上好护患沟通课,设计一个有利于学习的环境。

    10. 请正确阐述合作与竞争对学生学习的积极与消极作用。

第六章

护理教学过程和原则

 教学目标

识记：
1. 能正确概述护理教学过程的阶段、各阶段之间关系及主要任务。
2. 能正确分述各条护理教学原则的依据、含义和运用要求。

理解：
1. 能用自己的语言正确解释下列概念：
护理教学　护理教学过程　教学原则　教学规律　形式教育
实质教育
2. 能举例说明护理教学过程的特点。
3. 比较教学原则和教学规律，说明两者的区别与联系。

运用：
1. 能运用教学基本规律分析、评论护理教学中常见的理论与实践问题。
2. 能正确运用1~2个护理教学原则，对你认为上的最好的一堂课进行评价。

护理教学（nursing teaching）是在护理教育目的和培养目标规范下，以课程内容、教学手段为中介的师生双方教和学的共同活动。护理教学的任务是通过有计划、有步骤的教学，引导学生掌握系统的护理知识、技术，发展能力、体力和个性，逐步形成科学的世界观、人生观、价值观和专业道德素养。

认识和把握护理教学过程的特点和规律，正确贯彻运用护理教学原则是护理教育工作者成功地进行护理教学工作，提高教学质量的重要环节。

第一节　护理教学过程

教学过程（teaching process）是一个包含教师、学生及师生相互活动的复杂过程。在教学过程中，要建立科学的教学原则，组织合理的教学活动，选择适当的教学方法和实现预期的教学目的，就必须全面认识教学过程，遵循教学过程的客观规律。

一、护理教学过程的概念和基本要素

（一）护理教学过程的概念

护理教学过程（nursing teaching process）是护理教学双方为完成护理教学任务，以教学内容、教学手段为中介所进行的共同活动的全过程，是使学生掌握护理学专业知识体系和基本护理操作技能，形成独立从事护理工作能力的过程。

（二）护理教学过程的构成要素

护理学教师、学生、教学内容和教学手段是构成护理教学过程的基本要素，它们之间存在着必然的内在联系。

在这些因素中，**护理学教师起主导作用**，他们是护理教学活动的组织者和实施者。为此，护理学教师必须明确教学任务，精通专业，熟悉教材，了解学生，善于处理好教材、教学手段和学生之间的关系，并善于发挥自己的特长。**学生在护理教学过程中，则是学习的主体**。只有在学生积极主动参与下，才能提高接受和加工信息的能力，实现知识和能力的转化。教学内容是护理学教师对学生施加影响的主要信息。为此，它们的选择和编排必须合理，而且具有可传递性。教学手段则是护理教师得以有效地传递信息，提高教学效率的保证。为此，它必须是行之有效的。

在护理教学过程中，各因素虽有各自的地位和作用，但它们又是作为一个整体发挥作用，完成教学这一任务的。要使教学过程的整体功能达到最佳状态，就要深入研究这些基本要素的结构、功能及其相互关系，使之形成最佳组合。

二、护理教学过程的特点

护理教学过程，本质上是学生在教师指导下的一种认识过程，是认识过程的一种特殊形式，即它除了具有一般认识过程的共同属性外，还具有特殊性。

（一）学生的认识主要是系统地学习间接知识的过程

在护理教学过程中，学生主要是掌握前人长期护理实践总结的科学文化知识，以此为中介来间接地认识客观世界。这种知识，就人类认识总体而言是已知的，被实践证明了的，对学生而言却是未知的。认识客体这一特征决定了学生的认识过程不受时间、空间的限制，从而大大提高了学生认识的起点，缩短了对客观世界的认识过程，使之在相对较短的时间内达到现代社会需要的认识水平。

（二）学生的认识活动是在教师指导下进行的

护理学教师根据护理教学要求，遵循护理教育规律，借助各种教学场地（包括课堂、实验室、教学医院），运用各种专门制作的教具、模型、标本、挂图，以及幻灯、录像、多媒体课件等，采取各种有效的形式和方法（课堂教学、练习、实验、见习、实习）组织起特定的教学环境，为学生迅速、大量掌握护理科学知识，发展护理技能提供重要的物质保证。在教师的指导下，学生的认识过程具有明确的指向性和受控性，是一种简约化的认识过程。

（三）学生的认识过程是德、智、体全面发展和个性全面培养的过程

护理学教师在传授知识、技能的同时，必然会对学生思想品德的形成产生广泛而深刻的影响。教材中反映的知识体系，不仅是人类智能活动的结晶，还蕴含

着价值观、世界观、方法论,具有伦理、美学等多方面的教育价值。学生在掌握科学知识的同时,他们的情感、意志、性格、职业道德品质等也在形成发展中。这是一个以认识为基础的德、智、体全面发展过程,远比单纯的认识过程复杂、丰富和深刻。

三、护理教学过程的基本阶段

护理教学过程的基本阶段是根据马克思主义认识论和学生掌握知识、技能的心理活动过程来划分的。

(一) 激发学习动机

学习动机是直接推动学生进行学习以达到某种目的的心理动因。它既是教学过程的前提条件,又是贯穿教学全过程的动力。

学习动机可能出自不同的需要。护理学教师首先要帮助学生树立为社会主义、为人类健康事业服务的崇高信念,使他们对所学的护理学专业有正确的认识,产生浓厚的求知兴趣和探索欲望,并与个人的前途、事业、理想联系起来,从中汲取巨大力量,只有这样,他们才能自觉主动地从事长期、艰苦的学习活动。

(二) 感知教材

学生要掌握的书本知识是他人的实践经验总结,要理解和掌握这种知识,必须以感性认识为基础。如果学生感性知识丰富,表象清晰,想象生动,理解书本知识就比较容易,否则学生对所学概念就会感到抽象、疑惑、难以理解。

引导学生感知教材,获得与教材内容有关的感性认识的方式很多,包括:

1. 提供直观的感性材料,如直观教具、实验、演示、参观、见习等。
2. 向学生提出问题和要求,引导学生有目的的观察,培养观察力。
3. 向学生提出问题,引导学生回忆以往的经验。
4. 运用生动的语言形象描述,唤起学生已有的表象和经验。
5. 复习已学过的基础知识,促进新旧知识联接,引发丰富联想,产生新的表象。

理解书本知识必须以感性知识为基础,但并非要求每节课都从感知具体事物开始,而应根据学生实际发展水平确定。

(三) 理解教材

学生在感知教材的基础上,逐步对教材进行理解和概括,形成科学概念,这是**教学过程的中心环节**。因为只有理解教材,形成概念,才能深入了解事物的本质,把握客观过程的规律。

学生理解教材是一个复杂的思维发展过程。为了使学生正确地进行思维,将书本知识与感性知识结合起来,转化为自己的精神财富,护理学教师应做到:

1. 了解学生思维发展过程及规律,编制科学的讲授程序,提高课堂教学质量。
2. 恰当选择感性材料,善于运用典型事例揭示事物本质特征,并注意新旧知识的联系,引导学生用已知知识去分析新问题。
3. 善于运用比较、对照、分析和综合、归纳和演绎等方法,引导和组织学生思维过程,并培养他们逻辑思维的能力。
4. 要注意概念的确切,给概念以精确定义,并注意纠正学生已有的、与科学概念不符的生活概念,以形成科学的概念体系。

(四) 巩固知识

学生学习书本知识要转化为自己的精神财富,必须经过知识的巩固。学生只有牢牢记住所学知识,才能顺利地吸收新知识,自如地运用已有的知识。巩固知识是教学过程中不可缺少的环节。

为帮助学生巩固知识,护理教学中应注意:

1. 研究学生保持记忆的规律,发展学生的记忆能力。

2. 引导学生在理解的基础上记忆,提高意义记忆的比重,将意义记忆和机械记忆结合起来,提高记忆效果。

3. 科学地组织学习材料,便于学生理解记忆。

4. 指导学生掌握记忆的方法,养成边阅读、边理解、边记忆或用自己的语言复述知识的习惯,使学生通过联想、推论等方法追忆所学知识。

5. 根据遗忘规律,正确组织复习,使知识在大脑中的记忆痕迹得到强化。

(五) 运用知识

掌握知识的最终目的是应用知识,解决实际问题。学生通过运用知识,可以形成技能、技巧,还可以检验所学知识,丰富直接经验,使认识深化,进一步巩固知识,提高分析问题、解决问题的能力。运用知识,不仅要动脑,而且要动口、动手,进行反复练习和实际操作才能达到。因此,在护理教学中应注意:

1. 根据教学要求,精心设计组织多种形式的教学实践活动,并逐步加深内容,改变方法,提高难度。

2. 使学生明确教学实践、练习的目的和要求,调动学生参与实践的积极性。

3. 适当组织综合性强的社会实践活动,以提供综合运用知识的机会。

4. 对活动的结构给予检查,帮助学生改正缺点,并培养学生自己安排活动,自己检查实践结果的习惯与能力。

(六) 检查评定学习结果

在护理教学中,学生掌握护理知识与技能的质量怎样,只有通过检查才能确定。护理学教师在教学过程中,一方面要随时了解学生对知识的理解与技能掌握情况,及时调节教学内容、方法、进度;另一方面,还要在完成一定的教学量之后进行专门检查,了解学生知识掌握与能力发展情况,以便改进教学,提高教学质量。为了提高学生自学能力,护理学教师还应注意培养学生对所学知识的自我检查能力和习惯。

教学过程各阶段都有各自的具体教学任务和独特功能。它们既相互区别又相互联系,并不是每堂课都要体现这六个阶段,也不是每堂课都要遵循六个阶段的顺序。应根据教学对象的实际和学科知识本身的特点,灵活掌握。

四、护理教学过程的基本规律

护理教学过程中的基本规律是护理教学过程诸因素之间最根本的关系。正确处理好这些关系就是遵循了教学规律,反之,就是违背了教学规律。

(一) 教师与学生的关系

护理教学过程是护理学教师与学生共同活动的过程,因此**教师与学生的关系**

是护理教学过程中最主要、最本质的关系。如何处理师生在护理教学中的地位和作用的关系,是护理教学过程中一个十分重要的理论与实践问题。

1. 教师的主导作用是客观存在的 教与学是一个矛盾的统一体。教师的教是矛盾的主要方面,教师受过教育专业训练,精通所教专业的知识,了解学生身心发展规律,他们的任务是根据社会与护理事业需要,把课程计划、课程标准、教科书所规定的内容传授给学生。对于缺乏专业知识与能力的学生来说,只有借助教师的教导与帮助,才能以简捷有效的方式掌握护理学专业知识。教学的效果与质量主要是由教师的教学水平所决定的。

2. 正确认识学生的主体地位 在护理教学过程中,学生是教育的对象,又是学习活动的主体。教师的教固然重要,但对学生来说毕竟是外因。外因必须通过内因而起作用。教师传播的护理知识、技能,施加的思想影响都要通过学生自己的认真观察、积极思考和自觉练习、运用,才能转化为他们自己的知识财富、智慧才能、思想观点。学生的主体意识越明确,学习主动性就越强,学习效果就越好,个体身心发展就越大。

3. 教师的主导作用必须与学生主体地位有机结合 在护理教学过程中,教与学双方是相辅相成、相互依存、相互促进的关系。教师主导作用的充分发挥主要体现在承认学生在教学过程中的主体地位,把学习的主动权交给学生,激发他们学习护理知识的兴趣与欲望,鼓励他们独立探索科学真理,引导他们积极思考,创造性地进行活动。反之,学生的主体地位是以教学为前提的,是对教师教的积极配合。如果背离教师的主导作用,学生主动性、积极性就会具有盲目性,导致学习过程事倍功半,成效甚微。而学生学习的积极性的提高,又会进一步促进教师主导作用的实现。因此,在护理教学过程中,必须充分发挥教与学双方的积极性,注意避免出现"以教代学"和"以学代教"。随着学生年龄的增长,知识的增多,能力的增强,他们的学习自主性、独立性将提高。护理学教师针对不同年龄学生教学时,主导作用的要求应有所变化。

(二) 间接经验与直接经验的关系

在护理教学过程中,学生的认识有两个方面:一方面是获取直接经验,即学生亲自活动获得的知识;另一方面是获取间接经验,即他人的认识成果。间接经验与直接经验的关系是护理教学过程中一对基本矛盾关系。正确处理这对矛盾关系,应明确以下两点:

1. 学生学习知识必须以间接经验为主 就人类知识总体而言,任何知识都离不开直接经验;就人类获得知识的途径而言,则主要是接受他人的认识成果,获取间接经验。随着人类历史的延续,认识的发展,作为新生一代的学生在有限的活动范围和生命时限内,无论如何努力,也不可能凭直接经验认识世界。他们要在短时间内掌握系统的科学文化知识、护理学专业知识、技能,达到专业现有的科学认识水平,并继续攀登科学文化新高峰,就必须以学习间接经验为主。

2. 学习间接经验必须有直接经验作补充 在护理教学过程中,学生仅掌握书本知识是不够的,现成的书本知识,一般的表现为抽象的概念、原理、规律等,学生要把这种书本知识转化为自己能理解、运用的东西,必须有一定的直接经验、感性知识做基础,只有把直接经验与间接经验结合起来,感性知识与理性知识结合起来,学生才能获得运用知识于实际的能力,从而真正掌握完全的知识。陶行知先生作过一个精辟的比喻:"接知如接枝",他说:"我们必须有从自己的经验里发生出来的知识做根,然后别人的相类的经验才能接得上去。倘若自己对于某事毫无经验,我们决不能了解或运用别人关于此事之经验。"因此,在护理教学过程中,要创造条件为学生增加学习新知识所必需的感性认识,如课堂举例、观看录像、临床见习等,促进学生把个人的已有经验、知识或现时获得的感性认识与所学的新知识联系起来,提高护理教学质量。

(三) 掌握知识与发展能力的关系

在近代教育史上,对于掌握知识和发展能力的问题有两种主张:形式教育论与实质教育论。**形式教育论**(theory of formal education)者认为教学过程的主要任务是训练学生的思维形式,知识的传授是无关紧要的。**实质教育论**(theory of material education)者认为,教学的主要任务是传授对实际生活有用的知识,至于学生的认识能力则无需专门训练。显然,这两种主张都是片面的,现代教育家主张把两者有机融合起来,这种倾向乃是现代社会生产力和科学技术高度发展的客观需要。

扩展视野

教育的四大支柱

1996 年,国际 21 世纪教育委员会向联合国教科文组织提交的报告中提出教育的四大支柱,并认为教育必须围绕四种基本的学习能力来设计和组织。四大教育支柱是:①学会认知(learning to know),即掌握认识世界的工具;②学会做事(learning to do),即学会在一定的环境中工作;③学会合作(learning to live together),培养在人类活动中的参与和合作精神;④学会生存(learning to be),以适应和改造自己的环境。委员会认为,当前信息时代使得每个人都不可能无限期地利用已积累的知识,必须有能力利用各种机会去更新和进一步充实知识,以适应不断变革的世界。因此,在任何教育中,四种"支柱"中的每一种都应得到同等重视,使教育成为受教育者在认识和实践方面的全面的、终身持续的经历。

资料来源:联合国教科文组织总部中文科译. 教育——
财富蕴藏其中. 北京科学出版社,1996.

在护理教学过程中,掌握知识与发展能力是相互依赖、相互促进的关系,主要表现为:

1. **掌握知识是发展能力的基础** 在护理教学过程中,学生能力的发展依赖于他们对学科知识的掌握,因为系统的学科知识是专业能力发展的必要条件。人们常说"无知必无能"是很有道理的。没有一定的知识作为基础,能力的发展就成了无源之水、无本之木。学生学习的护理学及有关科学知识,既是人类知识长期积累的成果,又是人类认识能力的结晶,本身蕴含着丰富的认识方法。学生在掌握知识的过程中学会基本认识方法,发展自己的基本能力与专业能力,并运用到以后的护理实际工作中去。学生掌握知识越丰富,理解越深刻,运用越灵活,他们的能力发展水平就越高。

2. 发展能力是掌握知识的必要条件　学生对知识的掌握依赖于他们的能力发展。一般说来,能力发展较好的学生,学习效率较高;能力较差的学生,学习上的困难也较多。可见发展学生能力是顺利进行教学的重要条件,是提高教学质量的有效措施,也是人才培养的需要。特别是在科学技术迅猛发展的当代,教学内容迅速增多,难度不断加大,就更需要在教学中培养和提高学生的能力,使学生能胜任未来社会需要,并具有不断获取知识,自我发展的能力。

3. 在教学过程中实现知识与能力的统一发展　掌握知识与发展能力是在同一认识活动中实现的,两者有一定的相关关系,但它们并不一定是同步发展的,也不会自然转化。

学生知识的多少并不标志其能力发展的高低。从知识的掌握到能力发展是一个极其复杂的过程,不仅与学生掌握知识的量、性质、内容有关,也与他们获取知识的方法和运用知识的创造态度有关。学生的能力不是主观自生的东西,而是客观事物的关系及其运动变化规律在他们头脑中的反映。因此,在护理教学中,应加强教学内容的科学性、系统性,注重启发式教学,调动学生学习的主动性与探索精神,引导学生积极参与教学过程,充分运用自己的认识能力,正确进行比较、分析、综合、抽象、概括、演绎和归纳等思维活动,使他们深刻理解和把握知识所反映的客观事物的关系与规律,创造性地运用知识来理解和解决实际问题。

(四) 知识教学与思想教育的关系

在护理教学过程中,教师不仅要引导学生掌握护理知识,而且要使他们提高思想觉悟,做到教书育人。

1. 掌握知识是进行思想教育的基础　任何教学过程都具有教育性,这是客观存在的规律。

首先,在护理教学过程中,教师传授什么样的知识都要受到一定思想体系、社会需求的指导和阶级立场、观点的支配。知识本身所蕴藏着的价值观、世界观、方法论及探索者的治学态度、意志、性格等精神力量对学生明辨是非,分清善恶,加强对社会职业道德规范的认识,为学生确立正确的、科学的世界观和职业价值取向奠定了基础。

其次,在护理教学过程中,教师不仅仅是传授知识,他们的立场、观点、思想感情、工作态度等也会对学生产生不同程度的影响。如果教师严格要求自己,注意为人师表,热爱护理教育事业,那么他们的教学必然对学生产生潜移默化的思想教育作用。

第三,学生掌握知识的过程,本身就是道德实践、思想觉悟提高的过程,需要学生具有自觉、认真、老实的态度和顽强的意志,锲而不舍的精神。

2. 思想教育促进知识的掌握　掌握知识并不等于提高了思想觉悟,要使知识转化为学生的思想观点,成为调节他们行为的力量,还要求教师在教学中,要结合学生思想实际,结合护理工作的性质与特点,有的放矢地对学生进行思想教育。引导学生自觉地从所学知识中汲取思想营养,形成情感共鸣,树立牢固的专业思想,养成优良的职业品质。学生思想觉悟越高,学习目的越明确,对护理学专业越热爱,他们学习知识就越主动、越刻苦、越富有创造性。学生逐步树立了辩证唯物主义观点,他们的思想方法、学习效率也就越好。

（五）课内与课外的关系

传统的教学过程是以课堂教学为主,课外教学是指在教师指导下发展学生个人兴趣和特长的活动,也有人把它称之为"第二课堂"。课内课外的教学在实现护理人才培养目标的教学过程中也是相辅相成的。

1. 课外教学是教学过程中的重要组成部分　课外教学不受统一的课程标准、教材的限制。学生能及时、广泛地从多种渠道接受多种信息。因此,它传递给学生的信息速度快、容量大、内容丰富多彩,在拓宽学生知识面,丰富学生精神生活方面具有不可忽视的作用。

课外教学是以开展各种活动为主,这就为学生提供了各种实践机会,并把科学研究引入护理教学领域,有利于培养学生探索、创造精神和独立进行护理科研活动的能力,并能较好地培养锻炼学生的意志、性格和行为习惯。

课外教学是在学生自愿原则基础上组织起来的各种小组、协会或个别活动,教师只起辅导、咨询作用。因此,它可以充分发挥学生作为认识主体的能动作用,充分发挥和发展个人的智慧与才能,以充分实现因材施教。

2. 课外教学必须以课内教学为基础　课外教学活动的开展必须要有系统的基础知识、专业知识为指导,离开课堂教学,课外活动就成了无本之木。这就需要努力提高课堂教学的质量与效率,为课外教学打下基础。

课外教学活动必须注意与课堂教学内容相结合。课堂教学在大面积提高教学质量,更经济地培养护理人才,实现教学的传授、发展、教育三项基本职能方面的独特功能是其他形式不可比拟的。因此,课外活动必须以课堂教学为基础,与课堂教学内容密切结合,在此基础上尽可能与有关护理科研项目、实践需要相结合,真正发挥课外教学促进、配合课内教学的独特作用。

第二节　护理教学原则

一、教学原则的概念

教学原则（teaching principle）是在总结教学实践经验的基础上,根据一定的教育目的和对教学过程客观规律的认识而制定的教学工作中必须遵循的基本要求。

教学原则与教学规律,二者既有联系又有区别。科学的教学原则是教学规律的具体体现和直接反映。**教学规律**（objective law of teaching）是制定教学原则的重要依据,是根本,而教学原则是由教学规律派生的。教学规律是不以人的意志为转移的客观存在,是教学过程中内在的、本质的、必然的联系。我们对教学规律只能发现、掌握、利用,决不能创造和改变。教学原则是人们在长期教学实践中总结上升而成的理论认识,具有一定的主观性,并且是随着实践的深入,认

笔记

识的发展而不断发展的。教学规律是没有阶级性的,客观反映并符合教学规律的科学的教学原则也是没有阶级性的。但是,由于教学原则是通过人们意识的加工,所以在阶级社会中,对教学原则的制定、解释和运用时要受到一定阶级思想的影响。

二、教学原则的作用

教学原则是学校组织教学,制订课程计划,编写课程标准、教科书的准则;是教师合理组织教学,运用教学方法与教学手段,完成教学任务,提高教学质量的指南;也是教育部门各级管理者指导教学、检查评估教学质量的依据。

三、护理教学原则体系及应用要求

(一) 科学性、思想性和艺术性相统一的原则

科学性、思想性和艺术性相统一的原则反映了教学具有教育性的规律,是社会主义教育目的所决定的,体现了我国护理教学的根本方向和特点。

科学性是指护理教学向学生传授的知识必须是正确、科学的知识,反映当代最先进的科学思想。思想性是指无论教材内容的安排还是教师讲授过程都应注意对学生进行辩证唯物主义与共产主义思想品德教育,使学生形成科学的世界观和高尚的职业道德品质。艺术性是指教师在护理教学中要充分发挥教学的感染力,遵循学生心理活动规律,有效提高学生学习的兴趣,使教学内容的科学性、思想性从教的方法转化为学生内在的东西。

教学的科学性、思想性和艺术性三者之中,科学性是根本,思想性渗透在科学性的教学之中,艺术性是科学性、思想性教学达到最优效果的途径与方法。三者有机结合,护理教学才可能既是有效的,又是可靠的。

在护理教学中贯彻科学性、思想性、艺术性相结合原则的基本要求是:

1. 保证护理教学的科学性,发挥科学知识本身的教育力量 在护理教学中,教师要以马克思主义观点和方法分析教材,选择和补充教学内容。引导学生掌握的知识必须是正确的、系统的、定论的,是反映现代护理科学发展水平和研究成果的知识。概念的表达要精确,原理的论证要严密,资料的引用要可靠,技能的演示要规范。在介绍不同学术观点时应在讲清基本知识的基础上,实事求是地进行分析,以便使学生养成尊重科学的态度。为此,护理学教师必须刻苦钻研业务,加强科学研究,深刻了解本学科最新发展的动向,不断提高自己的专业学术水平。

2. 根据学科的性质和特点,进行思想品德教育 在护理教学过程中,必须根据学科特点,充分挖掘教材内在思想性,例如护理伦理学、护理管理学等本身就具有鲜明的政治性、思想性和道德准则。基础医学知识揭示了人的本质和客观规律,渗透着唯物主义思想和辩证法。因此,只有结合学科知识特点,有的放矢地进行思想教育,才能有力地感染学生,收到潜移默化的教育效果。

3. 通过教学各环节,培养学生思想品德 护理学教师不仅要在上课时对学生进行思想品德教育,还要注意通过作业、辅导、考试、实习、课外实践等各种教学活

动,对学生提出严格要求,结合学生思想实际进行教育,培养学生主动自觉、脚踏实地、刻苦钻研的学习态度和一丝不苟、持之以恒的良好习惯,关心他人、富有爱心、不畏苦累、乐于奉献的职业品质。

4. 教师以身作则,教书育人 教育是用灵魂塑造灵魂,用人格培养人格的活动。教师优秀的人格品质是最具有感染力的教育资源,它作为一种精神力量,对青年学生的心理影响是任何道德格言、奖惩条例所不能代替的。为此,教师应努力提高自己的政治思想、业务水平,加强道德修养锻炼,使自己成为学生效仿的优秀榜样。

5. 研究教学艺术,提高教学效率 教学艺术是受制于个性风格,具有美学价值和创造性运用各种教学方法的个人才华,是教师在教学经验基础上形成的教学技能发展的高级阶段。护理学教师要刻苦钻研教育理论和教学技能,不断提高自己的教学艺术水平,形成个人独特的教学风格,以提高教学的艺术感染力,激发学生相应的积极情感,使学生在轻松、愉悦的气氛中,在美的体验中获取科学知识,并受到深刻的思想教育。

(二) 理论与实际相结合的原则

理论与实际相结合的原则是辩证唯物主义认识论的基本原则,是根据教学过程中间接经验与直接经验这对关系而提出的。

理论与实际相结合的原则是指在护理教学中要重视和加强学科基础理论知识和基本技能的训练,同时密切结合护理实践活动,使学生在掌握基本知识与技能的同时,通过各种实际活动,使学生具有分析问题、解决问题的能力和言行一致的品质,从而正确解决教学中直接经验与间接经验、感性知识与理性知识、讲与练、学与用、言与行的关系,使学生在获得较完全知识的同时得到道德实践锻炼,培养理论联系实际的学风和能力。

护理教学中贯彻理论和实际相结合的原则,要求做到:

1. 以理论为主导,联系实际进行教学 联系实际,首先要掌握理论,对学生尤其如此。要使学生较好地掌握护理学的基本知识,教师必须理论联系实际进行教学,包括联系学生已有的生活经验、知识、能力、兴趣、品德的实际;联系科学知识在护理实践与社会生活中运用的实际;联系当代最新科学成就的实际,以使抽象的书本知识易于被学生理解、记忆、吸收和转化。

教师在联系实际进行理论教学时,必须有明确的目的性,防止喧宾夺主;要有充分的准备和严肃的态度,防止任意泛化;要对理论与实际两个方面都有透彻的理解与掌握,防止牵强附会;要注意采取多种方法,防止形式主义。

2. 通过实践性教学环节,加强基础知识教学和基本技能训练 护理学教师要充分认识实践性教学环节,如实验、实习、作业等在护理人才培养中的重要地位和作用。根据护理教学特点,安排和引导学生积极参加各种实践活动。在组织实践性教学活动时,做到思想重视、目的明确、钻研大纲,并作好准备;精讲多练、加强指导、严格要求及合理安排;及时检查、作好总结,以提高实践性教学活动的教学质量。

3. 根据学科特点和学生特点,确定理论联系实际的度与量 理论联系实际的深度、广度和具体形式必须从护理教学实际需要出发,必须考虑不同层次学生的年龄特征、实际身心发展水平、接受能力,以切实提高学生参与实践活动的积极性和保证实践活动的教学效果。

（三）专业性与综合性相结合的原则

专业性与综合性相结合的原则是根据我国的教育目的和护理学专业人才培养目标而提出的。

明确的专业方向性是护理院校教学过程的基本特点。一切教学活动都是围绕实现护理学专业培养目标而组织展开的,以便使学生在毕业前就获得基本的护理学专业知识、技能和专业思想准备。但是,当代科学发展的基本特征是高度分化与高度综合,这就要求任何专业人才都需要有广博宽厚的知识和融会贯通的能力,才能适应科学技术发展。护理是一种帮助人类恢复、保持、增进健康的社会活动。人自身的复杂性、多面性及人类活动的广泛性、综合性决定了从事护理活动的人不仅要掌握关于人的自然科学知识,还必须了解涉及人的社会、人文科学知识,才能适应现代护理事业发展的需要。因此,不应把专业目的性或职业倾向性理解得过于狭隘,而应坚持明确的专业性与必要的综合性相结合。

在护理教学中贯彻专业性与综合性相结合的原则,要求做到:

1. 建立合理的知识结构和能力结构 护理教学应根据社会对护理学专业不同层次人才所要求的知识与技能确定课程,选择教材,组织教学活动。使学生在掌握主要的护理学专业知识技能的基础上,通晓必要的相关学科知识。在智力结构方面,除了针对不同层次学生的主要能力提出要求外,还应侧重培养护理学专业核心能力,如评判性思维能力、临床决策能力、实践动手能力、沟通能力、自我发展能力等。

2. 以整体化观点指导各种教学活动 护理学专业的各门课程、各种教学活动是一个有机组合的整体,共同发挥着培养护理人才的作用。因此,在教学中要注意加强各门课程、各种形式教学活动的联系与协调,以形成合力,发挥最佳的教学效果。

3. 进行专业方向性教育与职业道德教育 明确的专业方向有利于激发学生的学习动机,加强学习的主动性,提高学习效率。护理职业道德是护理工作者必须遵循的行为规范,是护理工作者的道德责任和义务,护理学教师应注意在日常教学活动中进行正面教育;也可通过隐蔽性课程,如校园文化、各种仪式活动、人际环境等给学生以持久的、潜移默化的影响。

（四）教学与科研相结合的原则

教学与科研相结合的原则是根据学生身心发展的特点和规律而提出的,是指将科学研究引入教学过程,使学生在学习护理知识的同时,掌握科学研究的基本方法,养成科学精神与科学态度,发展从事护理科学研究的能力。这在高等护理教学过程中具有十分重要的意义。

护理教学过程中的科学研究主要通过两条途径来进行,一条是结合专业课程在各种教学活动中实现;另一条是通过课题设计、毕业论文以及临床调查、学术活动等教学形式来实现。

在护理教学中贯彻教学与科研相结合的原则,要求做到:

1. 使学生掌握本学科科学研究的信息　在教学过程中,护理学教师应有目的、有计划地指导学生通过上课、自学、文献检索、参加学术交流、课外实践等活动掌握本学科科学研究的动态、趋势和新的成果。

2. 结合教学,进行科学精神、科学态度和科学道德的教育　科学精神指坚持真理、敢于创新、勇攀科学高峰的精神与意志。科学态度是指实事求是、严谨踏实的作风。科学道德是指科学工作者的行为规范。在护理教学中要注意选择科学史中敢于创新,作出重大突破的典型事例教育学生。要严格要求学生实事求是地开展学习研究活动,既要努力获取成功,也要敢于承认失败。要教育学生老老实实做学问,克服浅尝辄止、不求甚解的浮夸作风,杜绝弄虚作假、抄袭剽窃的不道德行为,要相互尊重,谦虚谨慎,养成团结协助的科研作风。

3. 对学生进行科学思维方法的训练　护理学教师要通过教学过程,训练学生的科学思维方法,学会运用、比较、分析、综合,归纳、推理等逻辑方法,运用辩证法、系统观研究问题。并可通过文献检索、收集整理资料、实习调查等活动,使学生得到科学思维及方法的运用训练。

（五）统一要求与因材施教相结合的原则

统一要求与因材施教相结合的原则是我国社会主义教育目的所决定的,是由教学过程的本质特点及其规律性所决定的,它反映了学生的年龄特征及个性特征的发展规律。

教育小史

孔子与"因材施教"

孔子是世界上最早、最完整地把因材施教方法运用于教学过程的教育家。孔子发现学生除年龄、出身等方面的差异外,还有智力、性格、气质、才能、志向等方面的差异,如:"柴也愚,参也鲁,由也彦"、"师也过,商也不及"等。他要求学生掌握"礼、乐、射、御、书、数"等六艺,但不一刀切。他尊重学生的个性,发挥他们的专长。在他的精心教育下,三千弟子成就各不相同,七十二贤人更是精通"六艺"、十名"尖子生"又各有所长。其中有长于德行的颜回、闵子骞、仲弓、冉伯牛,长于言语的子贡、宰我,长于政事的冉有、季路,长于文学的子游、子夏等。

资料来源:于洁.尊重差别,因人而异—孔子因材施教教学思想浅析.
延边教育学院学报,2010,24(5):40-43.
刘春梅.孔子因材施教思想探微.河南工业大学学报
(社会科学版),2006,2(1):90-91.

统一要求是指护理院校培养护理人才的基本规格和各科教学的基本要求。因材施教是指护理教学要考虑学生的身心特点、知识水平和一般接受能力等方面的个别差异。有的放矢地进行有差别的教学,使每个学生都能扬长避短,获得最佳的发展。

护理教学要根据国家统一规定的教学目的和既定的教学计划进行,同时必须从学生实际出发,承认个别差异,因材施教。这两方面是相辅相成、辩证统一的关系。国家规定的统一要求要在每个学生身上实现,就必须从他们的个别实际出发。另外,国家所规定的统一要求,又是反映了青年学生发展的共同规律。因此,统一要求是因材施教的目的和任务,因材施教则是实现统一要求的途径与方法,因材施教必须在统一要求的前提下进行。

护理教学中贯彻统一要求与因材施教相结合的原则应注意做到:

1. 坚持统一要求,面向大多数学生 各层次护理教学都要坚持按课程标准,面向大多数学生,使教学的深度、进度符合大多数学生的接受能力。根据大多数学生的情况,正确处理好教学中难与易、快与慢、多与少的关系。

2. 了解学生,从实际出发进行教学 护理学教师要经常了解、研究学生,既要了解全班学生的一般特点,如知识水平、接受能力、学习风气等,更要了解每个学生的具体情况,如学习的兴趣、爱好、注意力、记忆力等,在此基础上采取不同的方法,有针对性地进行教学。

3. 正确对待个别差异,注意培养尖子和帮助后进生 了解学生的个别差异,是为了发挥他们的长处,弥补他们的短处,做到"长善救失",把他们培养成合格的护理人才。因此,对待学生,无论是特别好的或特别差的,都要一视同仁、热情关怀。对"尖子生"要精心培植,对他们提出更高的要求,防微杜渐,发挥潜力,使他们尽快成才。对"后进生"要善于发掘他们身上的积极因素,因势利导,帮助他们分析学习困难的原因,使之通过刻苦努力,逐步赶上大多数同学的学习步伐。

(六) 直观性和抽象性相统一的原则

直观性和抽象性相统一的原则是根据学生的认识规律和思维发展规律而提出的。

直观性和抽象性相统一的原则是指护理教学中教师要利用学生的多种感官和已有经验,通过多种形式的感知,使知识具体化、形象化,提高学生学习的兴趣和积极性,减少学习抽象概念的困难,也有助于帮助学生更好地理解和运用知识,并发展学生的观察能力、形象思维能力和抽象思维能力。

在护理教学过程中,贯彻直观性和抽象性相统一的原则应注意做到:

1. 恰当选择、运用直观手段 运用于教学中的直观手段多种多样,一般可分为实物直观、模像直观、语言直观。实物直观是通过实物进行的,包括各种实物标本、实地参观、见习、实验等。模像直观是通过运用实际事物的各种模拟形象而进行的,包括图片、照片、模型、幻灯、课件、录像等。语言直观是通过形象化语言而进行的,它可摆脱实物和模像直观所需的时间、地点、设备等条件限制,只要学生具有必要的知识储备即可进行。

恰当选择直观手段,要从护理教学任务、学科特点和学生年龄特征、生活经验出发,选取具有典型性、代表性的直观教具,有效地使学生形成清晰表象。直观是教学的一种手段,不是目的,不要滥用直观手段。

2. 遵循学生感知规律　护理教师在运用直观手段时,必须遵循人的感知规律。这些规律包括:感知时任务明确程度规律、对象与背景间差别规律、对象各部分组合规律、对象活动性规律和多种感官协同感知规律等。只有遵循这些规律,才能获取良好的直观效果。

3. 与教师讲解密切配合　护理教学中的直观不是让学生自发地看,而是在教师指导下有目的地细致观察。教师可以通过提问,引导学生把握事物特征,发现事物间的联系,提高观察或感知的深刻度;可以从教学中某个结论出发,通过直观形式验证;也可以通过讲解,解答学生观察中的疑惑,促使学生全面、深刻地掌握知识。此外,在教学中,也要重视语言直观的作用。教师生动的讲解、形象的描述,能够给学生以感性认识,启发学生积极思维。

4. 从运用直观过渡到摆脱具体形象　在教学过程中,直观展示的目的在于使学生摆脱直观,最终进行抽象的思维活动。因此,教师要鼓励学生将形象思维与抽象思维有效地结合起来,做到感性体验与理性思考的统一。在使用直观教具时,必须有意识地使学生以后不需借助教具也能再现有关表象。要克服盲目直观、追求形式主义而不讲究实效的倾向。

(七) 系统性与循序渐进性相结合的原则

系统性与循序渐进性相结合的原则是根据科学知识的本质和学生认知发展的顺序性而提出的,它反映了科学知识的整体性及其逻辑体系和学生认识活动规律的辩证关系。

系统性与循序渐进性相结合的原则是指护理教学中要按照学科的逻辑体系和学生认识发展、知识掌握顺序进行,使学生系统地掌握护理学基础知识、基本技能,形成系统严密的逻辑思维能力。任何科学知识都具有严密的逻辑体系。护理院校设置的各门课程,应根据专业知识体系来设置,并考虑学生逐步深化的认知过程这一特点和教学法上循序渐进的要求,在保证学科系统性的同时切合学生掌握知识和能力发展的顺序。

在护理教学中,应用系统性与循序渐进性相结合的原则要求做到:

1. 按学科知识的系统性进行教学　护理学教师要认真研究课程计划,了解各门课程的关联性与区别性,避免各科教学的重复与遗漏。在此基础上认真钻研课程标准、教材,细致了解学生情况。在教学过程中,要注意教材的前后连贯、新旧知识的衔接和相关学科的有机联系与相互照应。

2. 抓主要矛盾,解决好重点和难点教学　贯彻系统性原则,并不意味着教学要面面俱到,平均使用力量,而是要求区别主次,分清难易,有详有略地教学,做到突出重点,突破难点,保证教学质量。

突出重点,就是把较多时间、精力放在学科的基本概念、基本技能上,围绕重点开展教学活动,以保证学生正确、牢固地掌握这部分知识。难点不一定是重点,而是学生较难理解和掌握的教学内容,不同的学生有不同的难点。突破难点就是针对学生的困难所在采取有效措施,如学生缺乏感性知识,可加强直观;学生操作不合要求,可增加操练次数和时间等。

3. 遵循由已知到未知、由易到难、由简到繁、由近及远的教学规律 从已知到未知是指教学时应以学生学过的旧知识作为讲授新知识的基础和起点。由易到难是指教学要由从学生熟知的具体事实过渡到抽象的概括。由简到繁是指教学先从比较简单的事实和概括开始,逐步引导学生掌握复杂的本质与概念。由近及远是指教学中应注意从学生周围或易于了解的事物讲起,逐步扩大学生视野。这些规则的运用都不是机械不变的。

4. 培养学生系统学习的习惯 护理教师应通过有计划地布置作业、复习、检查、考核、讲评,使学生所获得的知识系统化与综合化,并养成他们系统的、循序渐进的、坚持不懈的学习习惯,克服学习上忽冷忽热、一曝十寒、贪多求快、急于求成的缺点。

5. 灵活处理"渐进"与"骤进"的关系 教学要求循序"渐进",但并不否认一定情况下的"骤进"。"渐"与"骤"是相对于学生的接受能力而言的,只要接受能力允许,方法适宜,教学是可以骤进的。

(八) 启发性原则

启发性原则是根据教学过程中教师主导作用与学生主体性相结合、掌握知识与发展能力相结合的关系而提出的。

在教学过程中,学生是学习的主体,掌握知识要靠他们自己的观察、思考、操练。但是,学生的主观能动性不是自发的,在一定程度上需要外界激励,主要是靠教师的启发引导。

护理教学贯彻启发性原则应注意做到:

1. 激发学生求知欲 求知欲是学生学习的内在动力。护理学教师要充分发挥教材本身的吸引力,联系实际展现所学知识对人类健康、社会进步和科学发展的重要作用,在具体讲授某一课目时,可针对不同学生的特点,采用不同的教学方法,使学生产生浓厚的认识兴趣和探求渴望。

2. 引导学生积极思维 启发的目的之一是使学生的思维活跃起来。要做到这一点,护理学教师首先要善于提问激疑,以开阔学生的思路。问题不宜过多,难易得当,提法要引起学生的兴趣,要给学生留有思考的时间。

3. 培养学生独立解决问题的能力 护理学教师应针对不同层次的学生,采取不同的启发方式。不仅要启发学生动脑,而且要引导学生动手、动口,要为他们提供素材、情景、条件和提出要求,让学生独立思考,获取新知,克服困难,解决问题,创造性地完成各种任务。

4. 发扬教学民主,形成良好的师生关系 教与学是双向的信息交流,其中包含情感交流。护理学教师应注意建立民主、平等的师生关系,创设民主和谐的教学气氛。要鼓励学生发表不同见解,允许学生向教师质疑,对学生的发言和回答不求全责备。在这种情景中,学生心情舒畅,才会开动脑筋,积极发言,发挥自己的聪明才智,并得到最大的锻炼提高。

（九）量力性原则

量力性原则是根据学生身心发展规律对教学过程的制约性而提出的。

量力性原则是指教学的内容、方法、难度、进度等要与学生的接受能力相适应,防止发生教学低于或高于学生力所能及的限度偏差。

学生的接受能力由两方面条件决定,一是身心发展水平,二是所积累的知识经验。如果教得太深、太多,超过学生实际接受能力,就会影响学生的学习信心和身心健康。但是量力并不是消极适应学生当前的发展水平,而是要把握学生的发展水平,使教学适当地走在学生发展前面,使学生在高度紧张的智力活动中,在克服困难的过程中富有成效地学习,不断取得进步和最大限度的发展。

在护理教学中贯彻量力性原则,要求做到:

1. 了解学生发展水平,从实际出发进行教学　德国教育家第斯多惠(Diese-rweg FAW)指出:"学生的发展水平是教学的出发点"。护理学教师在教学前和教学过程中,要随时了解学生已有的知识、能力水平和可能的发展潜力。在此基础上确定所传授知识的深度、难度和进度,使学生始终处于跳一跳,才能把果子摘下来的智力活动状态。

2. 认真钻研教材教法,合理组织教学　教学内容的深与浅、教学进度的快与慢,在一定条件下是可以转化的。这就需要护理学教师通过认真钻研教材,研究教法,使教学内容的表达深入浅出,条理清晰,逻辑性强,易于学生理解、记忆。

（十）巩固性原则

巩固性原则是根据人类知识保持的心理活动规律而提出的,它也反映了教学过程的特点与规律。

巩固性原则是指护理教学要引导学生在理解的基础上牢固地掌握所学的知识和技能,使之长久地保持在记忆中,并能根据需要正确无误地再现出来,加以运用。在教学中贯彻巩固性原则十分重要。因为一方面学生在短时期内接受大量非亲身实践得来的书本知识,很容易遗忘;另一方面巩固已学的知识是学生接受新知识的基础。但巩固并不等于死记硬背,简单重复,而是在科学方法指导下的知识积累、理解和运用。

在护理教学中贯彻巩固性原则,要求做到:

1. 在理解的基础上巩固　理解知识是巩固知识的基础,要使学生牢固地掌握知识,首先在传播时要使学生深刻理解,留下清晰的印象,所以在教学过程中,应将理解与巩固知识结合起来,贯穿于整个教学过程。

2. 组织好复习　复习就是重温已学过的知识,它可以使知识在记忆里的痕迹得到强化,是巩固知识的主要手段。护理学教师应根据护理教学需要,组织好各种复习(见表6-1)。护理学教师要向学生提出记忆的任务,安排好复习时间,同时注意复习方法多样化,并指导学生掌握记忆方法。

表6-1　各种复习及其任务、方法

复习种类	复习任务	复习方法
学期始复习	恢复学生可能遗忘的知识,使新课顺利进行	重点复习
经常性复习	及时巩固学生所学知识	讲授新课前复习有关知识,讲授新知识时联系已学过的知识,小结、提问、复述、及时复习
阶段性复习	把一个阶段学生已习得的知识系统化、深入化、弥补掌握知识的缺陷	单元教学结束后立即进行,复习基础知识和基本技能
期末复习	使学生全面、系统地掌握所学知识技能,弄清重点、关键点、前后章节的内在联系,分清易混淆的概念,纠正运用知识时常犯的错误	系统复习与重点复习相结合

3. 在扩充、综合运用知识中巩固知识　护理教学还可通过引导学生努力学习新知识和积极运用所学知识于实践中巩固知识,这是一种更为积极的巩固,它要求学生在前进中巩固。

4. 重视对学生知识质量的检查　为巩固知识,必须检查知识。通过检查,教师才能了解学生对知识的掌握情况,以便采取相应措施,弥补缺漏。护理学教师不仅要在检查中发挥主导作用,而且应培养学生自我检查和评价知识质量的能力。

以上各条原则虽各有其特殊的含义和作用,但它们之间并不是孤立的,而是相互联系、相互补充的统一整体。在教学过程中常是多项原则共同发挥作用。因此,护理学教师在教学中,要善于根据实际教学情况,综合运用教学原则,以提高教学质量。

（沈洁　姜安丽）

 思考与练习

1. 运用本章所学知识,正确分析下列观点:

（1）没有无教育的教学,也没有无教学的教育。

（2）学生的发展水平是教学的出发点。

（3）一个坏教师奉送真理,一个好教师教人探索真理。

（4）课堂上,师生之间有问有答,就是体现教师主导作用和学生主体性相结合的原则。

（5）在教学过程中掌握知识和发展能力两者是同步进行的。

（6）教学原则和教学规律是相互统一的。

2. 护理教学过程有哪些基本特点?

3. 学生掌握知识的过程有哪几个基本阶段? 它们之间有何联系?

4. 形式教育论和实质教育论有何合理性和片面性? 请联系实际具体说明在

教学中怎样有效地掌握知识和发展智力？

5. 教学中,教师为什么既要教书又要育人？在现时代,如何在具体教学过程中实施？

6. 结合实际谈谈直观性和抽象性相统一的原则、系统性与循序渐进性相结合的原则的意义。

7. 讨论在护理教学中,从培养学生思维能力的角度出发,如何贯彻护理教学原则。

第七章

护理教学的组织形式

教学目标

识记：

1. 能正确说出教学组织形式的定义和选择教学组织形式的依据。
2. 能正确陈述课堂教学的基本程序和各个环节的主要工作内容。
3. 能正确陈述临床教学的主要形式。

理解：

1. 能用自己的语言正确解释下列概念：
   教学组织形式 班级授课制 小组教学 个别教学 临床教学 临床实习 临床见习 体验学习法 带教制
2. 能举例说明课堂教学的特点及优缺点。
3. 能举例说明实训室教学的目标、设计、实施和管理要点。
4. 能比较临床见习和临床实习，正确说明它们各自在护理教学中的作用及实施环节。
5. 能比较临床教学的各种方法，正确说明它们各自的教学作用、运用方法和要求。

运用：

1. 能根据上好一堂课的基本要求，正确、恰当地分析、评议一堂课。
2. 能根据所学知识，写出一份符合规范的教案。
3. 能写出一份2学时的实训室教学计划。
4. 能为护理本科生制订一份在内科或外科实习4周的教学活动计划。

护理教学的组织形式是护理教学过程的重要因素。护理教学过程总是按照一定的教学理念和教学内容，通过一定的教学组织形式来进行的。护理教学组织形式是开展护理教学活动的必要条件，并且直接影响着教学活动的质量和效果。护理教学中常用的组织形式有课堂教学和临床教学。教师要深入研究护理教学的组织形式，熟练掌握教学的基本程序。

第一节　概　　述

一、教学组织形式的概念

教学组织形式(organizational form of teaching),简称教学形式,是指为了有效地完成教学任务,教学活动诸要素的组合方式,即包括如何控制教学活动的规模,安排教学活动的时间和利用教学活动的场所等。

二、教学组织形式的分类及特点

教学组织形式是随着社会生产方式的变化、教育理论的发展、教学实践的丰富以及教学改革的不断深化而不断地发展的。不同的学者从不同的角度对教学组织形式进行了分类。一般而言,教学组织形式多以组织学生的方式为基点,分为三个基本形式:班级授课制、小组教学和个别教学。三种教学组织形式各有其优缺点。

(一) 班级授课制

班级授课制(class teaching system),又称**课堂教学**,是将学生按大致相同的年龄和知识程度编成有固定人数的班级,由教师根据教学计划中统一规定的课程内容和教学时数,按照学校的课程表进行教学的教学组织形式。

1. 特点　①以固定的班级为形式的集体教学,使用统一的课程计划、课程标准、教材,由同样的教师上课,具有教学的集体性;②在严格的学时规定下进行教学,上下课有统一的时间,不同课程可以交替进行教学;③在教室这个固定的环境中上课,可保持教学活动的稳定性;④在教师主导下,以系统地传授理论知识为主。

2. 优点　①保证教学正常有序地开展和达到一定的质量;②有利于经济、有效、大规模地培养人才;③便于系统地传授知识,保证学生循序渐进地学习和掌握各学科的系统科学知识;④能充分发挥教师的主导作用,提高教师工作效率,并使各科教师的教学活动协调一致;⑤有利于发挥班级集体的教育作用,学生相互帮助,取长补短。

3. 缺陷　①难以适应学生的个别差异以及发展学生的个性和独创性;②过分强调教师的主导作用,学生学习的主体性或独立性受到限制;③对学生能力的培养效果较差。

(二) 小组教学

小组教学(group teaching)是将 2 人以上的学生编成一个小组,以各小组为单位共同学习的教学组织形式。这种教学形式可以有效地弥补集体教学的某些不足,给予教师与学生、学生与学生相互交流的机会,有利于引导学生思考以及学生进行合作性学习,是培养健全人格,促使个体社会化的有效途径。

1. 优点　①有利于情感领域的教学目标的实现,如形成态度,培养鉴别能力,形成合作精神和良好的人际关系;②有利于开展项目或作业活动,使学生认知领域的某些高层次技能得到较好发展;③有助于提高学生组织和表达自己见解的能力;④有助于不同经验和想法的交流,培养学生的思维能力;⑤便于教师及时了解学生情况,给予适当指导,发挥教师的主导作用。

2. 局限性 ①教学组织工作和学生的学习准备比较困难,稍有疏忽就会影响学习效果;②教师的发言时机和时间长度控制不当会影响师生之间、学生之间的相互作用;③保证小组所有成员积极的活动状态有一定的难度;④难以鉴别学生的能力和水平;⑤教学进度不容易控制。

（三）个别教学

个别教学(individualized instruction)是教师分别对个别学生进行传授和指导的教学组织形式,能较好地解决个别差异问题。这种形式并不仅仅是教师个别地教,学生个别地学,更重要的是明确对于每位学生进行最适当的教学,设计满足每位学生要求的教学计划,采用适合每一个人特点的教学方法。现代教育技术的发展为实现个别化教学提供了可能。

1. 优点 ①允许程度不同的学生都能按照自己的能力和学习条件进行选择性的学习,如学习内容、教学资源以及学习方式等,使每个学生都能最大限度地获得学习效益。②学生自定学习进度,自负学习责任,有利于培养学生的自主学习能力。③允许教师花更多时间去关注个别学生。④学习的时间和空间灵活性大,特别适应于高年级及成年学生。

2. 局限性 ①可能会导致缺少师生之间和学生之间的相互作用和多样化的教学影响,不利于个性的健康发展;②缺乏自觉性的学生学习效果可能会较差;③需要有充足的资源支持,不够经济。

教育小史

道尔顿制(Dalton Plan)

这是美国进步教育运动中出现的一种教学组织形式。由美国女教育家 H. H. 帕克赫斯特于 1920 年在马萨诸塞州道尔顿中学创行,故此得名。主要措施:①废除课堂讲授,按学科、按月编制作业,指定各科教师与学生订立月学习公约。②改教室为各科作业室或实验室,提供参考书和实验仪器,配有值班教师辅导。③学生根据自己的兴趣和能力,自由掌握学习时间与进度,可与教师和同学讨论。学习进程记入学习进度表,进度快的可提早更换公约,毕业年限不固定,但有最长期限。该制在发展学生个性、培养独立学习能力方面有一定的积极作用。但过分强调个性差异,易造成学习的放任自流。1922 年传入我国后在部分地区中小学进行过试验。

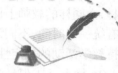

资料来源:[美]H. H 帕克赫斯特著,陈金芳主译.道尔顿教育计划.北京大学出版社,2005.

三、护理教学组织形式选择的依据

教学组织形式多种多样,各有其特点和应用的适应性,因此护理教育者应科学地选择教学组织形式,以便更好地贯彻教学原则,实现教学目标。选择的依据如下:

（一）依据护理教学的目的和任务

护理教学过程是由若干个教学阶段或环节组成的，每一个教学阶段或环节都有具体的目的和任务，如传授知识的教学阶段与形成技能、技巧的教学阶段所采取的教学组织形式就应有所区别，前者多以课堂教学为主，后者则多以小组或者个人教学为主。有时在一个教学阶段中要完成几项教学任务，就可能同时采用几种教学组织形式，可以其中一种形式为主，多种形式为辅。

（二）依据护理教学的内容

依据护理教学内容确定教学组织形式，就是依据学科的性质和内容来选择教学组织形式。

（三）依据学生身心发展的特点

护理教育有着不同的层次，不同层次的教学对象在年龄、知识背景、身心发展上都有着不同的特点。为此，应根据学生不同的年龄阶段、不同身心特点，选择适合的教学组织形式。

（四）依据学校的办学条件和教学设施

不同的教学组织形式，需要不同的教学设施和设备条件，如临床教学需要有具备完成临床实习任务资源的临床教学基地和符合教学要求的临床师资队伍。

护理教学的组织形式主要包括课堂教学、临床教学、小组教学、远程教学等。其中课堂教学和临床教学是目前护理学专业教学采用的最普遍的教学组织形式。

第二节　课　堂　教　学

课堂教学包括备课、上课、作业的布置与批改、课外辅导和学业成绩的测量与评定等环节。教师应熟悉各个环节的任务，认真做好各个环节的工作，保证和提高课堂教学的质量。

一、备　课

备课（preparation for lesson）是教学的初始阶段，是顺利完成教学任务的前提和基础。备课是否充分、完善，直接影响教学效果。一堂高质量的课不是随机或偶然发生的，它是教师精心准备的结果。因此，教师在课前应认真备课，要根据课程标准和课程的特点，结合学生的具体情况，全面规划教学活动，对教材内容进行教学法上的处理，以保证学生能有效进行学习。

备课主要是做好三项工作：钻研课程标准和教材、了解学生、设计教学方案。

（一）钻研课程标准和教材

1. 钻研课程标准　　课程标准是本课程教学内容的总体设计，教师应把熟悉和执行课程标准作为教学的起步点和落脚点，备课时必须明确本学科的教学目标、教材体系、基本内容和对教学方法的基本要求。

2. 钻研教材　　**教材是护理学教师进行课程教学的基本依据。**备课就是要认真钻研教科书，要掌握教科书上的每个知识点，明确教学内容的重点、难点和关键点。所谓关键点是学科中某些承上启下的知识点。

护理学教师钻研并掌握教材，一般要经过懂、透、化三个阶段。"懂"就是掌握

笔记

教材的基本结构;"透"是对教材融会贯通、运用自如;"化"是教师的思想感情要和教材的思想性、科学性溶化在一起,达到此境界,可谓完全掌握了教材。

3. 广泛查阅教学参考资料　教师备课仅抱着一本教科书是不行的,要给学生一杯水,教师自己就要有一桶水。在钻研教材的同时,应利用各种途径,收集与教学内容有关的参考资料,包括中外文书籍、报刊杂志、网络资源等。了解相关的新进展,以便充实、丰富教学内容。

名家观点

终 生 备 课

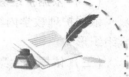

前苏联著名教育家苏霍姆林斯基所著的《给教师的建议》一书中讲了这样一个例子:一位有 30 多年教龄的历史教师上了一节公开课,引人入胜,受到普遍好评。当这位老师的同行问他花了多少时间备这节课时,他是这样回答的:"对这节课,我准备了一辈子。而且总的来说,对每一节课,我都是用终生的时间来备课的。"

"终生备课"、"终生备每一节课"是苏霍姆林斯基在上个世纪很早就提出的教育信条,当我们迈入 21 世纪的今天,"终生备课"到底备的是什么意义的"课"呢?又怎样进行这种"准备"呢?对此,苏霍姆林斯基作出的回答是:"这就是读书,每天不间断地读书,跟书籍结下终生的友谊。"可见,"终生备课"需要"终生读书"。

资料来源:〔苏〕B. A. 苏霍姆林斯基著,杜殿坤译. 给教师的建议(修订版). 教育科学出版社,1984.

(二) 了解学生

教师要全面了解学生,包括学生的基础知识、学习态度和方法、理解能力、个性特点、兴趣爱好、思想品德、健康状况等。教师可以通过与班主任(辅导员)、其他任课教师或学生交谈了解,也可通过课堂观察学生、批改作业、发问卷调查等方式了解。在全面了解学生的基础上,进行分析,概括出全班学生的共性并掌握个别情况,使教学具有适宜的难度和进度,同时有针对性地进行分类指导和个别指导。

(三) 设计教学方案

在以上工作的基础上,护理教师必须对一堂课的教学过程的各个环节进行认真研究和设计,拟定出较详细的教学实施方案。

设计教学方案可具体化为编制三种计划:

1. 学年或学期教学进度计划　这种计划应在学科或学期开始之前制订出来。内容包括本学期或学科的教学总要求、章节的编排顺序、教学时数和时间的具体安排、教学形式与教学手段的安排。

2. 单元计划　是教科书的某一单元拟定的教学计划,内容包括该单元的教学目的、课时划分、课时类型、主要的教学方法和必需的教具等。

3. 课时计划　课时计划(teaching period plan)又称教案,是备课中最深入、具

体、落实的一步。其内容包括：①确定具体、可行、可测量的教学目标；②确定教学的重点、难点和关键点；③确定课程的类型和结构；④选择合适的教学方法和教学媒体；⑤设计教学的语言行为和非语言行为；⑥设计提问、练习和课外作业；⑦确定各个教学进程的步骤和时间分配。

编写教案有格式，但不限于某种格式，详略的处理也因教师而异。新教师最好写详细的讲稿式教案，经验丰富的老教师可根据自己的情况写提纲式教案。一份规范的教案应包括下述项目：授课课程、授课章节、授课对象、授课时数、授课地点、使用的教材、目的要求、重点难点、教学内容和进程、教学组织形式和方法、教学手段、使用的教具、授课提纲、时间安排、复习要点、思考讨论题及作业题、新近参考书、实施后情况记录等。

要写出一份合格的教案，应注意以下几个方面：

（1）全面透彻地掌握教材：**教材是教师编写教案的主要依据**，教师必须反复阅读教材，直至熟悉、掌握教材的全部内容，才能对教案的编写做到心中有数，并能做到立足于教材但不拘泥于教材。

（2）思路清晰，层次分明：一堂课要讲的内容很多，教师要理清思路，做到主次分明，详略得当，先讲什么，后讲什么，之间如何衔接都应做好安排。对教材中大段的教学内容，要善于提出要点，分解成若干小问题，按一定顺序排列出来，使得教案看起来一目了然，也便于学生学习理解。对所讲授的内容在时间上做好划分，一般以10分钟为基数，过大不易控制，过小缺乏机动性。

（3）材料充实，重点难点突出：由于教材受出版周期和篇幅的限制，内容有一定的滞后性，不少内容仅阐述了结论性的东西，不利于学生的理解。因此教师在编写教案时应对有关内容进行必要的更新补充，把科学结论的形成依据和理论演变发展过程适当反映到教案中。编写教案时，选择教材的内容不宜太多太杂，要抓"三基"内容，突出课程标准要求学生必须掌握的重点内容，根据学生实际情况，确定难点和用什么方法突出重点，讲清难点。在何时何处应用何种教具也应在教案中标明。

（4）语言通顺、精练和准确：编写教案不是照抄教材，要注意把书面语言转换成口头语言，例如"讲到这里，同学们可能会想到一个问题……""除了采取这种方法以外，还有其他解决问题的方法吗？"这样讲起课来就会显得自然、流畅，学生们也容易与教师沟通交流，积极地参与到教学过程中来。

二、上　　课

上课是整个护理教学工作的中心环节。上课是护理学教师的教和学生的学相互作用的最直接表现。上课应按教案进行，但又要根据课堂的进展情况，灵活掌握，不为教案所束缚。

（一）课的类型和结构

1. 课的类型　根据完成任务的不同，可把课分为不同类型，如一节课只完成一种教学任务称单一课，如复习课、练习课、测试课、参观课等。一节课要完成两个或两个以上的教学任务，称综合课。

2. 课的结构　即一节课的操作程序，基本程序是组织教学、检查复习、教新内容、巩固新学内容、布置作业。组织教学即管理课堂，使学生明确一节课的任务、要

笔记

求,把学生注意力集中到学习任务上来。检查复习是指检查学生预习或复习情况,已学过内容的掌握情况。教新内容,巩固新学内容,即在理解的基础上,使学生通过复述、练习、概括性讲授等方法当堂牢记或熟练掌握教材。布置作业是为了巩固、加强理解教学内容,预习将要学习的内容。

(二) 上好课的基本要求

要上好一堂课,一般应符合下列要求:

1. 目标明确　目标明确包括三层含义:一是师生双方对一节课所要达到的教学目标应具有共同的明确认识;二是教学目标要正确、全面,合乎教材和学生的实际,不仅有知识的掌握,还应包括情感、态度的培养;三是课堂上的一切活动都应围绕教学目标进行。

2. 重点突出　是指在一节课上,教师要把主要精力放在重要内容的教学上,不要对所有的内容平均分配时间和精力。教学中普遍存在的问题是教师希望将自己掌握的知识全部传授给学生,因而容易出现"满堂灌"的现象,其结果常常是事与愿违,教学效果并不理想。有经验教师的做法是课堂教学的诸环节(包括讲授内容、板书、多媒体等)均力求少而精,以便引导学生对重点知识的关注,也可采用典型案例,帮助学生把重点知识弄懂,学透,熟练掌握。

3. 内容正确　是指教师要确保教学内容的正确性、科学性和思想性。教师的教学技能或行为必须符合规范。教师对学生提出的问题要持谦虚、认真、实事求是的态度,不能做没有把握的随意性回答。

4. 方法恰当　教师应根据教学目标、内容和学生的特点选择最佳的教学方法。教学有法,但教无定法。教师要善于选择方法,创造性地加以运用,力求使教学取得较好的效果。

5. 表达清晰　教师上课必须讲普通话,音量大小要适中,语速快慢要适合学生的接受能力,条理要清晰,言语要流畅生动、明白易懂。板书要工整、清楚,媒体制作应规范。

6. 组织得当　指一堂课的进程基本符合课时计划的设计。结构严密,进程有

学习助手

课堂教学导入五法

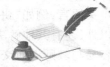

1. 故事导入:即通过讲述一个与教学内容相关的故事,把学生引入教学。

2. 问题导入:设置一个好的问题或悬念,激发学生探究的愿望。

3. 直观导入:展示图片、实物、模型、标本等,引起学生的好奇心和求知欲。

4. 音乐导入:播放一段优美的音乐,把学生轻松地带入课堂教学的氛围。

5. 激情导入:依据教学内容,用生动的语言、激昂的语调,引发学生的情感共鸣。

资料来源:袁振国主编.当代教育学.教育科学出版社.2010,184.

条不紊,不同任务转换时过渡自然,课堂秩序良好。各种教学媒体的使用做到合理选择和搭配,使用熟练,为突出教学内容服务,达到提高教学效果的目的。教师在上课的进程中应加强对导课、组织课的进程、结课三个环节的控制,并注意揣摩学生心理状态,善于运用注意规律,妥善处理课堂问题行为。

7. 师生互动　是指课堂上教师和学生之间具有良好的双向交流,教师的主导作用和学生的主动性都得到了很好的发挥。教师能够积极引导、启发学生进行思考,激发学生的智力活动,充分调动学生探求知识的积极性。教师上课时应边教学边观察学生的反应,并根据学生的反应及时调整自己的教学。

三、作业的布置与批改

作业包括课内作业和课外作业,其目的是帮助学生消化、巩固所学知识,熟练技能和技巧,培养学生应用知识的能力;通过帮助教师获得教学效果的反馈,为调整、改进教学提供依据。

护理教学中的作业基本可分为以下三个方面:口头作业,如复述、答问和口头解释等;书面作业,如写护理病历、读后感、论文等;实践作业,如护理技能操作、绘制体温单等。

护理学教师在布置和批改作业时应注意以下几个方面:

1. 作业的内容要符合教学大纲和教材的要求,针对不同层次的教学目标设计不同类型的作业。所设计的作业应有启发性、典型性,要兼顾理解性、巩固性、应用性和创造性方面的要求,把重点放在基础知识的掌握和基本技能的培养上。

2. 作业的形式可设计成个人独立作业或小组作业,以充分发挥个人学习和集体学习各自的优越性。

3. 作业的分量要适当,难易要适度,应根据所讲课程和自习时间的比例确定作业量,按学生一般水平确定作业的难易度,以免学生负担过重。

4. 作业的要求必须明确、具体,例如作业的格式、字数、评价方法、上交日期等。对作业中的难点、疑点可给予必要指导,但不能代替学生思考。

5. 作业的检查和批改要做到及时批改及时反馈,必要时要做集体讲评或个别指导,使教师及时了解教学的质量,使学生及时了解学习掌握情况。

四、课 外 辅 导

课外辅导是课堂教学的延伸和补充。课外辅导有以下几个方面的工作:答疑、拾遗补缺;给学习优异的学生个别指导;指导学习方法,进行学习态度教育;为有学习兴趣的学生提供课外研究的帮助;开展课外辅助教学活动,如参观、看教学影片、录像等。课外辅导可采取个别辅导和集体辅导两种形式。

课外辅导是师生相互了解、交流思想情感的好机会,因此辅导内容不应仅局限在书本、学科领域内,还可广泛地涉及世界观、人生观、理想及志向等。

五、学业成绩的测量与评定

有关内容请参见第九章。

第三节 实训室教学

实训室教学（laboratory teaching）即教师组织学生在模拟真实场景的训练室里进行行为、技能教学的一种教学组织形式。护理教师在实训室讲授并示教护理技术操作和护理规范行为，并要求学生进行操练，直至达到教学目标要求。

护理实训室教学包括模拟教学和虚拟教学。目前国内的护理模拟教学多包括场景模拟教学、高仿真模拟教学。不论是模拟教学，还是虚拟教学对实训室的硬件和软件均有较高的要求，不仅包括各种仪器、设备的配备，还包括对整个教学内容、环境、方法的设计、组织、安排，充分发挥实训室教学的优势，提高实训教学效果。因此，实训室的建设和教学管理对护理教学质量显得尤为重要。

一、实训室教学的目标与环境

根据教学内容的不同，实训室可分为形体训练室、健康评估实训室、模拟病区（护士站、治疗室、普通病房、ICU、急诊室）等，使学生能熟练掌握护士基本礼仪、各种评估技巧、护理学专业基本技术和专科技术等。

（一）实训室教学的目标

实训室教学是护理教学的一部分，其教学目标一般应围绕培养目标而制定。不同类型的护理院校的培养目标也应有所不同。一般来说，实训室教学的目标有：

1. 培养学生的动手实践能力　大多数护理院校会模拟医院、社区、康复中心等的布局来建设实训室，让学生在低风险的前提下反复多次地进行护理实践操作的练习，不用担心操作会给患者带来任何痛苦，而专注于整个操作的规范性，有利于提高学生的护理技能。

2. 适应护士的角色　学生在模拟的实践场景中有身临其境的感受，能尽早感受到医院病区或其他服务场所的工作环境，使操作更具真实性，也对护士这一角色有更直接的感知。

3. 提高学生的综合能力　在实训室可以运用现代化技术，使用一些模拟设备，如静脉穿刺手臂、高仿真模拟人以及计算机辅助虚拟场景，通过设置案例，组织学生进行一系列的治疗操作，以提高学生的创新精神、团队协作能力、沟通表达能力、病情判断能力、决策能力等。

（二）实训室环境建设

不同教学内容的实训室的环境会有所不同，但总体建设原则包括：

1. 保障教学　根据在校学生的教学需求和自身经济条件建设适当规模和数量的实训室，在实用、适用和节约的前提下，优化资源配置，应用一些现代化科技手段或设施，以满足日常护理教学的需求。

2. 贴近临床　实训室教学是为学生后期进入工作岗位做准备的，所以实训室的环境构建应根据自身条件尽可能接近临床环境，配备与临床贴近的各种设施和设备，如在急诊实训室内装置多功能监护仪、除颤仪、呼吸机、抢救车、气管插管用品、急救药物、医用设备吊塔等，缩短与临床环境的距离，为学生今后尽快适应工作环境打下基础。

3. 注重人文　人文环境对培养护理学专业学生的人文关怀品质十分重要。除了光线明亮、空气新鲜、温湿度适宜外，还应注意以人为本，例如整个实训室的色调的选择，母婴同室可用粉红等暖色调为主，而急诊和 ICU 实训室则可用绿色等冷色调为主。另外在每层楼或者每个实训室门前放置穿衣镜，提醒师生应整理衣帽，精神饱满地进入实训室，实训室的墙上还应有一些护理先驱和护理前辈的画像、名句，或者一些精美的图画等，给学生以专业陶冶和美的享受，增强其专业认同。

二、实训室教学的设计与实施

实训室教学的设计与实施是整个实训室教学的核心部分，其质量的好坏会直接影响到教学效果。

（一）实训室教学的设计

教师在进行实训室教学前应做好充分的准备工作，结合学生的认知水平、年龄层次和学习能力设计好整个教学过程。其基本原则有：

1. 根据教学目的选择教学方法　教学前，教师要了解本次教学的目的是单一操作训练还是综合能力培养，根据不同的教学目的选择合适的教学方法。如果是单一操作训练，则可按照教师示教和（或者）观看录像—学生练习—集中反馈或者学生演示—教师点评—学生练习—集中反馈的模式进行。如果是开展综合训练，教师应事先设计合适的案例，选择一组或多组学生（每组以 3 ~ 5 人为宜）进行演示，演示结束后由师生共同对整个过程进行点评、分析和讨论。

2. 以学生为中心，以教师为主导　在实训教学中，学生是学习的主体和中心，要主动观察、思考、讨论，勇于评判，善于协作。教师起到引导和督促作用，要在有限的时间内引导和鼓励学生主动思考、大胆创新、团结协作。

3. 培养爱伤观念　学生在实训室学习时面对的"患者"往往是模型人或者自己的同学，而并不是真正的患者，较难真正做到爱护、尊重、保护"患者"。这就需要教师在设计教学时注意培养爱伤观念，引导学生换位思考，视模拟人为患者，模拟真实感受等，让"以患者为中心"的护理理念扎根在学生心中。

（二）实训室教学的实施

不同课程的不同教学内容的实训室教学实施过程会有所不同，基本步骤如下：

1. 介绍教学目标　教学目标可由教师口述，或使用幻灯片展示，或打印出来，分发给每位学生，使之了解本次课的目的、重点、难点等。

2. 观看教学录像　录像的内容可根据教学目标和学生的认知状况选择，可以是某个操作的演示，也可以是案例情景介绍。在学生观看的同时，教师可同时讲解或强调其中的细节，提出问题引导学生思考。

3. 教师示教　教师在和学生一起回顾相关理论知识的同时，可请一名学生作为"患者"来示范各个操作要点，并可根据学生的学习进度重复或者跳过某些知识点。

4. 回示教　随机抽选 1 ~ 2 名学生回示，了解学生对教师示教内容的理解程

笔记

度,根据情况,对有关内容进行再次强调或演示。

5. 分组练习　将学生分为 4～6 人/组,自由分角色扮演"护士"和"患者",由"护士"对"患者"进行操作练习。

6. 教师巡查　在学生分组练习的过程中教师应巡回观察学生训练的情况,并给予反馈和适当的指导,以规范操作,纠正学生的错误。

7. 总结和评价　教师教学结束后应进行教学内容的总结,对其中的重点、难点内容再次强调,并评价教学效果,评价内容包括对学生的评价以及教学过程的评价。

三、实训室教学的组织与管理

实训室的教学组织管理对保障实训室教学的正常秩序和顺利开展起着至关重要的作用,具体要求为:

1. 制定实训室的相关制度　制定包括实训室工作人员职责(实训室主任职责、实训室的教师职责、实训室管理人员职责),实训室的教学管理制度,学生实训守则(包括学生在实训室时的着装要求,应守时、服从教师管理,爱护实训设备、器材,维护实验室环境安静、整洁等),实训室监督办法等制度,组织相关人员学习,并张贴在实训室醒目处。

2. 制定实训教学大纲　由各个教研室教师根据培养目标和课程标准编写而成,定期修订,并报教务处备案。

3. 严格执行实训室教学程序　按照教学进度表和学生课表编排实训室教学课表,并上报院(系)教学办备案。实训教学指导教师按照实训课表上课,实训室教学工作人员则应提前做好教学准备工作,如各种耐用品、易耗品、材料的计划、使用和管理工作,以及随时准备解决在实训过程中出现的任何问题。实训课后,指导教师应如实做好实训课的上课记录,工作人员则应做好上课所用的各种仪器设备的登记、保养、维修和计量工作。

4. 积极进行教学改革　实训课指导教师和实训室工作人员应及时吸收科学技术和护理实践发展的最新成果,不断改革教学内容,更新实训项目,培养学生树立理论联系实际的学风、严谨的治学态度,提高观察问题、分析问题和解决问题的能力。

第四节　临　床　教　学

临床教学作为护理教学的一种特殊的组织形式,是培养护理学专业学生分析和解决问题能力及护理操作技能的有效途径。通过临床教学,学生将课堂所学的专业理论知识应用于解决患者健康问题的过程,锻炼了学生的专业实践能力,为今后走上护理工作岗位打下坚实的基础。

一、临床教学的概念

国外学者 Schweer 将**临床教学**(clinical teaching)定义为:"学生把基础理论知识转变为提供以患者为中心的高质量护理所必需的不同的智力技能和精神运

动技能的媒介"。根据对临床教学的界定,**临床护理教学**则是帮助护理学专业学生将课堂上所学到的专业知识和技术运用到临床护理实践中,使之获得应有的专业技能、态度和行为的教学组织形式。由于护理实践范围的扩大,现代临床教学的场所不仅包括医院,也包括家庭、学校、社区各类医疗卫生预防保健康复机构。

二、临床护理教学的目标

临床教学的目标也包括三个领域,即知识、技能及态度。

(一) 认知目标

认知目标包括两个方面:关于具体事实、信息知识的目标,以及关于如何将理论知识运用于实践的目标。后者包括**问题解决**、**评判性思维**和**临床决策**等高层次认知技能。

1. 基本理论知识　学生在校已经学习了各学科的理论知识,为临床实践奠定了一定的理论基础。在临床教学中,学生将这些知识运用于实践,并在实践中验证和巩固这些知识。同时,学生还能接触到大量的书本上没有的知识,例如各专科治疗和护理的新理论、新概念、新进展等。通过临床学习,学生可以充实或更新自己的知识体系。

认知领域目标陈述举例:能将 Orem 的自护学说用于对服务对象自护能力的评估中。

2. 高层次认知技能

(1) 解决问题:临床学习活动给学生提供了大量有待解决的真实问题。获得解决这些临床问题的能力是临床教学的一个重要目标。刚接触临床时,学生尚缺乏有效解决这些问题的能力。为了达到这一教学目标,临床教学活动应将学生置于真实问题的情境中,并采用相应的教学方法。

问题解决目标陈述举例:学生能提出减轻特定患者疼痛的多种护理措施。

(2) 评判性思维:评判性思维是护理人员做出正确临床决策的重要能力。有效的临床教学活动为学生提供了在不断增加的复杂性和不确定性的健康保健环境中观察、参与和评价护理活动效果的机会,从而发展了学生在护理学专业领域的评判性思维能力。

评判性思维的教学目标举例:能判断减轻特定患者疼痛的护理措施的可能效果。

(3) 临床决策:在护理实践中护士往往需要做出有关患者、护理人员以及临床环境等的决策。临床教学应促使学生参与到真实决策制定的过程中来,以促使该教学目标的顺利实现。

决策制定目标陈述举例:能选择一种减轻特定患者疼痛的最佳方法,并描述选用理由。

(二) 技能目标

护士除了应具备丰富、扎实的护理学专业理论知识之外,还要具备熟练的护理操作技能、护患沟通能力和组织管理能力。

1. 护理操作技能　护理操作技能包括基础护理操作技能和专科护理操作技

能。护理操作技能的学习需要不断地练习和反馈,以便使操作更准确、更娴熟,直到达到预期的目标。对于某些侵入性的护理操作,如静脉穿刺,学生必须在示教室内经过反复训练达到教师认为熟练的标准之后方可用于服务对象。因此,临床教学应为学生提供大量的实践机会并给予及时有效的反馈。

操作技能目标陈述举例:能按操作规程成功实施静脉注射。

2. 护患沟通能力 学生在临床实习期间,需要形成各种人际关系,其中最主要的是护患关系,因此护理实践的整个过程都要培养学生的护患沟通能力,要提供机会让学生与患者沟通交流,学会建立起治疗性关系。

护患沟通能力的目标举例:能与服务对象建立良好的人际关系。

3. 组织管理能力 在临床实践中,护士每天要面对大量的护理工作任务并要在一定的时间内完成,要将这些任务排列好优先顺序并井井有条地完成任务,需要具备一定的组织管理能力。因此,在临床护理教学中,必须注重学生组织管理能力的培养,以便使他们在未来复杂的环境中有效地、称职地完成护理工作。

组织管理能力目标陈述举例:能在指导下有效地承担糖尿病患者个案管理者的职责。

(三) 态度目标

学生在校学习的过程中,已初步形成了关于护理学专业、护士角色等的理解和价值取向。进入临床实习阶段,学生有机会对此进行检验,并修正、巩固、发展更明确、坚定的信念和积极的专业价值观。临床教学应为学生提供专业的角色榜样,以促使学生形成正确的态度和价值观念。

态度学习目标陈述举例:能意识到自我学习的需要。

三、临床护理教学环境

广义的**临床护理教学环境**是指组成临床教学的场所、人员及其社会关系,是影响临床护理教与学的各种因素。它由人文环境和自然环境两部分组成。

(一) 人文环境

临床护理教学的人文环境包括临床护理教师、临床护士、其他专业人员、辅助人员、护理服务对象、实习学生,以及由以上人员组成的人际关系、护理类型等。临床中各种人员的态度、言行等都对学生产生直接或间接的影响,进而影响着临床教学的效果。

1. 临床护理人员 临床护理人员是临床学习环境最主要的要素。包括临床护理学教师和临床护士。临床护理教师是承担临床护理教学职能角色的临床护理人员。他们不仅控制和管理着临床这一实践场所,而且是护理实践的角色榜样。而临床护士与学生密切接触,其言行举止、思想风貌、专业水平、工作态度等同样会对学生产生潜移默化的教化作用,其良好的职业素养将有利于学生的临床学习。这些职业素养包括:

(1) 人文关怀意识:包括对学生的关怀和对患者的关怀。临床护理人员对学生热情友好,宽容和善,关心体贴,尊重爱护和帮助等人文关怀的态度和行为可以促进学生自尊、自信地发展。护理是一门关怀的职业。临床护理人员在工作中应尊重、关爱每一位患者,为护理学生树立良好的榜样,有利于促进其形成职业认同、职业归属感以及积极的专业态度。

（2）教学意识：是指对教学的敏感性和自觉性。临床护理人员应敏锐地察觉各种教学机会以及学生的学习需求，主动地应用各种方法进行教学，尽可能为学生提供各种学习机会，如鼓励他们提问，参加医疗查房、护理查房，执行各种护理操作以及观察学习新的技术操作过程等。

（3）教学能力：不仅包括对护理相关理论及实践知识的理解和把握能力，还包括一定的语言表达能力、观察和了解学生的能力、组织管理和调控教学活动的能力、运用各种教学辅助工具和手段进行教学的能力等。

（4）合格的护理实践：由于"角色榜样"的作用，护理人员自身的实践能力和工作质量将直接影响到学生的学习。

（5）小组团队精神：护理是一个合作性较强的职业，临床护理人员之间相互支持、协作的良好氛围有助于学生发扬集体主义精神，从而促进其团队合作能力的提高。

（6）积极进取：临床护理人员互相学习，积极钻研业务知识，努力提高专业技术水平，有助于建立良好的学习气氛，从而激励学生积极主动地学习。

2. 医疗机构中的其他专业人员　学生实践场所中的其他专业人员，如医生、理疗师、营养师等，对学生的态度、自身的实践能力及教学意识等同样影响学生的学习。他们也应了解临床教学的意义，并认识到自己是学生学习的一个重要资源，从而尽可能地为学生提供各种学习机会，如医疗查房、观察新技术、新操作等。

3. 学生　学生也是临床学习环境的重要组成部分。学生身心方面的准备是临床学习的重要因素。一般来说，学生进入临床学习时都会产生焦虑的情绪。过分焦虑会妨碍学生的学习。因此，学生要做好充分的心理准备。学校及实习机构也应采取措施帮助学生减轻焦虑，例如实习机构在学生进院的第一天安排实习导向活动。

4. 护理服务对象及服务场所　护理对象的许多特征可以对学习环境产生很大影响。如病种、病区的"情感气氛"、护理对象的性格特点、是否与医护人员合作等。例如在急诊、ICU实习的学生，在增加学生工作兴奋性的同时，也会使这些还没有足够信心来完成技术操作的学生感到有压力。

5. 护理工作方式　临床护理工作方式同样影响学生临床学习的效果。在实施功能制护理的病区里，学生学会了如何完成任务，但失去了系统地照顾患者的机会。在实行责任制护理的病区，学生可以应用护理程序对患者进行护理，这样既可以帮助他们学习整体护理患者的方法，又可以发展他们分析问题、解决问题的能力。同时，学生还获得了学习承担责任、做出决策的机会。

6. 教育机会及教育资源　教育机会及教育资源的多少也会影响学生的学习。所有临床工作人员都应该尽可能地为学生在临床实习提供学习机会。教育机会包括：制订一些正式的学习计划如专题教学讨论、临床专家讲座；为学生提供教科书、专业杂志、网上资源、病例记录等供学生自己阅读。教育资源包括人力资源和物质资源。人力资源指临床护理教师和临床护理人员。临床护理教师或护理人员的短缺会直接影响学生获得指导和教育的质量，因为人员缺乏时，不但教师不能保证指

笔记

导的时间,学生还可能被要求参与一些非护理学专业的工作。物质资源指供学生进行学习和讨论的教室、会议室以及各种教学媒体等。

(二) 自然环境

临床教学的自然环境主要指对学生的学习产生直接影响的各种自然因素。它包括医院的地理位置、医院的性质和规模、医院的物理环境等因素。

1. 医院的地理位置　如所处的地区地段、交通情况、离学校和学生宿舍的距离、医院周围的环境、安全性等都是构成自然环境的因素。它们会对学生的学习产生一定的影响。

2. 医院的性质和规模　医院的性质和规模影响着学生学习对象的种类及数量,因而也是临床学习环境中的重要组成部分。教师应该根据教学目标及学生人数的多少来选择实习的单位。

3. 医院的物理环境　包括医院的环境、设施、设备等。室内清洁、光线适宜、温湿度合适、无特殊气味、噪声得到有效控制等是学生学习的重要条件。医院的设施和设备先进齐全,可提供学生更多的见习和实践的机会。

四、临床护理教学的形式

临床护理教学的形式主要有两种:临床见习和临床实习。

(一) 临床见习

临床见习(clinical observation)是指在讲授专业课期间,为了使学生获得课堂理论与护理实践相结合的完整知识而进行的临床实践的一种教学形式。通常是在理论课学习后,由教师带领到医院有关科室,通过看、问、想、操作等教学活动,使理论与实践相结合,巩固和加深课堂学到的理论知识。如学生在课堂上学到静脉输液法,并在实践课中进行操作训练,然后由教师带领去急诊室见习,观察护士的操作,并在护士的指导下进行静脉输液的基本操作。通过见习实践,学生可以深刻认识静脉输液各种规定、制度的内容和意义以及操作规范、要点,培养良好的职业态度。

临床见习的**基本环节**分为:

1. 见习前的准备　护理学专业课的见习主要由院校各课程组根据教学大纲的要求进行统筹安排。由院校教师在课程实施前与教学医院护理管理部门、有关科室进行沟通,使之了解教学进程和见习内容与要求,给予有效的配合。课目见习前,任课教师应首先到见习点,根据教学的需要,选择有代表性的患者和病例作为见习对象,并向其做好解释工作,以取得理解和配合。其次是做好学生的组织工作,使学生了解见习的目的、内容、方式、要求和注意事项。

2. 见习期间的组织　见习期间总的要求是以认识各种疾病与各种护理操作为主。在教师指导下,学生着重学习接触患者、问病史、写病历、学习检查身体的基本方法、识别各种正常或异常体征;学习临床思维方法和观察病情变化要点,实践基础护理工作,并有计划地安排观察和学习临床诊疗、护理技术操作。

一般应根据学生人数分组见习,每组 6~8 人为宜,每组配备带教教师 1 名,多由院校护理学专业授课教师承担。

教师带学生进入病房学习,一般称带教。以示教、讲解、床边提问、查对和指导等方法为主。在实际带教过程中,上述方法常交替应用。见习初期,教师示教、讲解应多一些，到了后期则应以学生活动为主，教师提问、查对、指导的比重也相应增加，而示教、讲解则逐渐减少。

带教必须以床边为主，切忌脱离患者的讲课。即使床边，也应以讨论式为宜，并逐渐增加学生直接接触患者的机会。这是护理学专业实践性特点所决定的。而且同一种病，在不同患者身上的表现是不同的，只有通过大量接触患者，才能真正取得理论联系实际的教学效果。

（二）临床实习

临床实习（clinical practice），又称生产实习或毕业实习，是指全部课堂教学完成后，集中时间对学生进行临床综合训练的一种教学形式。临床实习是护理教学过程中重要的教学阶段，是贯彻党的教育方针，继续完成和达到教学计划所规定的培养目标的最后阶段，是整个专业教学计划的重要组成部分。它通过安排学生直接到医院科室，在临床护理教师的指导下承担部分护理工作，巩固强化理论课所学知识和技能，培养学生良好的职业道德和行为，是检验教学质量的手段之一。

组织临床实习的**主要环节**如下：

1. 全面认识临床实习的目的　临床实习的主要目的是通过临床实习，全面参加专业实践，使学生将所学的理论知识和技能，正确地运用于护理实践，从而巩固和充实理论知识，进一步获得和掌握护理学专业的各种技能，培养科学思维能力、优良的工作作风和职业道德，为毕业后独立从事护理工作，打下良好的基础。

2. 联系安排好实习场所，建立实习基地（医院）　取得学生实习基地（医院）的支持是搞好实习的重要条件。因此学校一般应选择具有一定资质和带教能力的综合性医院作为自己的实习基地（医院）。

3. 制订实习计划和大纲　根据课程计划，首先应编写出相应的实习大纲、实习讲义，以及制定实习管理制度。在此基础上，院校教师应与实习基地的临床教师共同制订完整的、切实可行的实习计划。实习计划包括：目的要求、起止日期、实习科目、轮转安排、带教师资、实习内容、实习形式和方法、实习考核和评定方式等。

4. 加强临床实习的指导和组织工作　指导和组织工作是完成实习任务的关键。每个实习基地（医院）都必须在基地的负责人（一般是负责教学的副院长、医院教学管理部门负责人、护理部教学负责人）领导下，组织科室护士长，成立该基地的实习指导小组。每个实习科室均应有 1 名专门负责实习带教的临床教师，执行和落实实习计划，做出具体的实习安排，建立健全考核机制，保证实习计划的实施质量和实习任务的完成。

学生进入临床实习后，院校教学管理部门和班主任应经常与实习基地保持联系，定期到各实习点了解学生实习情况，及时与实习基地有关部门沟通，并协助解决学生在实习中发生的问题。

五、临床教学的方法

临床教学中常用的教学方法包括经验学习法、带教制、临床查房、实习讨论会等。

(一) 体验学习法

1. 概念 体验学习法(experiential learning),又称经验学习法或发现反思学习法,是指在设定教学目标的前提下,让学习者在真实或模拟真实的环境中,通过自己的经历或事物的观察,然后通过反思和与他人分享感悟中构建知识、技能和态度的一种教学方法。其最大的特点是通过学生自己"做"进行学习,而不是听别人讲述或自己阅读来学习知识。

2. 过程 根据美国社会心理学家和教育家戴维·库伯(David A. Kolb)的体验学习理论,体验学习的过程首先是学生亲身经历某方面的护理实践产生了体验或感受(具体体验),接着通过与小组的同学交流、讨论这一经历,对感受进行分析、思考和评价,明确自己学到了什么、发现了什么(反思观察);然后,学生将反思和观察到的结果进一步抽象,形成一般性的结论或理论,如这次体验对将来的护理实践所产生的意义,或者是对刚才所发现的现象和问题进行因果解释;最后,学生要把这次获得的经验和发现的结论迁移到其他新的情境中进行应用(图7-1)。

由此可见,体验学习不仅包括经历事件,还包括一系列反思的过程。进一步分解反思过程,可分为以下三个阶段:第一阶段,回到所经历的情境(回到体验中去),即"发生了什么事?"在这一阶段,学生被鼓励"回想"已经发生的整个经历,描述所出现过的失误,但不进行评判。第二阶段,专心于感受(注意感觉),即"学生的感觉如何?"此阶段的目标是让学生体验有关经验的自我感受,并鼓励他们努力运

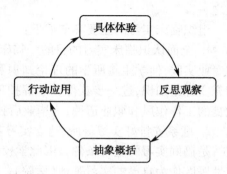

图7-1 体验学习的基本过程

用积极的感受,例如得到患者赞扬后的愉快感受。对给学生造成压力的感受,如情绪不佳的患者对学生不友好态度的感受要设法消除,以促进有效的学习。第三阶段,重新评价阶段,即"这意味着什么?"最基本的是让学生把这次体验与自己原有的相关体验和感受联系起来,检验它们之间的相互关系。这个反思过程模式需要被反复实践,直到学生能够熟练运用。

3. 形式

(1) 体验学习日记:是鼓励学生进行反思的行之有效的方法。在日记中,学生除了记录自己所经历的具体事件外,还要描述他们对事件的认识。

(2) 反思性小组讨论会:每次实习结束时,组织学生进行反思性讨论。在讨论中,学生不仅可以反思自己的临床经历,而且可以讨论其他同学的经历,分享别人的感受,从而扩展体验。

(3) 实地参观学习:包括参观医院、敬老院以及进行社区实践,如家庭访视。带学生访视前,应该向学生解释访视的目的、内容和要求。访视结束后,安排时间让学生向其他同学及教师进行汇报,从而促进反思。

(4) 应用课题:应用课题包括两种形式。一种是个案研究,让学生对一个案例进行较为深入的研究,促使学生综合运用各种知识。另一种形式是小型科研,即学生在教师的指导下,选择临床小问题,进行科研程序的训练,这样不仅可以锻炼

来自护生的反思日记

点燃生命的护士话语

中午,急诊室来了一位因赌博输钱喝下农药的中年男子,大家立即投入紧张的抢救,但患者断然拒绝任何救治。正当我们手足无措之时,带教的刘老师走上前,轻轻地握住患者的双手说:"我知道你是悔恨自己,觉得赌博输钱很对不住家人,是吗?"他没有作声。刘老师继续柔声地说:"可是看看你年迈的父母、依恋你的妻儿,你走了他们可怎么办?难道你忍心让白发苍苍的父母老无所养,幼小无助的孩子失去爸爸的保护吗?过去的就让它过去吧,只要你肯改,你的亲人一定会原谅你的。"泪水无声地滚落下来,他顺从地接受了……旁边的我鼻子竟也酸酸的。原来护士一句贴心的劝慰,一个支持的举动就能重新点燃一个绝望生命的希望之火,拯救一个即将破碎的家庭。我在心底默默发誓:一定要成为一个懂得关怀患者的护士。

学生的科研能力,还能促使学生对某些问题进行深入思考。

（二）临床带教制

1. **概念**　一名学生在一定的时期内固定跟随一位护理人员实习的形式被称为**带教制**（preceptorial model）。在这种教学模式中,带教教师对学生提供个体化的指导,并促进其专业角色的习得。

2. **方法**　在带教制中,学生全程跟随带教教师一起工作。学生可全面观察、学习带教教师从事临床护理工作的全部内容和方式,包括各种护理操作、对患者的整个护理过程、与各类人员的沟通、对患者的态度等。同时,学生可就观察过程中产生的问题向教师提问,获得解释。除了观察学习以外,带教教师要按实习计划,根据学生的具体情况,安排其动手实践的机会,并及时反馈。除专业带教外,带教教师还要关心学生的思想和生活等方面的情况,与学生建立和谐的师生关系。

3. **注意事项**

（1）认真选拔带教教师:可根据下列标准进行选择:①等于或高于带教学生层次的学历;②明确、清晰的教学意识;③较丰富的临床护理实践经验和娴熟的护理操作技能;④良好的协调、沟通能力;⑤一定的临床教学经验和教学技能;⑥成熟的专业角色行为和良好的心理品质;⑦尊重、爱护学生。

（2）院校与实习单位要密切配合:实习前,护理院校应将实习大纲和具体的要求发给学生、实习主管部门及带教教师,使大家明确各自的任务、教学目的等。学校教师要定期征求学生和带教教师的意见,了解带教过程中出现的问题,讨论解决问题的方法,及时解决问题。临床带教教师也应将学生实习的情况,特别是实习中存在的问题及时向学校反映。

（三）临床实习讨论会

临床实习讨论会（clinical discussion and conference）是一种重要的临床教学活

笔记

动。通过这种形式的活动,学生可以分享观点和经历,发展解决问题和评判性思维的技能,锻炼和提高口头表达能力,学会与他人合作的精神。

1. 形式　根据讨论内容或主题的不同具有多种不同的形式,包括实习前讨论会、实习后讨论会、专题讨论会和重要事件讨论会。

(1) 实习前讨论会:是在临床活动开始前进行的讨论。讨论会由临床教师主导。教师事先为学生选好病例,学生在讨论中可以提出有关其临床实习活动中的问题,弄清楚该患者存在的护理问题,与教师和同伴分享自己所关心的事情。实习前讨论会有助于学生识别患者的健康问题,制订护理计划,为临床学习活动做准备。

教师的重要职责是要评估学生是否具备完成实习活动必要的知识和能力,必要时给予指导和建议。实习前讨论会可以用一对一的形式,或一个教师对若干名学生的形式。讨论时间因人数多少而异,不能太长。实习前讨论会用半个小时为最佳。

(2) 实习后讨论会:是在每次实习活动结束后举行的讨论。实习后讨论会给每位学生提供了深刻分析其经历的机会。每位学生要介绍自己当天对患者采取的主要措施、措施的有效性、这些措施与护理目标和理论的相关性、实习中遇到了哪些问题以及是如何处理的、自己的感受及意见。此外,学生可以将自己护理患者方面的疑惑向同伴或教师提出。同伴既可以提出自己的观点,也可以向进行汇报的同学提问,请求给予进一步的解释,小组成员在讨论会中分享彼此在实习中的经验和情感经历。

教师的作用是引导每个学生都有机会发言,鼓励学生思考和讨论所提出的问题,必要时澄清有关的问题,对讨论进行总结。讨论的时间也依照参加讨论人数的多少而定。有学者主张师生按 1:10 的比例,每次实习后讨论会用 1 个小时为宜。

(3) 专题讨论会:是小组就某些专题进行讨论。这些专题的范围很广,可以涉及文化、社会、经济、政治、专业等方面的问题。题目可由教师指定或学生提出。

(4) 重要事件讨论会:是就小组同学实习中遇到的重要事件进行讨论。讨论时,首先由教师或学生对该事件本身以书面或口头的方式介绍给全组成员,然后展开讨论,学生可以问有关事件的细节以得到充分的资料来发现问题所在;接着提出不同的解决方法,并向小组介绍自己的方法,或者学生以小组工作的形式共同决定解决问题的方案;讨论结束时,由教师或介绍事件的学生报告实际发生的情况,并澄清学生中可能存在的任何误解。

2. 临床讨论会的实施指导　要使临床讨论会有效实施,必须注意一些关键环节。

(1) 讨论的准备:临床教师要负责讨论的准备工作。包括准备讨论的场地和讨论本身。讨论的场地可以在实习机构的小教室,座位的安排如其他讨论活动一样,可设置为圆形、半圆形或 U 型,以便于讨论。室内应配有黑板(白板)、投影仪等教学工具,供教师和学生需要时使用。讨论时可先将所有实习学生分成大小合适的小组进行讨论。

教师就讨论本身的准备,应考虑下列问题:①确立讨论所要达到的目标;②计划讨论的时间;③设计讨论中的问题,并按顺序排列这些问题,如有必要,可事先将问题告诉学生,需要学生准备的讨论,如对复杂案例的分析,可将案例资料在讨论前提供给学生,便于学生阅读案例和查阅相关文献;④设计讨论进行的过程。

(2) 讨论的进行:在讨论进行过程中,教师要善于运用提问技巧,对学生进行提问。可以请不同的学生来回答同一个问题,鼓励学生勇于发表自己的观点,提出对问题不同角度的看法或尽可能多的解决问题方案。在学生回答有困难时,教师应该进一步陈述问题,或提供一些暗示。对学生的回答要及时给予重述、反馈。不要打断学生的陈述,即使发现学生的思路或信息有错误,也要等学生陈述完后再发表意见。评价时应评价学生的答案,而不要评价学生。在讨论中,教师要鼓励学生之间相互作用,这样可使讨论的气氛热烈而开放,达到促进高层次认知技能发展的目标。

(3) 讨论的结束:讨论结束时所有学生再集中在一起共同分享彼此的讨论结果。教师应对讨论进行总结,并指明讨论对临床学习的意义。

在讨论的整个过程中,教师和学生要扮演好各自的角色。表 7-1 归纳了教师、学生在讨论中的角色。

表 7-1　教师、学生在讨论中的角色

讨论中的角色	角色行为
教师	计划讨论 提出供讨论的问题、事件、案例等 设计讨论问题 协助讨论的实施并鼓励学生的参与 创造并维持一种开放、自由、放松的讨论气氛 控制时间 避免讨论偏离主题 提供反馈
学生	为讨论做准备 积极参与讨论 与小组同伴协作制定解决问题的方案或做出决定 审视不同的观点 愿意倾听他人的观点和看法
师生共同	总结讨论所达到的目标 将讨论与理论、科研相结合 识别本次讨论对其他临床学习活动的意义

(四) 临床查房

临床查房(clinical ward round)包括医疗查房和护理查房。学生在临床实习期间,通过参加医疗和护理查房可以学到许多书本上学不到的东西。

1. 医疗查房　医疗查房是医生每天的常规工作,以便于明确对患者的诊断、治疗、检查等问题。临床护理教师应为学生创造机会参加自己所负责患者的医疗查房,使学生充分了解患者的情况,以利于护理计划的制订和实施。

2. 护理查房　护理查房是对一位或若干位患者在床边进行观察、交谈,了解患者的情况,通过对病史和其他资料的回顾,讨论护理方案及其效果,并在此基础

笔记

上调整护理方案。护理查房是一种常规、有效的护理工作方式。临床教学中运用护理查房,可以促进学生护理患者综合能力的发展。

护理查房通常在患者床边进行,可由护士长或资深护士主持,也可由学生主持。开始查房时,主持者应将查房的对象——患者的基本情况介绍给其他同学,并向患者解释以取得患者的合作。介绍的内容包括患者的背景资料,患者生理、心理、社会等方面的评估结果,相关的护理诊断、护理措施以及护理效果。查房过程中,学生可以与患者交谈,对患者进行体检,或示范有关的护理操作。学生之间可以相互提出问题,不能解决的可以请教带教教师。在查房过程中,教师主要起主导作用,引导学生主动思考,澄清查房中的某些不清晰的观点,协助学生使查房围绕预定的目标进行,控制查房的节奏。教师也可以就关键问题进行提问或强调。对于某些敏感的问题,应在床边查房结束后到其他地方进行讨论。这样学生可以互相分享自己护理同类患者的经验。

通过护理查房,可以给学生提供很多锻炼的机会。学生可以识别患者的问题,评价护理措施的效果,对患者的护理产生了新的体会。另外,学生还能评判性地思考自己及同伴对患者所提供的护理,与一同查房的教师、同学交流有关患者护理及护理实践变革的看法,并与同伴分享临床知识,找出自己的差距。

（五）病室报告

病室报告（ward reporting）是指在每天固定的时间里,所有的护理人员在一起,报告每个患者的情况,并对护理进行讨论。当实行责任制护理时,每个护士都要报告自己所负责的患者的情况,护士长和其他护士就患者病情、护理措施等特殊方面提出疑问,大家共同讨论。学生参加病室报告会,可以学到更多的护理患者的知识。

（六）病例讨论会

病例讨论会（case discussion）是对病室内的疑难病例、典型病例、死亡病例进行分析和研究,并总结护理上的得失之处。通常由一位护士介绍案例,包括患者的病情、所采取的治疗和护理计划、实施情况及效果等,然后所有的护理人员一起讨论。学生也可以进行报告,参与讨论。这样可以使学生感觉到自己是病室护理人员的一部分,同时还可以提高他们在公众场合表现自我和语言表达的能力。

（七）专题讲座及研讨会

在临床教学中,可以采用**专题讲座及研讨会**（subject lecture or workshop）的方式,拓宽学生的知识面,促进学生对现代护理进展的了解。专题讲座是请在某一专业领域学术造诣较深的专家就临床护理发展的新概念、新理论、新方法、新技术等进行报告,以期拓宽学生的视野。研讨会是由专家及学生共同对某一个专题进行讨论,各位参与者充分阐述自己的观点,进而加深对这一问题的认识。这些新颖的知识容易引起学生的兴趣,激发学生对专业的思考和热爱,为以后的工作或学习提供参考。

教师要做好专题讲座和研讨会的组织工作,需要事先制订详细的计划,选择合适的时间和地点,并与报告人取得联系,鼓励学生积极参与和记录,最后进行总结。在报告会或研讨中,要鼓励学生的创新意识。

六、临床教学中的伦理与法律问题

临床教学是在一个复杂的社会情景中进行的。临床教师、学生、医护人员以及患者等均有其角色的权利和职责,他们之间有时是相互依赖,有时又是相互矛盾的。这些矛盾有可能导致伦理、法律方面的问题,应注意预防并妥善处理这些问题,以保证临床教学的安全和质量。

(一)临床教学中的伦理问题

在临床教与学的过程中所涉及的伦理问题主要有以下几个方面:

1. 学习者在服务场所中的问题 绝大部分临床教学活动发生在有服务对象存在的场所。这些场所不仅包括传统的医疗机构,如医院、康复中心等,也包括在家庭、社区及学校等场所。护理人员的责任是为患者提供直接的护理服务,而实习生是以学习者的身份存在于此。在护理服务机构中,患者期望得到高质量的服务,而对提供机会给学生学习则被置于次要的地位。这里涉及的伦理准则是"有益性",即护士具有帮助患者的职责,达到有益的结果,或至少不对患者造成伤害。当学生在护理服务场所的主要目的是学习时,这项准则就有可能被违反。

另外,作为带教教师的护士可能需要花费大量的时间和精力来指导学生,例如对学生提问、向学生进行讲解、给学生示范操作等。这些教学活动将占去了他们对患者直接进行护理的时间和精力,干扰其护理工作的顺利进行。但是由于专业的特点,学生必须在真实的临床环境中学习,才能达到教学目标。因此,教师在计划教学活动时,必须充分考虑学生、患者、工作人员的权利和需求。临床教师有责任使各方人员都清楚了解学习目标并保障学习活动不会影响护理质量。应让患者了解实习生存在的情况,以决定是否参与临床教学活动。临床教师应保证学生对实习做好充分准备,例如具有一定的技术操作基础,以及保证自己在场观察指导。

2. 师生关系

(1)对人的尊重:在临床教学中,尽管师生双方对建立和维持相互信任和尊重的关系都负有责任,但临床教师应该首先表达对学生的信任和尊重,主动建立这种关系,展示教师对尊重人的尊严、自主性等伦理准则的承诺。

在临床教学中时常有违反对人的尊重这一伦理准则的教学行为,例如在公众场合指责学生,不征求患者意见,就让学生观看其胸腔穿刺操作等。这种行为可能对学生产生伦理观念和行为的误导。因此临床护理教师应有意识地指导学生确立尊重患者的伦理价值观,并使自己的护理行为始终符合护理伦理准则。

(2)公平与公正:临床护理教师应为实习学生提供同样的学习机会,并用同一标准对不同学生进行评价。应避免与某些学生建立某种社交性关系,以导致其他学生的不公平感觉。教师与学生的关系应该是同事性的、协作性的,而不能过分地私人化和社交化。

(3)合格的教学:将"有益性"的伦理准则运用到教学中,则学生享有由称职、负责及知识渊博的教师带教的权利。丰富的知识和娴熟的技能对一个临床教师来说是必需的。此外还必须能够称职地促进、帮助学生在临床学习,包括设计学习活动、帮助学生将理论与实践相结合、培养学生的独立性、提问并回答学生的问题、评

笔记

价学生的表现、与学生有效地沟通等。

3. 不诚实行为　学生的不诚实行为可能体现在几个方面。例如为自己实习的迟到或私自离开实习场所行为编造借口,更为严重的是,隐匿实习中出现的差错,不向老师报告等。临床教师应严肃对待学生的不诚实行为,因为这些行为首先会威胁患者的安全,其次还会影响临床教师对学生的信任。如果教师不注意、不处理学生的不诚实行为,则会让学生以为这些行为是可以被接受的,同时也导致那些诚实的学生对教师的行为产生不满,从而影响学校和临床教学单位的声誉。

临床护理教师可以采取多种方法来控制不诚实行为。首先教师应成为学生学术诚信的角色榜样。教师应认可在学习过程中出现错误是正常的事,并创造允许学生在安全环境中出现错误的气氛。但应让学生意识到,教师不允许他们出现损害患者的错误。每个院校和实习基地都应该制定何谓学术不诚实行为以及如何对这些行为进行惩罚的具体条例或规定,反复向学生强调,并以此为准绳,持续、公正地处理违反条例的每一件事。

（二）临床教学中的法律问题

临床带教教师应有很强的法律意识,并应教育学生明确自己的合法身份,了解患者的基本权利和在实际工作与法律有关的潜在性问题,并采取一定的防范措施。

1. 学生的法律身份及法律责任　《护士条例》第二十一条规定:在教学、综合医院进行护理临床实习的人员应当在护士指导下开展有关工作。这里就明确指出了学生的法律身份,即不能单独进行任何护理工作,而必须在带教教师的严格指导下认真执行操作规程。

2. 带教老师的基本职责　带教老师应保持对学生适度的指导和监督。指导和监督的程度取决于带教老师对学生能力、悟性的了解以及操作的水平。因为过分的监督会增加学生的压力,或者是使学生产生教师不信任自己的感觉,从而使师生关系紧张;监督不够,则容易导致发生差错事故的机会增加。

3. 学生的权利　学生在临床实习中的权利表现在下列四个方面:①知悉对实习的安排;②拥有良好的学习环境;③有合格的带教教师;④有权询问评价结果(详见第二章第一节)。

4. 患者的基本权利　护理学教师和学生应了解患者的基本权利,如患者的知情同意权、患者的隐私权等,以避免在提供护理服务时侵犯患者的权利,从而引发一些不必要的医疗纠纷。

5. 潜在性的法律问题　每个实习学生不仅应该了解国家有关医疗护理法律的条文,而且应明确自己在实习工作中与法律有关的潜在性问题,如实习学生不具有单独执行医嘱、单独书写护理记录的权利,在教师指导下书写的护理记录必须有教师签名等。

6. 实习生发生护理差错事故的预防与处理　实习学生发生差错的主要原因是未认真执行三查七对、理论知识不扎实、带教老师带教不严等。因此,应对带教老师和实习学生分别进行法律法规的教育。带教老师应了解学生的学习水平、学习能力、个性特点等,采取适当的带教措施预防差错事故,并对实习生引起的差错给予处理。

(刘义兰　程利)

思考与练习

1. 什么是教学组织形式,确立护理教学组织形式的依据有哪些?

2. 班级授课制的优点和局限性是什么? 你认为应该怎样改进?

3. 课堂教学的基本程序包括哪些? 试分析它们各自在课堂教学中的作用。

4. 应用所学知识,选择自己熟悉的内容,尝试书写一份教案。

5. 为何说上课是教学的中心环节? 讨论怎样才能上好一堂课。

6. 比较课堂教学、临床教学在教学目标、教学环境、教学组织和教学方法上有什么不同?

7. 请列表说明临床见习和临床实习的异同点。

8. 比较临床教学各种方法,讨论各自运用的目的、方法和注意问题。

9. 讨论临床教学中常见的伦理法律问题,怎样使自己的临床学习行为符合法律和伦理原则。

10. 某日上午 11 点钟,一位胰腺炎患者诉腹痛,进修医生王某开医嘱阿托品 10mg IM st,指示当时唯一在护士站的实习护生张某去执行。张某见其他老师正忙着,觉得不便打扰,又考虑到自己肌内注射技术熟练,便去备药。备药时她对剂量不太肯定,问医生是否为 10mg,医生确认。张某便用备好的药为患者实施了注射。10min 后,患者家属诉说患者面部发红,谵妄,心跳快……

问题:

(1) 患者出现了什么问题?

(2) 护生有没有违反法规的地方? 如果有,违反了什么法规?

(3) 护生需要为自己的行为承担法律责任吗? 为什么?

(4) 带教老师应如何处理和预防这类事件的发生?

笔记

第八章

护理教学的方法与媒体

在教学过程中，教师必须借助一定的教学方法和教学媒体才能实现教学目标。因此，教学方法和教学媒体在护理教学过程中具有重要意义，是护理教学过程中不可或缺的组成部分，直接影响教学任务的完成和教学目标的实现，进而会影响整个教学系统功能的发挥。

第一节　护理教学方法

一、教学方法概述

教学方法（method of instruction）是师生为完成一定的教学任务在共同活动中所采用的教学方式、途径和手段的总称。两千多年前，《孟子集注》中就有："……事必有法，然后可成，师舍是则无以教，弟子舍是则无以学"的论述，不仅强调教学方法对教师的"教"和学生的"学"的重要性，而且也指出了"教"法与"学"法密不可分，是教与学方法的统一。

教学方法具有一定的历史制约性。不同的历史阶段,教学目的、内容不同,教学方法也各异。封建社会,教育的目的是为统治阶级培养臣仆,教学内容是四书五经,教学方法则采取教读背诵、呆板死记。现代社会,教育的目的是为社会培养各级各类适应不同专业发展需求的人才,并促进受教育者身心发展。教学方法也相应地更为多样化,强调学生的主观能动性,注重学生探究精神的培养。

教学方法也具有一定的历史传承性。从古至今,从中国到外国,各个社会所创造的一些优秀教学方法,至今仍被人们所沿用。如古希腊苏格拉底所倡导的谈话、提问、辩驳、引申、得出结论的教学方法;我国古代孔子所提出的启发、举一反三、因势利导、正反诘问、温故知新等教学方法至今都是现代教学方法的重要营养。

教学方法还受到学生认识发展规律的制约。不同年级的学生的知识积累程度和接受能力各不相同,应采取不同的教学方法。即便是同一年级、同一门课程,学生从开始接触到最后学完这门课程,其认识能力由浅入深、逐步提高,因此在学习不同章节时,应根据学生的认识水平选择有效的教学方法。

学习助手

教学方法与教学策略之鉴别

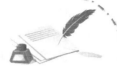

近年在教育界较多提到教学策略的概念,有不少人把教学策略等同教学方法。据此特作如下鉴别:

1. 教学策略是为达到教学目的和任务,组织与协调教学活动而进行的谋划,如启发式教学策略、先行组织者策略。教学方法是师生为完成教学任务而采用的方法,如讲授法、讨论法等。

2. 教学策略较为宏观,教学方法比较具体、详细,是教学策略的具体化。

3. 教学策略具有调控性,教学中采用何种教学方法,受教学策略支配,在层次上高于教学方法。

4. 教学方法是具体、可操作的,教学策略则包含监控、反馈内容,在外延上大于教学方法。

资料来源:全国十二所重点师范大学联合编写. 教育学基础(第2版)。教育科学出版社,2008,218-219.

二、护理教学方法的分类

教学方法有多种分类法。本章主要以学生认识活动的不同形态为分类依据,将护理教学中常用的教学方法大致归纳为以下几类:

(一) 以语言传递为主的教学方法

以语言传递为主的教学方法是指通过教师和学生口头语言活动以及学生独立阅读书面语言为主的教学方法。护理教学中常用的以语言为主要传递形式的教学方法有:讲授法、谈话法、讨论法和读书指导法。这类教学方法的教学效果取决于教师是否具有良好的口头表达能力和学生是否具有较强的阅读书面语言的能力。

笔记

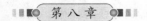

（二）以直接知觉为主的教学方法

以直接知觉为主的教学方法指教师通过对实物或直观教具的演示、组织教学性参观等使学生学习知识,形成正确认识的一类教学方法,具有形象性、具体性、真实性等特点。护理教学中应用的以直接知觉为主的教学方法主要有:演示法、参观法等。

（三）以实际训练为主的教学方法

以实际训练为主的教学方法是以形成技能、行为习惯和发展学生实际运用知识的能力为主的一类教学方法。该类方法强调手脑并用,让学生通过各种实际活动来逐步形成和发展自己的认知结构。护理教学中应用的实际训练类的教学方法主要包括实验法、练习法和实习作业法。

（四）以陶冶为主的教学方法

以陶冶为主的教学方法是指教师根据教学要求,有计划地使学生处于一种类似真实的活动情境中,利用其中的教育因素综合地对学生施加影响的一类教学方法。特点是使学生在不知不觉中受到教育。

陶冶的教学方法不是靠教师向学生直接提出要求或进行具体的指导,而是寓教学内容于各种具体的、生动形象的、有趣的活动之中,其目的是创设理智和情感并存的意境,唤起学生的想象,以加深他们对事物的认识和情感上的体验。这种方法若同语言传递、实际训练类方法有机地结合,则可大大激发学生自觉、愉快地学习,取得良好的教学效果。由于护理学是一门实践性很强的应用科学,以及护理工作的服务对象是患者这样一个特殊的群体,陶冶的方法在护理教学中有着独特的适用性和意义。

在教学过程中,教师借助语言、行为方式和教学风格,表现出来的对患者的关心、爱护和以身作则的感化作用,都会对学生的情感、意志、价值观、道德观、个性、人格等方面产生潜移默化的影响,有利于陶冶学生高尚的职业情操,促进学生的全面发展。

陶冶的方法也存在一定的局限性。首先在知识的传递方面,它不可能在短时间内给学生大量系统的信息,在动手能力培养方面也不能替代实际训练,有的教学内容也不能靠陶冶的方法使学生掌握。

运用陶冶的方法最重要的是要为学生创设能顺利实现教学任务的"情境",只有把学生引入情境之中,才能对学生产生积极影响。护理教学中应用的陶冶类教学方法主要包括角色扮演法、情境教学法和游戏法。

三、护理教学的基本方法

（一）讲授法

讲授法（Lecture method）又称"口述教学法",是指教师运用口头语言系统连贯地向学生传授知识、进行教育教学的方法。由于通过讲授法可以在短时间内向学生传递较多的知识,因此长期以来讲授法是护理教学的一种最基本的方法,常和其他教学方法配合使用。讲授法可分为讲述、讲解、讲演三种。讲述一般用于教师向学生叙述事实材料或描绘所讲对象;讲解是教师向学生解释、说明和论证事物原理、概念和公式等;讲演则要求教师不仅要向学生系统全面地描述事实,而且要深入分析和论证事实,通过分析、论证来归纳和概括科学结论。它比讲述、讲解所涉及的问题更深广,所需时间更长。在课堂教学中,这三种方法常常结合在一起运用。

1. 讲授法的作用和特点

(1)教师可充分发挥主导作用,将医学和护理学等知识系统、连贯地传递给学生。

(2)传递信息密度大,使学生能在较短的时间内获得较多的知识。

(3)一个教师可以同时和多个学生接触交流,传授效率高。

(4)教师合乎逻辑的分析、论证,生动形象的描述以及善于设疑、解疑,都有利于学生理解并建立自己的知识结构和促进学生智力的发展。

(5)能将护理学专业思想教育和富有说服力的讲授有机结合,对学生具有深刻的感染力量。

尽管讲授法是护理教育中应用最广泛的方法,但它也存在明显的局限性:①单向传授知识,不能充分发挥学生学习的主观能动性;②讲授面对大多数学生,难以因材施教;③提供结论性知识多,不利于培养学生的自学能力。

2. 运用的基本要求

(1)讲授应有目的性:教师的讲授应在课程标准指导下,根据教材的具体内容有重点、有目的地进行讲解。不着边际、即兴而谈的讲授,常使学生难以把握学习重点,不利于教学目标的实现。

(2)讲授应有科学性:科学性是对教师讲课的基本要求。教师的专业理论和实践水平是讲授科学性的根本保证。教师讲课的内容应以确凿的材料为依据,确保传授给学生的每个概念、原理、定律,在观点和方法上的正确性。

(3)讲授应合理运用语言:讲授时语言要清晰、准确及精练,既要有科学性和逻辑性,又要通俗易懂、生动形象、富有感染力。语音的高低、语气的强弱、语调的抑扬、语速的缓急都应符合学生学习的心理变化规律。同时教师还要恰如其分地运用比喻,配合必要的板书、教具演示,以加强语言的直观性,从而引起学生积极的学习情绪。

(4)讲授应注意非语言行为:教师的表情、眼神、动作等非语言行为能支持、修饰教师的语言,更能帮助教师表达难以用语言表达的感情和态度,加强语言的感染力。

(5)讲授要理论联系实际:讲授法自产生之初便承载传递前人实践经验的重任,理论与实践的结合是讲授法得以传承的法宝。护理学是一门实践性很强的学科,护理学教师在运用讲授法时,应注意将理论与实践有机结合,不仅要解释清楚理论产生的实践根据,还要注意说明理论在实践中的具体应用,引导学生应用理论解决实际问题。

(6)讲授应有启迪性:教学的任务除了传授知识外,更重要的是发展学生的智力。经过学生智力活动加工过的知识才能真正变成学生自己的知识。教师的讲授应避免照本宣科,要注意吸引学生注意力,促进学生积极思考,使学生的思维活

动和讲授内容交融在一起,发展学生智力。使讲授具有启发性应注意三个要点:
①讲授要中肯,说到学生的心坎上。如学生最渴望解决、最感兴趣的问题,教师在
讲课中提到了、回答了,就能激起学生的兴趣和思考。②讲授要含蓄,不道破"天
机",在教师"举一"的前提下,促进学生"反三"。③讲授要善于诱导,通过设置问
题情境诱发学生的求知欲,引导学生追根究底。

(7)讲授要有系统性:科学知识有严密的结构体系,因此传授科学知识应在
不破坏科学体系的前提下,根据学生认识活动的规律和特点,循序渐进地进行。教
师的讲授应有一定的逻辑性,做到条理清楚、层次分明、突出重点、突破难点,以及
体现重点间的内在逻辑联系,使学生习得的知识是一个较完整的体系。

(二)谈话法

谈话法(conversation method)又称问答法、提问法,是教师根据学生已有的知
识和经验提出新的问题,引导学生积极思考,通过师生之间的问答,得出结论,获得
知识和发展智力的教学方法。我国古代的《论语》实际上是孔子运用谈话法对其
弟子进行传道、授业、解惑的记录。古希腊哲学家苏格拉底(Scorates)也是运用谈
话法(即"产婆术")传播自己的思想,在世界影响颇大。

1. 作用特点 谈话法能激发学生的思维活动,调动学生学习的积极性,使学
生通过独立思考获取知识,有利于培养学生的语言表达能力和独立思考能力。从
心理机制方面看,谈话法属于探究性的,使学生变被动学习为主动学习的方法。通
过谈话,教师也能了解学生对知识的接受能力和理解程度,及时获得有关学生学习
的反馈,利于教师及时调整教学计划,有针对性地教学。另外,通过教师提问的思
路,学生可了解知识的来龙去脉,学习到探究问题的一般思路和方法。谈话法可用
于护理学科的各门课程教学,同时也适用于临床参观、见习和实习等现场教学形
式,易于使学生保持注意力和兴趣,消除从课堂到临床的陌生感和神秘感,了解和
模仿教师临床思维逻辑,培养分析和解决问题的能力。但谈话法存在耗时较多,教
师提问如果不科学,不得要领,易导致讨论流于形式,不能起到促进或刺激学生思
考的作用。

2. 运用的基本要求

(1)谈话前,教师应精心设计问题:谈话法是一种以问题引导学生获取知识
的教学方法,问题的设计是运用该法的关键。教师应以教学目标为指引,以教学内
容为依据,问题既包括基本概念、基本原理,也要涵盖教材中的重点和难点内容。
同时,问题还应有启发性,能引发学生谈话的积极性,主动思考。设问时,教师还应
考虑到学生的知识水平和心智发展水平,使问题的难易适当。

(2)谈话中,教师要善于组织谈话过程:谈话时,要围绕谈话题目、线索和关
键问题进行;提问要面向全体学生;选择不同性质、不同难度的问题,使不同学习层
次的学生皆能参加到谈话中来。谈话的节奏应适当,应根据问题的多少、难易和提
问对象的学习层次来掌握时间。教师的态度应和蔼真诚,鼓励学生大胆谈论自己
的观点和认识,对回答问题好的学生应予以鼓励,对回答不全或有错误的学生也不
能随意指责批评,以免挫伤其参与谈话的积极性。

（3）谈话结束后,教师应进行小结:小结包括概括问题的正确答案,澄清谈话中的模糊观点,对学术界有不同答案的问题,应适当介绍,并指出谈话过程中的优缺点。

（三）讨论法

讨论法(discussion method)是学生在教师指导下,通过集体(小组或全班)的组织形式,围绕某个题目,发表自己的看法,从而相互启发,搞清问题的一种教学方法。讨论法既可用于阶段复习,巩固原有知识;也可用于学习新知识,尤其是有探讨性、争议性的问题。

1. 作用特点 由于学生在准备讨论题时无现成答案可循,必须独立思考,自学教材并阅读参考资料,用自己的语言进行分析、归纳和表达,因此讨论法有助于师生交流思想,互相启发,共同切磋学术,集思广益,利用群体的智慧共同研究问题。讨论法对于增进师生之间和同学之间的了解,发展人际交往技能,培养学生的思维能力和语言表达能力,以及运用理论知识解决实际问题的能力均有良好的作用。但讨论法也存在耗时较多,组织不当,可能偏离教学目标;低能力学生易处于被动地位等缺陷。

2. 运用的基本要求

（1）讨论前做好准备:教师应确定讨论题目和讨论的具体要求,讨论题应具有讨论的价值,同时兼顾教学内容、教学要求和学生实际水平,使学生有兴趣发言。为保证讨论的顺利进行,应预先拟订讨论的提纲,提供相应的材料,让学生做好讨论的准备。讨论前还应考虑讨论小组的规模,一般5~6人为宜。

（2）讨论中做好组织引导:每个讨论组应选定一个组长组织讨论。教师在讨论中应努力扮演好组织协调者的角色,可采取蹲点和巡视相结合,既要深入参与讨论,认真听取和及时分析学生的发言,引导学生围绕中心,联系实际进行讨论;又要全面了解,掌握各组讨论情况,鼓励学生积极发言,开展有理有据的争论,把讨论不断引向深入。讨论中应注意给予每个学生平等发言的机会,对发言过多以及过少者,事先应制定相应的讨论规则进行管理。

（3）讨论结束时做好小结:讨论完毕,每组应推选代表向全班汇报本组讨论情况和讨论的意见,教师最后进行总结评价,可归纳讨论得出的观点,阐明正确的概念、观点;应避免直接对学生的观点做出对或错的判断,而应帮助学生运用事实材料澄清讨论中出现的错误与片面认识,使学生获得正确的观点和系统的知识,也可提出进一步讨论的问题,让学生自己去学习和研究。

（四）读书指导法

读书指导法(reading tutoring method)是教师指导学生通过阅读教科书和参考书,以获取知识,培养学生自学能力的教学方法。

1. 作用特点 读书指导法可以培养学生自学能力,学会读书和独立思考的习惯(阅读能力是自学能力的重要构成因素),这在科学技术飞速发展,终身学习已成为必须的今天,具有重要意义。同时,读书指导法还可弥补教师讲解的不足。但读书指导法常受学生以往经验、知识水平和认识方法的影响,因此不同个体间学习

笔记

效果差异较大。

教师指导学生读书,包括指导学生阅读教科书、使用工具书和阅读课外书籍两个方面。

2. 运用的基本要求

(1) 让学生明确阅读的目的、要求,并给出思考题:当学生带着问题去阅读,目的性明显比随意阅读增强,而且学生也能在阅读的同时积极思考,提高阅读的效率。思考题应围绕教学的重点、难点和关键问题,侧重对基本概念、基本理论的理解。

(2) 指导学生学会使用工具书和参考资料:教师可以列出参考书目,或指定查阅参考资料的范围(可提示查找的方法),让学生进行自学。选择参考书应注意适合学生的理解水平,与学习内容密切相关,同时又能够扩大学生的知识领域。选择的范围应适当宽些,体裁应多种多样,以拓宽学生的视野。

(3) 教会学生科学而高效的读书方法:教师要指导学生根据阅读内容与阅读目的选择适宜的读书方法。通常有两种阅读的方法:一是泛读,即快速浏览的方法,为了能迅速了解阅读材料的中心思想,或是为了寻找某种资料的阅读方法;另一种是精读,即围绕一个中心系统阅读的方法,是要对学习的内容系统地学习,反复领会,以求融会贯通。教师也可指导学生根据学习的需要将精读与泛读进行不同组合。

(4) 指导学生写好读书笔记:读书笔记常用的形式有:①摘录:抄写书中精妙的词句、主要事实的论述以及结论等;②提纲:是对阅读主要内容和中心思想的基本概括;③概要:用自己的话组织阅读内容及其反映的思想。教师应指导学生学会作记号、写批注或边阅读边做摘录、提要等,以利于学生保存资料,使知识在头脑中系统化,同时培养学生的书面表达能力。

(5) 指导学生制订和完成阅读计划:教师应组织学生定期举行读书报告会、座谈会,交流读书的心得体会,相互启发,并帮助学生解决疑难问题,进一步巩固和扩大读书效果。

(五) 演示法

演示法(demonstration method)是教师通过向学生展示实物、直观教具或进行示范性操作、实验等来传授知识和技能的一种方法。演示法在护理学专业的各门课程中都可使用。

1. 作用特点 演示法形象、具体、直接和真实,能使学生获得较丰富的感性材料,加深对学习对象的印象,有利于把理论、书本知识和实际事物联系起来,形成正确、深刻的概念;能将知识与实物、想象等联系在一起,激发学生的学习兴趣,集中学生的注意力,使习得的知识易于理解和巩固;也有利于培养学生的观察能力。

2. 分类 根据使用演示教具类型的不同,可将演示法分为四类:实物、标本和模型的演示;图片、图画和图表的演示;试验及实际操作的演示;幻灯、录像、录音和教学电影等的演示。根据教学要求,则可分为两类:单个或部分物体或现象的演示和事物发展过程的演示。

3. 运用的基本要求

（1）做好演示教具的准备：演示前应根据教材内容选择合适的直观教具并检查各种教具的功能状态，注意每次课选择的演示教具不宜太多，以免学生"走马观花"，有"看热闹"之感。如果是示范实验，则要预先进行操作。

（2）演示前，要让学生明确观察的目的和要求：让学生带着任务去观察，引导学生将注意力集中到观察演示对象的主要特征和重要方面，不要分散到一些细枝末节上去。

（3）演示时，要让全体学生都能看到演示的对象：若演示效果受到演示教具的形状、大小等因素的限制，难以同时为全体学生观察到，则需合理分组或由教师移动位置，使到场学生均能看到。同时，针对不同的教学内容、教学要求，要尽可能地让学生运用人体的各种感官，去充分感知学习对象。比如听模拟心音、呼吸音和肠鸣音等，触摸胸部的骨性标志、肿大的淋巴结等，可取得良好的教学效果。

（4）演示应与讲解、提问密切结合：引导学生边看边思考，使学生获得感性知识的同时加深对相关概念、原理的理解。

（5）演示要适时：应根据授课的内容把握演示的时机，在应使用时才展示演示教具，过早地把演示教具拿出来，会分散学生的注意力，削弱新鲜感，降低感知兴趣。演示教具用后应及时收起，以免分散学生的注意力，影响其他教学内容讲授的效果。

（六）参观法

参观法（visiting method）是教师根据教学要求，组织学生到现场，观察、接触客观事物或现象，以获得新知识或巩固验证已学知识的一种教学方法。参观法是护理教学常用的教学方法。

1. 作用特点　参观法能有效地将教学与实际医疗护理实践紧密联系起来，帮助学生更好地领会所学的书本知识；能拓宽学生的知识面，开阔眼界，激发求知欲；能帮助学生在接触临床护理实践中，接受生动的专业思想和职业道德教育。

2. 分类　依据在教学过程中安排参观的时间不同，可将参观法分为三类：

（1）预备性参观：一般在讲授某一课目之前先组织学生去参观有关事物，目的是为学生学习新课目提供必要的感性经验和引起学生学习新课目的兴趣，为学习新课目打下基础。如在讲授《护理学基础》有关舒适护理的内容前，先组织学生实地参观教学医院病房，了解病床单位的设置、卧床患者的生活自理能力下降的程度、病房的护理用具等，介绍学习舒适护理的重要意义，使学生认识到学习新课目的目的和必要性。

（2）并行性参观：是在讲授某一课目的进程中，为了使理论与实际更好地结合起来而进行的参观。如讲解气管切开护理时，可带学生到病房，一边讲解操作的基本方法，一边参观临床教师的规范化操作，使学生对气管湿化、吸痰、换药等各项程序留下深刻的印象，形成完整的认识。

笔记

（3）总结性参观：即讲完某一课目后，组织学生去参观已讲过的内容，目的是帮助学生巩固课堂上已经学习过的知识。

3. 运用的基本要求

（1）参观应服从教学目的和要求，根据教学大纲组织。

（2）参观前应做好准备工作。教师要确定参观的地点和内容，根据实际情况制订参观计划。参观前教师还应让学生明确参观目的、参观的具体要求、观察对象、进行步骤及注意事项，保证参观活动顺利进行。

（3）参观时，教师要注意引导学生有目的、有重点地进行观察，注意启发学生，提出需要解决的问题并给予解答；要使全班学生的注意力都集中到参观活动中，指导学生围绕参观的内容收集资料并做简要的参观笔记。

（4）参观结束后，教师应检查参观计划完成情况并进行小结。要求学生整理参观笔记，把参观时获得的知识进行概括归纳，引导他们把参观获得的感性知识上升为理性知识，并指导他们写出参观报告。

（七）实验法

实验法（experimental method）是学生在教师指导下，运用一定仪器设备进行独立作业，以获取知识，培养动手能力的一种教学方法。护理教学中，实验法主要集中在医学基础课如《医用化学》、《生物化学》等课程的教学。

1. 作用特点　实验法主要是通过亲自观察和操作获得直接经验，并与书本知识相结合，理论联系实际，形成科学的知识体系；培养学生正确使用仪器进行科学实验的基本技能，以及初步的科研能力；有助于培养学生对科学研究的兴趣，养成严谨求实的科学态度和科学精神，发展学生的观察问题、分析问题和解决问题的能力。

2. 分类　实验法可分为三种：演示性实验、验证性实验和设计性实验（又称开发性实验）。演示性实验一般在新课前进行，让学生对新课内容有一定的感性认识。验证性实验常在课后进行，目的在于验证书本所学的知识。设计性实验一般在学生具备一定的基础理论和实验技能的基础上进行，难度较大，综合性强，研究性突出。

3. 运用的基本要求

（1）依据课程标准与教材编制实验计划：实验计划的内容包括：实验项目、先后顺序，所需的仪器、材料、工具和时间等；编写实验指导书，明确实验目的、方法、要求及分组等。

（2）做好充分的准备工作：实验前，教师应进行必要的预实验，以便对实验中可能出现的问题做到心中有数。实验开始前，仔细检查实验所需的仪器设备和实验材料，保证实验安全、顺利地进行。要让学生明确实验的目的、方法、原理和过程；对学生进行合理分组，一般以 2～4 人为宜，并分配好小组学生需使用的仪器设备及实验材料。

（3）注意实验过程中的指导：实验前，教师应扼要说明实验的目的、要求、原理、操作过程及仪器设备的使用方法，必要时进行演示。实验过程中，教师要通过巡视，及时发现学生实验中存在的问题并予以指导；如发现共性问题时，应暂停实验，进行指导性说明后，再继续实验。对困难较大的小组和个人，则予以个别化帮助。小组实验时，应要求每个学生都亲自动手操作。

（4）做好实验小结：实验结束后，可先指定学生报告实验进程和结果，然后由教师做出概括和总结，分析实验中存在的问题、提出改进意见，指导学生写出实验报告并进行审阅批改。

（八）实习作业法

实习作业法（practical work method）又称实践活动法，是教师根据课程标准要求，组织和指导学生在校内外从事实际操作活动，将书本知识应用于实践的一种教学方法。这种方法在护理教学中占有重要地位，护理学专业中的多门课程内容，必须经过实习作业，才能真正为学生所掌握运用。比如学习《护理程序》课后，要安排学生到病房收集资料，书写护理病历；学完口腔护理后，要到病房进行操作实习。

1. 作用特点　体现了理论与实际相结合、教学与临床相结合的原则，对学生巩固和充实所学的理论知识，培养从事实际工作的能力和救死扶伤、关心患者痛苦的良好职业道德有着重要的意义。

2. 运用的基本要求

（1）应按照课程标准的规定，在相应理论指导下进行：实习作业前，教师应先组织学生学习相应的理论知识和实践知识，让学生做好理论准备，然后进行实际操作。

（2）实习进行前要制定实习作业计划：包括实习要求、实习分组、实习内容、时间分配、实习考核方式及内容、实习注意事项等，并向学生明确说明。教师还应事先与实习病区联系协调，做好实习的安排组织工作。

（3）实习作业过程中要加强指导：护理实践的对象是人，教师在学生实习过程中要给学生以具体的帮助，循序渐进，有步骤、有计划地让学生动手操作。教师要尽可能增加学生直接接触患者的机会，结合学生所分管的病例给予个别化帮助；对特殊病例，以及新技术、新知识，教师应做好集体统一指导。教师还应帮助学生在实习中树立爱伤观念，遵守工作纪律，爱护公物，培养护士的职业素养。

（4）实习作业结束时，教师应进行检查评定：评阅学生的实习作业，评价实习的效果。

（九）练习法

练习法（exercising method）是学生在教师指导下完成某些动作或活动方式，以巩固知识和形成技能、技巧的教学方法，在护理学专业教学中广泛采用。

1. 作用特点　练习法可以帮助学生更加牢固地掌握所学知识、并把知识转化为技能、技巧；有利于培养学生克服困难的毅力和认真工作的态度。

2. 分类　练习法的种类包括：①听说练习，如护理学专业外语教学中的会话、听写。②解答问题练习，常见于《医学统计学》《医用化学》《医用高等数学》等学科的练习中。③绘图、制图练习,如《护理学基础》课程中绘制体温单等。④操作技能练习,如计算机课程中的上机操作、《护理学基础》中的铺床、测量血压等操作的练习。

3. 运用的基本要求

（1）帮助学生明确练习的目的要求,提高练习的自觉性、积极性:要指导学生掌握和运用与练习有关的基础知识和理论知识,避免机械地、盲目地练习。

（2）练习应指导学生掌握正确的练习方法,提高练习的效果:教师要首先通过讲解,使学生理解正确的练习方法。同时通过示范,使学生获得关于练习方法和实际动作的清晰表象,然后再让学生自己练习。必要时,在教师示范后,可安排个别同学回示教,以加深印象,还要注意正确安排和科学分配练习的次数和时间,练习的方式要多样化,以保持学生练习的兴趣,减少疲劳。

（3）练习过程中要巡视检查学生练习的质量:根据学生练习中出现的问题的性质,做好集体或个别化的指导,使学生及时了解练习的效果,养成及时自我检查并主动纠正错误的习惯。

（4）练习结束时,教师要检查与讲评学生练习情况,使学生及时得到反馈,根据练习中的不足及时查漏补缺。

（十）角色扮演法

角色扮演法（role play method）是教师根据一定教学要求,有计划地组织学生运用表演和想象情境,启发及引导学生共同探讨情感、态度、价值、人际关系及解决问题策略的一种教学方法。

1. 作用特点　寓丰富的教学内容于各种有益的活动情境中,使学生在不知不觉、潜移默化中受到教育,获得真实的体验,形成正确的认识,发展积极的情感。但存在传递信息不多、不快,培养动手能力不够的缺陷,有些教学内容不能靠角色扮演法来掌握。

2. 基本应用过程　①设计问题情境:情境应该具有一定的戏剧性,能激发学生的表演激情;情境还应带有一定的冲突色彩,可以让学生在矛盾中提高处理问题的能力。②挑选参与者:根据各角色特点指派或让学生自愿报名参与表演。③场景设计:角色扮演者设计表演的具体情景,如对话、道具等。④培训观察者:教师向其他观察者说明观察的任务。⑤表演与观察:在表演者表演的同时,教师和观察者要记录表演者的行为。⑥讨论及评价:教师组织和鼓励学生就表演的过程发表看法及自己从中领悟和学到的东西;表演者可以谈自己扮演角色的体验,观察者可以谈观感。⑦共同体验与概括:学生根据讨论评价结果,总结收获,获得在相似情境下解决问题的能力。

3. 运用的基本要求

（1）参与角色扮演的人数一般2~4人,教师应事先确定并描述角色,创设的情境应尽可能真实。可根据不同教学内容,设计不同情境,指导学生自行编写小剧本,扮演患者、护士和医生等不同角色来学习相应的教学内容。

（2）在角色扮演法使用过程中,教师应注意对整个过程加以指导和控制。表演前,应指导学生学习和接受有关角色的知识;表演过程中,要指导学生投入情感,融入角色,并记录表演者的行为;表演结束后,要引导学生总结,启发学生将表演与现实联系起来,鼓励学生将所学知识应用于实践中。

四、现代护理教学方法

随着科学技术的迅猛发展,教育越来越重视学生的智力、创造力和自我发展能力的培养,由此产生了许多新的教学方法,并被护理教学所采纳。

(一) 以问题为基础的教学法

以问题为基础的教学法(problem-based learning, PBL)是一种以临床问题激发学生学习动机并引导学生把握学习内容的教学方法,由美国神经病学教授巴罗斯(Barrows HS)于 1969 年在加拿大麦克马斯特大学创立,在国外医学教育与护理教育领域得到广泛使用。

1. 作用特点 以问题为基础的教学法的实质是以患者问题为基础、以学生为中心的小组讨论式教学。该教学方法可发展学生多方面的技能:①解决问题的技能;②团队合作能力与赏识和包容学习同伴不同见解的精神;③组织利用时间的技能;④高层次的思维能力;⑤获取和评价信息、传播信息、利用信息灵活建构知识的能力;⑥成为自主学习者。不足之处是:学生习得的知识不够系统;对教师的数量、质量以及教学资源、条件、实习基地等有较高要求,不利于推广。

2. 基本应用过程 ①选取教材的全部或部分内容,教师先讲授总论及重点内容、基本概念作为过渡;②有关专家或教师设计一定难度,能包含学习目标、有实用价值的 PBL 辅导材料预习;③学生根据材料中的病案、思考题等提出一系列问题,分析、归纳出解答这些问题所需的相关知识,制订学习计划;④小组成员分工合作,利用各种工具自学及解决问题;⑤小组内部讨论,学生分享信息;⑥各小组将讨论结果带入课堂讨论;⑦教师精讲和总结。

3. 教师作用 在以问题为基础的教学中,教师是学生学习的导学者、促进者、鼓励者,其作用包括:①在学生分析案例的过程中提出具有启发性的问题来促进小组讨论;②激发学生思考,协助学生联系过去相关的知识、经验解决问题;③协助学生讨论、理清及认识其学习议题;④协助学生搜寻及运用学习资源等。

(二) 情境教学法

情境教学法(situational teaching method),又称模拟教学(simulated teaching method),指通过设置具体生动的模拟情景,以激发学生主动学习的兴趣,帮助学生巩固知识,学习特定专业场景中所需技能技巧的教学方法。常用于专业课的临床教学及训练,是护理理论课讲授的重要补充和延伸。

1. 作用特点 ①具体、逼真、生动的模拟情境有利于激发学生兴趣,提高参与积极性;②通过模拟各种(临床)真实情境,可使学生体验到专业人员(如护理人员)的角色、作用、处境、工作要领,能让学生接受到一定的专业素养训练,减轻进入真实工作情境的焦虑情绪;③为应对模拟情境中的事件,学生必须将所学知识迁移到模拟情境中,有利于提高学生对实际问题的预测能力和解决问题的能力;④学生

笔记

可以从模拟活动得出的结果或结论中领悟到事件或事物的发展演变规律,帮助学生理解和巩固已学的知识。不足在于:由于学生的主要注意力集中于事件发生发展过程的模拟演练,容易忽略对深层次理论问题的思考,而且在模拟环境中提高的能力与实际环境中需要的能力仍然存在一定差距。

2. 应用形式 主要有三种形式:使用教学器材开展情境教学、通过角色扮演开展情境教学、借助计算机辅助系统开展情境教学。

3. 基本应用过程 主要包括以下九个步骤:①设计情境教学的方案;②准备场景与器材;③公布情境课题与背景资料;④分配情境模拟的角色与演练任务;⑤情境演练准备;⑥情境演练实施;⑦情境效果(结论)验证;⑧教师讲评;⑨组织撰写情境演练报告。

(三) 自学指导法

自学指导法(guided self-study method)又称学导式教学法,源于美国心理学家斯金纳的"程序教学",后经我国学者卢仲衡、胥长辰等改进而成。

1. 作用特点 自学指导法的核心是变以教师讲授为主为以学生自学为主,变以教师为中心为以学生为中心。该法赋予学生较大的学习自主性,学生可以根据自己的学习需求进行个别化学习;可使学生的学习含有更高的智力活动成分;有利于学生知识体系的内化形成;对学生自学能力的培养有较大的促进作用。其缺点是接受知识的效率可能较听课低,同时也缺乏课堂气氛以及教师的熏陶感染作用。因此自学指导法特别适合于学生有一定基础知识而新的学习内容难度不大时选用,运用时以小班教学为宜,并应有适合学生自学的教材。

2. 基本应用过程 ①精讲:教师提示重点、示范操作;②学生自学;③释疑:学生间、师生间就有疑问的内容相互探讨,必要时教师予以辅导;④操作:练习、作业、实习操作等。

(四) 发现教学法

发现教学法(discovery teaching method)是指学生运用教师提供的按发现过程编制的教材或学习材料,在教师指导下,通过自己的探究性学习,发现事物变化的起因和内部联系,从中找到所学内容的结构、结论及规律,进而掌握知识并发展创造性思维和发现能力的一种教学方法。发现教学法由美国心理学家和教育家布鲁纳首先提出,他认为:"发现不限于寻求人类未知晓之事物的行为,正确地说,发现包括用自己的头脑亲自获得知识的一切形式。"

1. 作用特点 发现教学法有助于开发学生智力潜能;促使外部学习动机内化,激发学生的学习潜能;促使学生学会发现探索的方法;有助于知识记忆。不足之处是:需耗费大量时间,加剧教学时数不足的矛盾等。

2. 应用形式 在护理教育领域中主要有两种应用形式:①开设实验设计课,让学生综合分析运用所学基础知识,参加从实验设计、实验操作到资料分析的全过程。②开辟第二课堂,进行课外科研活动,如各种形式的创意设计大赛等,培养学生的科研素质和创新能力。

3. 基本应用过程 ①学生从教师提供的若干素材中发现问题,带着问题观察具体事物;②借助推理和直觉提出试探性假设;③学生用更多的感性知识检验试探性假设;④假设证实后将其付诸实施。

扩展视野

一种新教学方法——概念图法

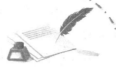

概念图(concept map)由美国康奈尔大学诺瓦克(Novak JD)博士提出。一个概念图包括四个要素:①节点:表示概念;②连接:表示两个概念之间存在的相互关系;③层次:表达主题概念与相关概念按概括性程度排列的层次关系;④命题:说明两个连接概念的意义关系。通常将主题概念置于圆圈或方框中,用连线将相关的概念和命题连接,连线上标明两个概念之间的意义关系。教学步骤:

1. 教学准备:包括概念图任务的确定,为学生提供材料;根据教学内容和学生特点,构思教学流程。

2. 师生讨论,在引导学生形成概念框架的基础上,找出各关键词,确定它们不同的层级,找出概念间的联系,画成树形结构,再在不同的概念之间加入不同的关系连接。

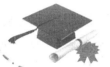

3. 展示成果,师生评价,修改和完善概念图。

资料来源:井翠清.概念图法教学法.现代阅读(教育版),2011,10:10.

(五)行动学习法

行动学习法(action learning)是让具有不同知识、技能和经验的学生组成小组,以行动和深刻性反思为基础,共同解决学习过程中存在的实际问题,促使行动小组和学生个体发展的循环学习过程。行动学习法由英国管理学思想家瑞文斯(Revans R)于1940年首次提出,他认为,行动学习法是参与者获取知识、分享经验、共同学习和解决问题的四位一体的综合学习方法。它不是通过传统的讲授式教学而是通过实际行动和反思获取知识。该法日益受到国内外护理学者的广泛关注。

1. 作用特点　①反思性:行动学习法以反思与行动为基础,强调从以往的知识和经验中学习;②行动性:行动学习法注重在行动中学习,行动小组成员制订计划并付诸实施后,还需进行反思、总结,寻求新的解决问题对策并继续付诸行动;③合作性:行动小组成员通常由问题提出者(陈述者)、小组其他成员(支持者、倾听者、观察者、协商者)和小组顾问(促进者)三者组成,相互合作,实施行动;④主体性:行动小组成员既是教学过程中的实践主体,也是行动小组中的学习主体,小组成员对实际问题的认知、理解与相关经验是行动研究的宝贵资源;⑤参与性:行动学习法的有效实施需要小组成员的积极参与和互动,进而提升其解决问题的能力,促进团队和个体发展。行动学习法有助于学生识别个体学业发展中所面临的各种挑战,增强学生学习的主动性,提高学生与小组成员间的沟通能力,为学生提供结构化的同伴支持,帮助学生发展创新性、灵活性、系统性思考及解决问题的能力,促进团队协作性文化的形成等。

2. 应用形式　主要有两种应用形式:①专题研讨会:学生在研讨会上提出所面临的问题或挑战,小组成员从不同角度分析问题,提出解决问题的方法并采取行动和实施计划;②分散的实地活动:根据学习过程中存在的实际问题,行动学习小组实地搜集资料、研究问题,提出有效的解决方案。

3. 基本应用过程　①学生提出在学习过程中存在的实际问题和挑战;②行动小组成员根据已有的知识和经验分析问题,提出见解,分享经验;③行动小组成员探求、讨论,共同提出解决实际问题的新的观点和视角;④制订行动计划并付诸实施;⑤反思与评价,确定下一步的行动计划。

(六) 微型教学法

微型教学(micro-teaching)是指在有限的时间和空间内,利用现代化教学媒体,如录音、录像等设备,帮助受训者训练某一技能的教学方法。多用于护理学基础技能、临床专科护理技能的训练。

1. 作用特点　优点是目标明确、反馈及时、评价客观,是技能教学的较好方法;但存在教学组织困难、准备工作量大的缺点。

2. 基本应用过程　①对微型教学的理论进行学习和研究;②受训者根据需要选择相应的技能,如晨间护理、静脉输液等作为培训目标,并编写实践教案;③对受训者进行技能示范,如播放录像、教师示教,让受训者获得对受训技能的感知、理解和分析;④角色扮演:受训者根据实践方案进行操作,同时录像;⑤观摩评价:教师和学生共同观摩实况录像,并进行评议;⑥修改实践方案,重新实践:受训者根据评议结果,修改自己的实践方案,再次实践—录像—评议,如此循环往复,直至掌握技能。

(七) 计算机辅助教学法

计算机辅助教学法(computer assisted instruction,CAI)是以计算机为工具、以学生与计算机的交互式"人机对话"方式进行的教学。教学系统由计算机、教师、学生、教学信息或多媒体教材等基本要素组成。教师承担开发教学课件的任务,学生则通过运行课件学习。主要包括以下四种类型。

1. 多媒体教学　利用教室内配备的计算机和投影仪等设备向学生呈现多媒体课件。如果计算机接入校园网,还可以登录到各种教学网站和教学资源库,点播或下载所需的多媒体课件在教室呈现或供学生自学。

2. 交互式多媒体教学　是以教室为单位建立局域网络系统,教师和学生可通过多媒体教室内各自的计算机进行"一对一"交流。在交互式多媒体教室中,教师将授课内容从教师的计算机实时地传输到每一位学生的计算机上,进行讲授、讨论等多种形式的课堂教学。同时,教师还可通过主控计算机监测每位学生使用计算机的情况,学生也可根据自己实际的学习情况通过学生机与教师进行实时交流。

3. 网络教学　通过校园网与远程站互联,实现局域网与远程站的资源共享,利用网络通信技术和计算机协同工作环境,开展同时异地或异时异地的教学讨论和辅导答疑。网络远程教育系统是一种具备综合处理与传输多媒体信息能力的交互式教育系统,具有信息容量大、速度快、范围广、双向交互作用等特点,为护理教学过程提供了一种理想的教学途径,实现了将课堂教学与函授教学融于一体的新型远距离双向相互教学模式,促使教学过程由传统教学转变为运用网络协同学习,有利于不同单位和地区的学习资源共享。

4. **高仿真模拟教学** 是通过计算机控制,使模拟人表现出各种病患的相应症状和体征,结合配置的模拟临床环境,使学生以护士角色对患者进行各项护理,从而发展综合护理技能的一种教学方法。该教学方法以其可重复练习而不会对"患者"造成危害、变以教师为中心为以学生为中心、解决临床实践资源短缺、有助于培养学生临床思维和综合判断能力、沟通能力及团队协作精神等优势而受到国内外护理教育界的充分认可。作为一种全新的教学手段,高仿真模拟教学为护理理论与实践架起了一座桥梁,对护理教育改革具有重要意义。

扩展视野

当代教学方法改革与发展五大趋势

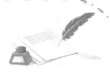

1. **自主性**:越来越重视学生在教学中的独立活动,努力提高学生学习的积极性和参与度,普遍重视学生掌握科学的学习方法,培养独立学习和探索能力。

2. **个性化**:越来越重视学生的个别差异,实行因材施教,更好地发展学生的潜能。

3. **合作性**:越来越重视师师合作、师生合作、生生合作,培养学生合作意识和行为,适应教育社会化的要求。

4. **全面性**:追求全面实现教学目标(包括认知、情感、技能各种教学目标),提高学生综合素质。

5. **综合性**:强调多种教学方法综合运用,以期达到最优化的教学效果。

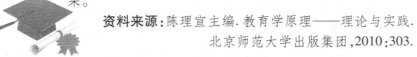

资料来源:陈理宣主编. 教育学原理——理论与实践. 北京师范大学出版集团,2010:303.

五、护理教学方法的选择与运用

在护理教学中,教师如何选择合适的方法并进行合理组合,是影响教学质量的关键因素。护理教师要根据教学需要和条件,综合选择运用有效的教学方法,以取得最佳的教学效果。

(一) 护理教学方法的选择

护理教学中选择教学方法的主要依据有:

1. **依据教学目标和任务** 每节课的教学目标和教学任务都不尽相同,需要选择不同的教学方法。如教学任务是使学生获得新知识,可选用讲授法,以利于学生在短时间内接受大量系统的新信息;如果教学任务是培养学生的技能、技巧,应选择实习作业法、练习法;如果一节课的任务是使学生复习和巩固旧知识,可选择谈话法、读书指导法等;如果教学任务带有综合性,就应该以一种教学方法为主,配合运用其他教学方法。

2. 依据教学内容　教学方法与教学内容有着密切关系,是教学内容的运用形式。各门课程特点、具体教学内容不同,所选择的教学方法不同。如《病原生物学》、《生物化学》等课程常选用实验法、演示法;《护理学基础》、《计算机基础》等课程常选用演示法、练习法、实习作业法;《护理管理学》、《社区护理学》等常采用讨论法、参观法。另外,即使是同一门课程,由于各章节具体教学内容不同,教学方法也各异。如《护理学基础》中绪论部分常用讲授法,各种注射法、生命体征测量等除了运用讲授法外,更注重采用练习法、实习作业法。

3. 依据学生的年龄特征与知识水平　教学方法的选择同教学内容的确定一样,受学生身心发展水平的制约,如知识水平、思维能力、心理特点、学习能力等。护理教育涉及中专、大专、本科、研究生多个层次,教学方法的选择应有所不同。中专学生年龄小、自学能力差,缺乏感性经验,宜采用讲授、演示、参观为主的教学方法。而本科及其以上层次的学生,知识经验相对丰富,自学能力较强,则教师教的成分应减少,学生自学比例应增加,宜更多地采用读书指导法、讨论法、以问题为基础的教学法、自学指导法等。

4. 依据教学条件　为了按期完成教学任务,教师必须考虑教学资源和条件的限制。某些方法耗时较多,如讨论法、谈话法,某些方法需要较高的师资水平和较丰富的辅助教学资料,如以问题为基础的教学,而另外一些方法相对耗时较少,对教学资源要求不高,如讲授法等。教师在教学时也须考虑现有教学条件的限制,包括教学的物质设备、伦理道德、卫生保健条件等,选择具有可行性的教学方法。

(二) 护理教学方法的运用

实践证明,即使是一种很好的教学方法,由于教师运用不同,其效果也会有较大差异。护理教师在运用各种教学方法时应注意以下几个方面:

1. 加强教法与学法的有机结合　教师既是教法的实施者,又是学法的指导者。只有当教师的教法积极影响了学生的学法,并促进学法的不断完善时,才谈得上是真正有效地运用了教学方法。

2. 灵活而创造性地运用教学方法　护理教学因素的复杂性与可变性决定了教师应该根据具体情况灵活变通地运用教学方法。同时护理学科的发展,也需要教师不断地在实践中完善并探索新的教学方法。灵活而创造性地运用教学方法是保证护理教学长期有效的重要条件。

3. 结合情感运用教学方法　教学过程是认知过程与情感过程的统一。在教学方法的运用中,教师不仅要有效地传播知识、指导学习,还应重视情感因素的作用,注意和学生的情感交流,达到教学中知与情的结合;要结合自己的教学风格与教学特色进行教学技能训练,使教学方法发挥认识与情感激励的双重功能。

第二节　护理教学媒体

一、教学媒体概述

（一）教学媒体的概念

媒体（media）原指传递信息的中介物，也称媒介。媒体有两重含义，一是指承载信息的载体，如符号、图形、声音、语言、文字等；二是指储存信息和传递信息的工具，如报纸、书刊、广播、电影及电视等。**教学媒体**（teaching media）就是储存和传递教学信息的工具。

（二）教学媒体的分类

可分为两类：一类是**传统教学媒体**，又称**普通教学媒体**，包括教科书、标本、模型、黑板及图表等；另一类是**现代教学媒体**，又称**电化教学媒体**。可分为四类：①光学教学媒体，如幻灯机及幻灯片、投影仪及投影片等；②音响教学媒体，如录音机与录音带、扩音机、无线电收音机等；③声像教学媒体，如电视机、录像机及录像带、电影放映机及影片等；④综合媒体，如语音实验室、程序教学机及软件、计算机教学系统等。

（三）教学媒体的功能

教学媒体的功能主要有：①使教学标准化；②增加教学活动的趣味性；③提供感性材料，加深感知；④促进学习者的发现和探究学习活动；⑤提高教学效率和学习质量；⑥有利于个别化教学；⑦促进特殊教育发展；⑧促使教师作用变化；⑨有利于探索不同的教与学模式。

二、传统教学媒体

（一）教科书

教科书是教学的主要媒体，其优点在于：①呈现的信息比较稳定，能较可靠地传递给学生，并且容易检验、评定和修改。②包含相对持久的信息，信息呈现比音响、声像类媒体长久，利于学生自己控制信息呈现速度。③使用方便，不需要特殊的使用环境。其缺点在于：①常简化了客观事物的现象和过程，需要学生运用想象力和抽象思维能力演绎其信息，对学生的理解力有较高要求。②不能与学生相互作用，学生阅读教科书时不能随时发问，得到反馈，在一定程度上限制了学生对教科书的钻研学习。

（二）教学板与板书

教学板（teaching board）是允许教师灵活用来提示教学内容，增强学生对教学内容感知的重要媒体。具有能写、能画、能贴、能擦的功能，能让教师直观、方便地表达教学内容，有利于帮助学生掌握教材的系统和重点，让学生对基本内容形成清晰的印象，方便学生记笔记和复习。常用的教学板有黑板、多功能白板等。目前，最先进的教学板为电子复印白板，它附带有微型复印装置，在讲课的过程中只需轻按按钮，就可以复印出书写在白板上的全部教学内容，以此代替抄板书，能大大节约上课时间。

板书(writing on blackboard)是通过教学板呈示的教学信息,是课堂教学中传递信息的有效手段。板书通过学生的视觉器官传递信息,在表达教学内容时较语言信息简练、清晰,能弥补语言符号稍纵即逝的缺陷;对教学内容具有高度的概括性,能条理清楚、层次分明地展示教学内容,突出教学重点。另外,书写端正、形式优美、设计独特的板书还能激发学生的学习兴趣。

教师在运用教学板和板书时应注意:①简明扼要,突出重点。板书应包括以下内容:授课题目、教学内容的简要提纲和重要结论、讲授中出现的名词术语、重要概念等。②布局合理。在板书的安排上,可将题目、简要提纲和重要结论写在教学板的左侧,而名词术语、概念及简图等说明解释性内容可排列在教学板的右侧,并根据教学内容不断更换,而左侧的板书内容应保留至授课小结完毕后擦去。③板书应字迹清楚,书写规范工整,有条理,字的大小及疏密以后排同学能看清楚为准。

(三) 图表

图表媒体又称图示教材或图形教材,泛指不需要放映就能供学生观看的教学用视觉材料,包括图画、图表和挂图。图画和挂图能为人、事、物提供生动形象的表达,增强学生的感性认识,增进学生对抽象知识的理解,在形态学科的教学中应用较多,如《人体解剖学》、《微生物学》、《组织胚胎学》等。图表是将某些事实或观念整理概括后,用一定形式表达的图形和表格,可使学生对学习的内容一目了然,可以将知识变繁为简,变抽象为具体,在护理各门学科的教学中都具有重要的价值。

教师在制作和运用图表媒体时应注意:①制作要规范,绘制应文字工整、清晰;②设计要目的明确,重点突出,尽可能体现知识的内在联系,做到条理清楚;③内容应严谨,具有科学性。

(四) 模型与标本

模型(model)是根据教学需要,以实物为原型,经过加工模拟而成的仿制品,具有仿真、立体、可拆卸及反复使用的特点。模型能够帮助学生认识事物的外部形态和内部结构,学生通过观察、使用模型,可获得与实际经验相一致的知识。在护理学专业教学中,模型使用较广泛,如人体复苏训练模型、护理人模型等。

标本(specimen)是经过一定方法处理后的实物原型。通过标本,学生可真切地获得对学习对象形态和结构特征的感性认识,提高学习效果。标本在护理教育中应用较广泛,如解剖课上的人体标本等。除模型与标本外,护理教育中还经常直接采用实物进行教学,如护理实验室中的各种护理器械、抢救仪器、床单位等。

三、现代教学媒体

(一) 光学教学媒体

1. 幻灯机(slide projector)　是利用光学系统将图片或事物的影像放大投射到银幕上去的一种设备。

作用特点:①使用简单,操作方便。②直观性强,易携带、保存。③教师具有较大自主性,可根据教学需要,自行制作幻灯片和选择按序放映、退回放映或定时放映等。④可将临床病历资料、典型或罕见的临床体征制成幻灯,加深学生对教学内容的认识和理解。幻灯的缺点在于播放时需一定的遮光措施,幻灯片的排序容易发生差错。

2. 投影仪(overhead projector) 是一种通过直接在胶片上书写文字或将实物反射投影来展示教学内容的光学教学媒体。它的基本原理与幻灯相似,不同之处在于幻灯只能通过照相或其他方法预先做好幻灯片后才能放映,而投影仪用直接书写胶片薄膜的方式即可。

作用特点:①可代替教学板,教师直接面对学生,边写边讲,用彩笔标示重点或添加细节,方便教学。②直观性强。教师可以将实物放在投影器上展示其轮廓或做演示实验;也可制作多层复合投影胶片,通过叠加和平面旋转的方式展现事物运动的发展过程,学生的观察效果好。③亮度高,可在明室中放映,有利于和其他教学媒体配合使用。其缺点在于难以展示连续性的画面;长时间的高亮度照射易使学生产生视觉疲劳。

(二) 音响教学媒体

音响教学媒体(sound media)是以电声技术和设备为硬件基础,以录音教材为软件基础而构成的媒体系统,能将声音信号记录贮存,经过处理加工后放大播出并进行空间传播。在音响教学媒体中,录音媒体在护理教育中运用较多,如利用录音进行《健康评估》课程的学习,帮助学生感知和辨别各种心脏杂音和呼吸音。目前使用较广泛的是录音磁带。其作用特点是:①重现性强:可长期保存、随时调用和重复播放;还可根据需要自行录制或复制磁带录音。②具有一定的编辑能力:可根据教学的需要对磁带录音进行剪辑,自行删除或增添信息。缺点是录放音检索费时,不易准确定位。

(三) 声像教学媒体

声像教学媒体(audio-visual media)是指能将静止或活动的图像转化为视频信号和磁信号,并予以记录、传输、放大和播放的教学媒体。声像教学媒体既能呈现视觉信息,又能呈现听觉信息,是一类形象化的综合性教学媒体,目前应用较多的主要有电视和录像。电视受众多、覆盖面广,活动画面逼真、形象、直观,有极强的现场感和感染力,可用于表现宏观与微观世界,展现正常情况下难以观察的事物变化过程。录像的作用特点是可以保存重放,有利于学生重复学习,巩固学习效果;可以反复重录,使教学内容适应教学需要。电视和录像的缺点是制作较复杂、成本较高。在护理教育领域,电视和录像常用于展示疾病的机理,再现各种护理操作技术的方法、过程和步骤。

(四) 电子计算机

随着计算机技术的飞速发展,计算机显示出越来越强大的自动化特征和智能特性,这使计算机成为重要的现代教学媒体。

1. 计算机化教育(computer-based education) 是现代教育与计算机技术相结合的产物,主要包括两个方面:计算机辅助教学和**计算机管理教学**(computer managed instruction,CMI)。前者利用计算机的人机对话进行教学,直接为学生服

笔记

务,相关内容详见第一节。计算机管理教学利用计算机进行教学管理,直接为教育行政人员和教师服务。在教学中的功能主要有:①教室信息处理;②档案管理与利用;③自动测试与学习监控。利用计算机不仅可以建立题库,生成试题,还能对自动测试的结果进行评分、统计、分析并及时反馈结论。

2. **多媒体计算机技术**(multimedia computing) 是指用计算机综合处理文体、图形、图像、动画、音频、视频等多种媒体信息,并在它们之间建立逻辑连接,集成一个具有交互性系统的技术。多媒体计算机辅助教学(MCAI)作为一种有效的现代教学手段已广泛应用于护理学的各个领域。

(1) 多媒体课件制作:主要运用 PowerPoint 软件进行文本编辑,并可利用 Flash 技术加入动画,也可调入相关音频和视频资料进行实时播放,将教学内容形象、生动、直观地展现给学生,显著提高教学效果。近年来多媒体课件已广泛应用于护理教学,包括单机课件和网络课件两种类型。此外,国内护理教育者结合计算机虚拟现实技术,设计出一种能用来存储、传递和处理教学信息的虚拟现实见习系统。学生能通过该系统进行交互式模拟操作,如该系统可通过语言或动画指导学生注射,并对进针角度、深度正确与否做出判断,最终反馈显示操作结果。

(2) 多媒体计算机技术的作用特点:①可综合调用各种媒体手段,提供较其他媒体形式更形象、直观、生动活泼的教学形式和表现手法,给学习者多种感官刺激,激发学习兴趣。②可创造出交互作用的教学环境,形成智能化人机对话学习氛围,让学习者有强烈的真实感和参与感。③可通过计算机网络,高速度、大容量地向广域传播。多媒体计算机技术的运用给教育带来了深远的影响。

四、教学媒体的选择与运用

(一) 树立正确的媒体观

1. 没有一种人人适用,处处适用的"全能媒体" 每一种媒体都有各自的长处和局限性,都有其各自适用的某种特定的教学和学习及不利的某种特定的教学与学习。只是在某一特定的教学情境中,一种媒体才会比另一种媒体更有效。

2. 新媒体的出现不会完全取代旧媒体 有的传统媒体在今天的教育中仍发挥着重要作用,如教学板和板书。各种媒体有各自的特点和功能,在教学中它们是相互补充,取长补短的关系,而不是互相完全取代的关系。

3. 每一种媒体都有其发挥功能的一套固定法则 在教学中,媒体只有被正确应用,才能发挥其应有的作用。如电教媒体能否在教学中发挥作用,关键取决于应用的方式是否正确,并不是说,在教学中使用了电教媒体,就一定能提高教学质量。

(二) 选择教学媒体的原则

1. 依据教学目标 教学媒体的选择要有利于教学目标的实现。同一教学目标,媒体选择不同,实现目标的程度也有差异。教师应选择最能促进目标实现的教学媒体。

2. 依据媒体的教学功能 媒体对教学的作用是通过其教学功能实现的。由于媒体的特性不同,在教学中所表现出的功能也有所不同。为充分发挥媒体对教学的促进作用,教师必须考虑各种媒体的教育功能,做出合理选择。

3. 考虑媒体的使用成本　教学媒体的成本包括两个方面:一是媒体的购置、安装与制作成本;二是媒体利用时的使用成本。教师必须从本单位的实际条件出发,选择经济有效的媒体。

4. 依据媒体的适应性　教学媒体的选择必须适应学习者的学习特征和教学情境要求。如果是成人教育,可考虑应用表现手法较复杂、展示教学信息连续性强的媒体。如果是集体授课,则应选择展示教学信息范围较广的媒体。

5. 依据媒体的可操作性　选择教学媒体还应考虑到教师使用媒体时,操作控制的难易程度;学习者对媒体使用时的参与程度以及学习者本人的操作难易程度;学习场所、办学单位提供使用该媒体的方便程度。

(蒋晓莲)

思考与练习

1. 比较不同的基本教学方法,试分析它们各自的优点与局限性。
2. 试分析讲授法、提问法在护理教学中的作用。
3. 比较不同的现代教学方法,试说明它们各自的作用特点。
4. 试分析以问题为基础的教学方法的作用特点和应用过程。
5. 计算机辅助教学法的基本类型有哪些?各有何特点?
6. 教学媒体的基本类型有哪些?各有何特点?
7. 请分析选择教学方法和教学媒体时应考虑哪些因素?参考哪些依据?
8. 观摩一堂课,分析教师运用了哪些教学方法和教学媒体?是否恰当?长处与不足?应如何改进?
9. 患者,男,62岁,肝癌切除术后3天,使用顺铂进行术后常规辅助化疗。因患者活动不慎发生药物外渗而导致手背部明显疼痛、肿胀,患者及家属十分担心。护士建议患者使用硫酸镁湿敷,被患者家属拒绝,并将液体外渗归咎于护士的输液技术太差。试分析如何运用角色扮演法开展情境教学,对患者和家属进行心理疏导和健康教育。

第九章

护理教学评价

 教学目标

识记:
1. 能正确陈述护理教学评价的概念和功能。
2. 能正确陈述各类试题的编制原则及优缺点。
3. 能正确陈述教师课堂授课质量评价的基本内容和途径。

理解:
1. 能用自己的语言正确解释下列概念:
   教育评价　教育测量　教学评价　诊断性评价　形成性评价
   总结性评价　绝对评价　相对评价　个体内差异评价
   试题难度　区别度　信度　效度　考核法
2. 能比较各种学生学业评价的方法,正确指出各自的优缺点及适用范围。
3. 能比较各种类型试题,正确指出各自的优缺点及适用范围。
4. 能举例说明学生临床护理能力评价的方法及影响因素。

运用:
1. 能根据需要和评价内容选择学生学业评价的方法。
2. 能根据编制试卷的原则编制一份试卷,并应用统计学方法对试题的质量进行分析。

　　护理教学评价是教学活动的重要环节,了解教学评价的功能,掌握教学评价的概念、类型、内容和护理教学评价的方法,对教师有效地开展教学活动是非常有益的。本章将阐述教学评价的基本概念、学生学业的评价和临床护理能力的评价,以及护理教师课堂授课质量的评价。

第一节　教学评价概述

一、相　关　概　念

(一)教育评价与教育测量

教育评价(educational evaluation)是指在系统地、科学地和全面地搜集、整理、

 笔记 190

处理和分析教育信息的基础上,对教育的价值做出判断的过程。要对教育的价值做出判断,必须取得有关教育活动大量的、系统的信息,而教育测量则是一种有效的手段,它是教育评价的基础。**教育测量**(educational measurement)是依据一定的法则(标准)用数值来描述教育领域内事物的属性,是事实判断的过程。教育测量注重量化,而教育评价既有定量的评价,也有定性的评价。通常测量的结果是评价的主要依据之一,而评价的价值判断标准则是多方面的。

(二) 教学评价

教学评价(teaching evaluation)是教育评价的重要组成部分,是以教学目标为依据,运用可操作的科学手段,通过系统地收集有关教学的信息,依据一定的标准对教学活动的过程和结果做出价值判断的过程,从而为被评价者的自我完善和有关部门的科学决策提供依据。

(三) 护理教学评价

护理教学评价是从设置护理教学目标入手,并以护理教学目标为依据对教学过程和教学效果进行价值的判断,其目的是保证最大限度地实现护理教学目标,提高护理教学质量,以及对培养对象做出某种资格证明。教学测量为教学评价提供数量化的资料,因此护理教学评价往往是与教学测量结合在一起进行的。如在一门课程结束时要对学生学习效果进行评价,我们往往须进行考试,得出学生成绩,这是教学测量。然后根据测试的结果进行分析,判断其是否达到了护理教学目标,这是护理教学评价。护理教学评价一般包括对护理教师授课能力及效果的评价、学生学习能力及效果的评价,对教学安排、教学方法改进以及组织机构运行的检查等。

二、教学评价的分类

根据分类标准的不同,教学评价可以分为不同的类型。

(一) 按评价目的、作用和时间分类

1. **诊断性评价**(diagnostic evaluation) 又称**准备性评价**,是护理教学活动开始之前进行的评价。它主要是对教学背景及学生的各方面情况做出评价,并据此进行教学设计。此类评价可以在新的学习阶段开始前进行,其目的在于了解学生是否具有新的教学目标所必需的知识和能力水平,把不同程度的学生分置在最有益的教学序列中,以有利于护理教学计划和教学内容的安排或因材施教。此外,还可以在新的学习阶段或学习新章节前进行,通过考核了解学生进入下阶段学习的准备情况,确定原有基础,发现学生存在的问题及原因所在,以便制订适合学生特点的护理教学计划和选择适当的教学方法。

2. **形成性评价**(formative evaluation) 又称**过程评价**,是在护理教学过程中进行的评价,多用于教学内容和方法的改进、了解课程计划的执行情况和教学管理情况等。如在教学过程中召开由学生、教师、学生管理人员和教学管理人员参加的教学联系会,对前一阶段教学情况做出评价,并结合学生测验的情况,找出前一段教学中存在的问题,及时反馈,调整教学方法和内容,改进教学。

3. **总结性评价**(summative evaluation) 又称**终结性评价**,是在相对完整的教学阶段结束时,对护理教学目标实现的程度做出的结论性评价。如期末考试,毕业考试等,一般涉及的内容较广泛,概括程度较高。

（二）按评价的基准分类

1. 绝对评价（absolute evaluation） 又称**目标参照性评价**（criterion referenced evaluation）。是以某一预定的目标为客观参照点（如护理教学目标）,寻求评价对象达到客观标准的绝对位置的评价。绝对评价的标准在评价对象集合的外部。它不以区分个体之间的差异为目的,不是区别学生学习程度上的差异,而是评价学生是否达到了护理教学目标所规定的要求及达到的程度。

2. 相对评价（relative evaluation） 又称**常模参照评价**（norm referenced evaluation）。是以对象群体的平均水平为参照点,确定评价对象在群体中的相对位置的一种评价方式。其目的不在于判断考生达到理论目标的程度,而在于判断考生在该群体中的相对位置,以区分学生学习的优劣,它采用相对评分方法。常被用来评定学生优劣和选拔优秀人才（如高考、大学英语四级统考等）。这种评价不能反映学生学习达到教学目标的程度,不利于师生利用考核的反馈情况调整教学,需要与其他评价结合使用。

3. 个体内差异评价（individual referenced evaluation） 是以被评价对象群体中的每个个体的过去和现在相比较,或者将一个个体的若干侧面相互比较。如可把学生的期中和期末考试成绩进行比较;也可从理论知识、技术操作、职业情感态度等多个方面来综合考查某位护理学生的专业学习表现,来了解学生的优势和不足。其优点是充分体现尊重个体差异的因材施教原则,并适当减轻了被评价对象的压力。通过个体内差异比较,可使被评价者对自我的学习发展情况有一个全面的了解并能进行适当的自我调节。

三、教学评价的功能

（一）导向功能

是指护理评价本身所具有的引导评价对象朝着理想目标前进的功效和能力。护理教学评价可通过评价目标、指标和内容体系为核心的导向机制的引导,为教师和学生指明教与学的努力方向,使教学工作不断完善。例如长期以来在护理教学中发现学生比较重视理论学习,而轻视护理基本操作,可采用在毕业评价时,增加基本操作考试成绩比例的方法。这样就使得学生在实习中重视基本操作技能的培养,使其达到培养目标。因此护理教学评价可以通过形成性评价为主的评价方法体系,使教与学的行为通过评价不断接近目标直至达到目标。为了更好地发挥教学评价的导向功能,就必须依据教育目标制定科学、恰当的评价内容和标准。

（二）调控功能

指护理教学评价对护理教学活动进行调节和控制的功效和能力。依据护理教学目标编制评价指标体系,在评价中对护理教学活动进行全面检测,获得信息,并做出目标达成度的判断,不断反馈给教育者和教学管理部门,使其采取有针对性的措施进行干预。对积极的行为倾向给予表扬和肯定,对消极行为倾向给予否定和批评,甚至惩罚,从而调节教学活动,使其不断修正,以达到护理教学目标所设定的要求。

（三）鉴定功能

护理教学评价具有认定、判断评价对象是否合格、优劣程度、水平高低等实际价值的功能。主要是通过总结性评价来实现。通过一定的评价标准，判断评价对象是否达到，在多大程度上达到所规定的标准。教学评价结果常常是学生学业考核和教师工作考核的重要依据，可作为认可性的评定和资格鉴定，也可作为评优和评先进的参考。

（四）激励功能

护理教学评价具有激发评价对象（教师、学生）的情感，鼓励上进的功能。通过护理教学评价，可维持教学过程中教师和学生的适度紧张状态，调动教师教学工作积极性，激发学生进行学习的内部动因。实验证明，适时地、客观地对教师教学工作做出评价，可以使教师明确自己在护理教学工作中需要努力的方向；对学生来说，定期的考核可以提高学习的积极性和学习效果。

第二节　学生学业的评价

学业评价是学生评价的重要组成部分，是根据一定的标准，运用恰当、有效的工具和途径，对学生的学习水平进行价值判断的过程。在护理教学活动中，学生学业评价是衡量教学效果的主要标志，是学校和教师最常用的评价类型。

一、学业评价的依据

（一）教学目标

一般来说，护理教学目标是学生学业评价的主要依据。护理院校的课程计划规定了护理学专业培养目标，针对整个课程体系的要求，课程标准则规定了每门课程应达到的目标，因此具体来说，护理学课程计划中的培养目标和课程标准是学生学业评价的主要依据。但课程标准还是比较抽象的，必须将其具体化，使课程标准所规定的目标转变为具体的、可测量的、可操作的形式，如分解为试题和指标的形式，组成试卷或指标体系。又如对护理学生的学业评价时，可从认知、技能和情感态度三方面展开；在对护理学生认知领域方面考核时，可用识记、理解、应用三个层次来编制试卷。

（二）评价目的和内容

不同的评价目的决定不同的评价类型。如以了解学生学习前的知识、技能准备情况为评价目的，或者要分析学生学习困难的原因，应采取诊断性评价；要了解教学过程中学生学习的情况，可以采取形成性评价；如果要了解一段时间以来学生学习的状况，则适用总结性评价。同样，不同的评价内容决定不同的评价方法。如对学生认知学习方面的评价，笔试是最常用的方法；对学生情感态度学习方面的评价，可运用观察、问卷、访谈等方法；而对学生技能领域学习方面的评价，则可运用操作考核、口试等方法。

二、学业评价的方法

在护理教学过程中，对学生学业评价的方法有考核法、观察法、问卷法、访谈法、自陈法等。

（一）考核法

考核法（assessment method）是以某种形式提出问题，由考生用文字（笔试）或语言（口试）予以解答，并依此做出质量判断。由于它能按评价的目的有计划地进行预定的测量，故针对性强，应用普遍。在高等院校，考核法又可分为考查、考试、答辩三种方式。

1. 考查 一般属于定性的方法，对一些事物的认识，有时无法或不必进行定量分析，因此对于无法定量考核和不必定量考核的课程，往往采用考查的方式。如附属于理论的实验、实习、选修课等。形式有课堂提问、作业、实验报告等，有时也采用试卷的形式来考查。常用及格或不及格、通过或不通过表示。

2. 考试 考试是护理院校评定学生学业成绩的主要考核形式，是对学生的学习效果的定量分析，一般采用百分制评定成绩。考试根据考试形式分为口试、笔试、操作考试等；根据答卷的要求分为闭卷考试和开卷考试；按考试的时间可分为期中考试、期末考试等。各种考试形式各有特点和优缺点，分别适用于不同目标、不同内容的考核。一般考核知识和智力多用笔试，考核口头表达能力及应变能力用口试，考核操作技能宜用操作考试。

（1）笔试：将事先编制好的试题印制成试卷，考生按照规定的要求在试卷上笔答，主考教师根据评分标准统一判卷评分。笔试有开卷和闭卷两种。

优点：①一次考核试题量大，涉及面广，考核学生对知识掌握的深度、广度及运用知识的能力，其信度和效度较高；②大批考生同时应试，费时少，效率高；③考生心理压力相对小，较易发挥正常水平；④学生考核试题相同，教师便于掌握评分标准，可比性强。

缺点：①无法考察学生的口头表达能力、动作技能及在压力下的应变能力；②考生有可能凭借猜测或作弊得分。

由于笔试简便易行，作为测评学生成绩的方法其应用最为广泛。

（2）口试：指通过师生对话的方式对学生进行考核。一般先由主考教师提出问题，再由学生针对问题做出回答。口试中，主考教师可要求考生做出补充说明或澄清，考生亦可为自己的答案辩护。最后由主考教师根据考生提供的答案质量，给予评分。

优点：①考生当场回答问题，能够考核出考生对所学知识掌握的牢固和熟练程度、思维敏捷性及口头表达能力；②主考教师能够通过连续发问，及时搞清考生回答中表达不清的问题，而提高考核的深度和清晰度；③能够考察考生的个人特征，如气质、性格和在外界压力下的应变能力；④考生不易作弊。

缺点：①只能逐个对考生进行考核，不能同时考核考生群体，费时、效率低；②每个考生的考题不同，评分标准难以保持一致，并易受主考教师个人偏好的影响，考试信度较差；③考生面对主考教师往往精神紧张，影响思考过程，难以发挥原有水平。

（3）操作考核：是考核学生动作技能的专门方法（详见后述）。

3. 答辩 在高等院校经常采用答辩作为毕业考试的形式。它不同于一般的考试，要求学生具备一定的学术研究和探讨能力，从不同角度阐述自己的学术观点,就教师的提问和质疑为自己的学术论点辩护。一般先由学生在导师指导下,进行科学研究并撰写论文,然后申请答辩。学位论文答辩一般由学术委员会或学位委员会专家教授主持。答辩后学术委员会根据答辩评语、指导教师的评语进行讨论,给予某种等级的评定。

(二) 观察法

观察法(observation method)是对被评价对象在自然状态下的特定行为表现进行观察、考察、分析,从而获得第一手事实材料的方法。观察法最适用于了解被评价对象的行为、动作技能、情感反应、人际关系、态度、兴趣、个性、活动情况等,可采用轶事记录、行为描写、检核表、评定量表等方式记录观察结果。在护理教学评价中,对操作技能的考核、临床见习、实习的考核等都要以观察法为基础。观察是在现场进行的,具有直接感受性、真实性和客观性。观察法的缺点是,依赖观察者的能力和心理状况,会因主观因素的干扰而引起失真,而且资料的记录和整理较难系统化。

(三) 问卷法

问卷法(questionnaire method)是以精心设计的书面调查项目或问题,向被评价对象收集信息的方法。问卷法也是教学评价中常用的方法之一,它具有效率高、便于进行定量分析等特点。根据回答问卷的方式,问卷可分为封闭式(结构式)和开放式(非结构式)两种。封闭式问卷提供备选答案,供调查对象选择或排序;开放式问卷则要求被调查对象写出自己的情况或看法。在实际运用时,这两种方法常常结合起来,以封闭式问题为主,辅以若干开放式问题,以便收集到更加全面、完整的信息。目前,在护理教学中对学生的情感态度、兴趣、动机、职业认同感、人文关怀品质等方面的评价,较多采用量表式问卷法。

(四) 访谈法

访谈法(interviewing method)是通过与被调查对象进行交谈而获取有关信息的方法。访谈法与问卷法同属基本的调查方法,能有效地收集关于学生在学习态度、需求、观点等方面的资料信息。根据被访谈的人数的不同,访谈可分为个别访谈和集体访谈(座谈会)。访谈法实施程序比较灵活,适用于调查对象较少的场合,便于双向交流信息。但访谈法对访谈者的要求较高,访谈者的特性(价值观、偏好、表情态度、交谈方式等)会影响被访谈者的反应。此外,对访谈结果的处理和分析也比较复杂。

(五) 自陈法

自陈法(self-report method)是评价者根据一定的标准对自己进行评价,即通常的自我鉴定。自陈法有利于全面收集信息,形成准确的判断;有利于促使被评价者自己主动去寻找问题、自我完善。此方法作为学生自我调整学习计划的手段,易收到良好的成效,但要防止出现误差。一般说来,自我测量可能有偏高的倾向,故需与他人评价相结合,以弥补自我评价的不足。

另外,由于学生的学业大部分是通过课堂教学完成的,因此课堂评价也是学生学业评价的重要信息来源。课堂评价可采用教师观察、简单测试、微型问卷调查等方法,及时、全面地了解学生在课堂教学中的情况。

扩展视野

一种新型评价方法——档案袋评价
(portfolio assessment)

又称"学习档案评价"或"学生成长记录袋评价",是20世纪80年代在美国教育实践中涌现出来的一种新型的质性教学评价方法。它以档案袋为依据对评价对象进行客观的、综合的评价。档案袋是指由学生在教师的指导下搜集起来的,可以反映学生的努力情况、进步情况、学习成就等一系列的学习作品的汇集。它真实地记录了学生的学习过程,可以通过前后比较看到学生的成长轨迹,促进了学生的成长。它与传统的评价最大的不同在于学生是评价的直接参与者,是选择档案袋内容的决策者甚至是主要决策者,从而为学生提供了一个学习机会,并使他们能够学会自己判断自己的学习质量和进步。

资料来源:全国十二所重点师范大学联合编写.教育学基础(第2版).教育科学出版社,2008:316-317.

三、试题类型及编制

护理学专业的考试试题一般可分为两大类,即主观题和客观题,在两类试题中,又各自分为不同类型。

(一)试题类型

1. **主观题**(subjective item) 又称自由应答型试题,学生回答问题时可自由组织答案,教师评分也需借助主观判定。常见的题目形式有论述题、论证题、简答题、病例分析题等,也可用于操作技能考核。这类试题用于测量较高层次的认知目标,如综合、评价等,对学生的思维逻辑性与条理性、文字表达能力、分析问题与解决问题的能力有较高的要求和较好的检查效果。这类试题易于编制,但一次考试题量不多,知识覆盖面较小,评分易受主观因素的影响。

2. **客观题**(objective item) 又称固定应答型试题。这一类试题在编制时已给出答案形式,格式固定,评分标准易于掌握,常见的题目形式有:各类选择题、是非题、匹配题等。客观题适于测量知识、理解、应用、分析等层次的认知目标,而不适于测量综合、评价等高层次认知目标。客观题答案明确,回答简便,在限定的测验时间内可以包含足够的试题数量,保证对教学内容的覆盖面;客观题备有明确的标准答案,评分准确、简单、可靠、可采用计算机阅读。但客观题编制需要专门的技巧,易受考生阅读能力的影响,且考生对试题的随机猜测,尚有一定的猜对几率。长期过量使用客观题,易导致学生死记硬背知识的危险。

无论主、客观型试题,都各有其优点和局限性,在不同课程的考试中,应根据课程情况和教材内容选定。

(二)试题的编制

1. **选择题**(multiple-choice item) 是20世纪50年代逐步完善起来的一种题

型,它一般是由题干和供选择的 4~5 个答案组成。有一个(或组)是正确或最佳答案。题干表示题目的情境,多为一段叙述、一个问题或一份简短病历(有时附图表、照片)等,答案是对题干的回答或使题干的含义完整化。在若干个备选答案中,其中有一个(或组)是正确或最佳答案,其余答案是似乎正确的错误答案,具有迷惑性,称干扰答案。

选择题的类型有多种,目前国内护理教育测量常用的有三种类型:最佳选择题(A 型题)、配伍题(B、C 型题)、复合选择题(X 型题、K 型题)。

(1) 编制原则

1) 题干应明确规定题意,措词清楚明了,准确无误。

2) 选项至少在 4 个以上,因为选项越多,猜对的可能性越小。

3) 选项文字表达力求详简一致,最好简短精练。

4) 不能对正确答案有任何暗示。

5) 适当安排干扰答案,使它与题干有一定的逻辑联系,并且增加选项之间的相似性,切实起到干扰作用。

6) 正确答案的位置,可按逻辑顺序或时间顺序排列,或者随机排列。

(2) 参考例题

1) **最佳选择题**(one-best-answer multiple-choice item):简称 A 型题,是最常用的选择题试题。主要有 3 种类型。

①单句型最佳选择题(简称 A1):其结构是由一个题干和 4~5 个供选择的备选答案组成。答案中只有一个是最佳选择,其他均为干扰答案(以下各例题凡设有 ＊ 的为正确答案)。

例题:构成护理程序的基本结构框架的理论基础是(   )。

A. 解决问题论

＊B. 系统论

C. 人类基本需要层次论

D. 应激与适应理论

E. 生长发展理论

A 型题的表述形式多为肯定的,但也有一些为否定的 A 型题。以这种形式表述的试题,在各备选答案中除一个外都是正确的。因此,回答时要求学生选出最不适用的一个,或者用得最少的一个,或者在某方面是例外的一个。这种命题方式,在解题时通常会给学生造成一个从肯定到否定的突变,以至于答错题目。因此命题时否定词表达应醒目,以提醒学生注意。

②病例摘要型最佳选择题(简称 A2):试题是以一个小病例出现的,有 4~5 个供选择的备选答案。

例如:患者李某,男,49 岁,胃癌晚期,病情日趋恶化,近日对医务人员工作一直不满,常常对陪伴家属发脾气,请问该患者的心理反应属于(   )阶段。

A. 否认期

＊B. 愤怒期

C. 忧郁期

D. 协议期

E. 接受期

③病例组型最佳选择题(简称 A3):试题的形式是开始描述一个以患者为中心的临床背景,然后提出多个相关问题。通常一个病例组试题包括的问题不超过三个,每个问题都与起始的以患者为中心的临床情境有关,但测试要点不同。试题的设计要保证每一问题的回答都是相互独立的,应试者要为每个问题选择一个最佳的答案,其他的选项可能部分正确,但仅有一个最好的回答。

例如:患者吴某,输血过程中出现头胀、四肢麻木、腰背部剧痛、呼吸急促、血压下降、黄疸等症状。

①该患者可能因输血发生了(　　)。

A. 发热反应

B. 过敏反应

*C. 溶血反应

D. 急性肺水肿

E. 枸橼酸钠中毒反应

②患者尿液中可含有(　　)。

A. 红细胞

B. 淋巴液

C. 大量白细胞

D. 胆红素

*E. 血红蛋白

③护士可给患者应用热水袋,放置于(　　)。

*A. 腰部

B. 腹部

C. 足部

D. 背部

E. 腋窝处

2)**配伍选择题**(matching multiple-choice item):是一种难度稍高的选择题,可有效地用以测试知识的相关性。其基本结构是先列出一组用字母标明的备选答案,然后提出一组问题,要求学生给每一个问题选配一个最合适的答案。配伍题与 A 型题稍有不同,其区别是 A 型题每一道题有一组备选答案,而配伍题是数道试题共用一组备选答案。这里主要介绍 B 型题。

B 型题:形式为开始是数目不定的备选答案,一般为 5 个,备选答案后提出一定数量的问题,要求学生为每一个问题选择一个与其关系最密切的答案。在一组试题中,每个备选答案可以选用一次,也可以选用几次,或者一次也不选用。

例如:

A. 提供热能

B. 改善微循环

C. 调节酸碱平衡

D. 扩充血容量

E. 补充蛋白质和抗体

下列两题应选择：

①羟乙基淀粉的作用（D）

②低分子右旋糖酐的作用（B）

3）**复合选择题**（compound multiple-choice item）：包括复合是非型选择题（K 型题）和多项选择题（X 型题）两种。目前，X 型题运用较多。

X 型题：又称多选题，是一种正确选项数目通常多于 1 个的选择题题型。如果选项个数只能多于 1 个，即为狭义的多选题；可能为 1 个或以上时为广义的多选题，当正确选项数目可以在 1～所有选项数目之间取任意值时，称为不定项选择题。有时可规定学生选出了一个或几个正确答案，但没有选出全部的，给部分分值。通常多选题多选一个答案便不给分。

例如：通常甲状腺功能亢进患者可触诊到：（A、D）

A. 洪脉

B. 丝脉

C. 奇脉

D. 水冲脉

E. 细脉

2. **是非题**（true-false item） 也称正误题。要求考生对一个陈述句或问句做出是或非的判断。常用的表达形式有"是或否"，"同意或不同意"、"正或误"。

编制原则：

（1）题目表述应简单明了，不能似是而非、模棱两可，造成难以判断。

（2）避免使用暗示性的特殊限定词，如"经常"、"可能"、"每个"、"总是"等词汇。

（3）题意正确与错误的题数应大致相等，随机排列顺序。

例题：静脉注射时针头和皮肤应呈20°。* A. 是　B. 否

3. **填空题**（completion item） 填空题要求用数字、词组、短语或符号填入留有空白的句子里，使其成为一个完整的句子。主要用于测验知识的记忆和理解的程度。

编制原则：

（1）所空缺的词应是重要的内容和关键的词。

（2）每个空缺处应当有确定的正确答案。

（3）题目中空白处不能太多，以免使句子支离破碎、不易理解。

（4）空白处线段的长度应当一样，以免有暗示作用。

例题：乙醇擦浴的浓度是　25%～35%　，量为　100～200ml　。

4. **论述题**（essay item） 此类试题最大的特点是考生可根据教师提出的问题自由应答。若对学生作答不加任何限制，可以测量考生的综合评价能力；若对考生

笔记

作答给予一定的限制,可以测量考生的理解、应用和分析能力。有利于促使学生重视对教学内容进行综合与评价能力的学习,也有利于增进学生的写作和表达能力。

编制原则:

(1)题意要清楚明确,使考生切实理解试题的意图。

(2)教材或讲课中有系统陈述的论题,不宜用论述题考核,避免误导学生死记硬背。

(3)每题给出作答时间和字数的参考值,便于考生合理安排。

(4)不应允许考生选择试题作答,如 5 题中选 3 题。如果让考生自由选择题目应答,其所得成绩就失去了相互比较的可能性。

例题:医院病床与家庭用床有何区别?为什么有这些区别?

选择型试题与论述型试题各有特点,适用于不同的测量目的。编制试题时应根据欲测量的目标层次进行选择。

四、考核的组织与管理

考核是一项复杂而严肃的工作,是护理教学工作中的重要环节,有效的考核有助于促进护理教学质量的提高。在考核前应有周密的计划,并严密组织,以保证科学、真实地反映学生成绩。

(一)明确考核目的

学生成绩测量和评价的目的不同,则考核各有不同的计划编制过程,以及各种特殊要求。在编制计划时,首先必须明确是平时检查性的诊断性评价的考试,还是课程考试;是目标参照性评价还是选优的常模参照性评价。目的要求不同的考核评价,其内容、方法及工作程序也不完全相同。

(二)确定考核范围

考核的范围应遵照护理课程标准的要求来确定,特别是总结性评价更应如此。有时为更好地鉴别学生的学习潜力,考核时亦可出一些超出标准的内容,但分数所占比重要合理,亦可作为附加分数。由于护理学是一门实践性很强的科学,故一般的考核至少应包括认知和技能两个领域,毕业实习阶段,还应对学生的情感、态度做出评定。

考核时各部分教学内容所占的比例,应根据不同内容的相对重要性进行合理的分配,不能单纯依据教学时数的多少分配。考核内容的覆盖面要广一些,减少抽样误差,对重点内容有所侧重,以提高考核的效度。

(三)确定目标层次和考核办法

考核课程特点和考核目的不同,各领域考核的层次各有差异,一般在总结性评价时应对各个层次都进行严格的考核,方能较全面地对考生的学业成绩做出判断。至于认知领域各层次所占比例,不同性质的考核也各有不同。例如日本国家医生考核,知识的回忆占 25%,知识的理解占 35%,解决问题的能力占 40%;某些国家研究生的考核,知识占 15%,理解占 25%,应用占 30%,分析占 15%,综合占 10%,评价占 5%。

考核试题和方法的选择:一般认为认知层次低的目标考核宜采用多选题、是非题、填空题等;高层次认知目标的考核,特别是综合和评价层次以论述题为好;操作考核应采用实践性考核为主。

试题的量要与考试时间的长短相适宜,至于每小时考试时间应安排多少题才合适,需要丰富的经验才能准确判断。首先应根据护理教学大纲使各教学重点有足够的题目,以保证考试的内容效度。其次应照顾到大多数学生能在规定时间内完成全部试题。应该注意的是一般考试中使用选择题题型时,题量不应太少,通常不应少于30题。选择题的答题时间按平均1~1.5分钟完成1题估算。

(四)编制试卷

1. 制定试题设计蓝图(又称**双向细目表**) 编制一份优良的试卷,需要精心设计,反复推敲。一般应先制订细目表,用于明确所测量的学习结果和教学内容的关系,以及各教学内容与不同测量层次的相对比例,确保考试质量和考试内容的代表性。在此基础上,亦可对每一考核层进一步编制细目表,包括考核方法、题量、分数分配等,格式见表9-1。

表9-1 某学科试题设计蓝图

	第一章	第二章------------------------第 n 章	合计(%)
知识	A_{11}	A_{21}------------------------A_{1n}	
理解	A_{21}	A_{22}------------------------A_{2n}	
应用	A_{31}	A_{32}------------------------A_{3n}	
分析	A_{41}	A_{42}------------------------A_{4n}	
综合	A_{51}	A_{52}------------------------A_{5n}	
评价	A_{61}	A_{62}------------------------A_{6n}	
合计			100.00
内容比例			
题目数量			
题型			
答题时间			

2. 命题 有手工命题和计算机命题两种,此处主要介绍手工命题的基本知识。命题质量的好坏对试卷质量有十分重要的作用,应注意以下6点原则:①根据细目表的要求命题;②题型不宜单一,也不宜太繁杂,一般不超过5种题型;③掌握好试题的难度和区分度,一般认为一张试卷,基本分掌握在65%~70%,难度分20%,水平分10%左右;④编制出2份难易水平相当的试卷,以备调用;⑤试卷文字要准确清楚,核对无误;⑥事先制订好评分标准。

(五)考核的管理

考核的实施,就是将试卷由单纯的测量工具转变为反映考生水平的测评结果。考核实施管理的根本任务,就是保证考核过程顺利无误以及考核结果的客观真实。

1. 试卷管理 确保试卷机密,是对考试实施管理的首要要求。必须采取一切措施,堵塞漏洞,不让任何外界人员获悉试题。同时,制定命题纪律,要求每个命题人员严格遵守。

2. 考场制度　考场制度是由主考部门制定的关于监考人员和考生在考场内的行为准则,是防止舞弊行为,保证考核顺利进行的手段之一。考场制度有两部分,一部分对监考人员,一部分对考生。

（1）对监考人员:①在规定的时间内到达考场,考试期间不得离开考场;②严格遵守考核规则,不暗示,不解释;③严格掌握考核时间,不得随意延长;④防止和制止考生作弊行为并进行处理。

（2）对考生:①不得将有关书籍和笔记带入考场;②提前15分钟进入考场,迟到30分钟不得入场,考试开始30分钟后方准交卷出场;③对试题有疑难时,不得向监考人员询问,如果遇到试题分布错误、漏印或字迹模糊等问题,可举手询问;④答卷前在卷面填写专业、姓名、学号或考号,凡有漏填或字迹模糊无法辨认的试卷,一律当作废卷处理;⑤考试终了,时间一到,应立即停止答卷,并将试卷翻放在课桌上或上交监考人员后再离去,不得将试卷带走;⑥不得以任何形式作弊。

3. 考场设置　考场应设置在周围环境安静,室内光线良好,温湿度适宜的场所,桌椅高度适中,考生座位之间前后左右保持一定的距离。

考试由教务部门统一安排,教研室负责实施。

（六）阅卷

教研室应根据标准答案规定评分标准,组织教师分题阅卷。为统一标准,主观性试题应指定专人批改。

根据评分依据的不同,成绩评定有绝对评分法和相对评分法两种。

1. 绝对评分法　绝对评分法是以护理学专业的培养目标或课程目标作为评分依据,对学生的成绩进行评定。因此,试题能否很好地代表欲测内容的总体,是绝对评分的前提。如果试题的代表性不好,则对考生做出的评定,就不能较准确地反映达到护理教学目标的程度。绝对评分法通常采用百分制,也可将百分制换算成为五级记分法,即以 90～100 分为优秀,80～89 分为良好,70～79 分为中等,60～69 分为及格,59 分以下为不及格。

绝对评分法的另一种方式是采用评定量表或检查表,多用于成绩评定难以量化的实践性考核和情感态度领域的考核。

2. 相对评分法　相对评分法是以同一集体该课程考核的平均成绩(常模)作为评分依据来判断每一考生在该集体中所处的相对位置。通常用标准分数 Z 或 T 来表示,也称为标准化分数。

Z 分数的公式如下:

$$Z = \frac{X - \overline{X}}{\sigma}$$

X:某生的原始分数

$\overline{X}$:该集体得分的平均值

σ:总体标准差

例如:某课程年级的平均成绩为 75 分,标准差为 10 分,A 生得 95 分,B 生得55 分。A、B 两生的 Z 分数分别如下:

$$Z_{(A)} = \frac{95-75}{10} = 2 \qquad Z_{(B)} = \frac{55-75}{10} = -2$$

A 生的标准分数 Z＝2，即表示该生超过年级平均水平两个标准差单位。根据正态分布可以推算出在该集体中大约有 2.27% 的学生成绩超过他，成绩属于优秀；B 生标准分 Z＝-2，说明落后于平均水平 2 个标准差单位，大约 97.73% 的考生超过他，成绩属于低劣。

为了使标准分数 Z 值变成正数，并减少一位小数，可将 Z 分数总和的平均数定为 50，标准差为 10，即 T 分数。其计算公式如下：

$$T = 10Z + 50$$

按上例，A、B 两生的 T 分数如下：

$$T_{(A)} = 2 \times 10 + 50 = 70$$
$$T_{(B)} = -2 \times 10 + 50 = 30$$

标准分数无实际单位，除可以表示考生学习成绩相对位置外，也可用于不同课程学习成绩的比较。

对于因故未参加考试和考试不及格者，应由教务部门统一安排补考。补考成绩分及格和不及格两档。

五、考核的结果分析与评价

对考核结果进行科学的分析是不断提高考核质量的重要手段，也是做出可靠、有效评价的重要前提。其内容较为广泛，在此仅就试卷的考试质量分析和试题的质量分析作一简单介绍。

（一）考试质量分析

试卷的卷面分析是一次考试后必需要做的工作，目的在于了解本次教学的总体质量、学生对护理教学目标掌握的程度、教学中存在的问题、试卷编制的一些问题等。

1. 计算本次考核的平均成绩和标准差。

2. 计算和绘制本次考试学生成绩分布表、图。举例如下：某院校 60 名学生护理学基础考试成绩如下：

第一步　先将考分从大到小排列：

95	94	90	89	89	88
87	85	84	84	84	84
84	84	84	83	83	81
80	80	80	80	80	79
79	78	78	78	78	77
76	76	76	75	75	75
75	74	74	74	74	73
72	70	70	70	69	69
69	69	68	68	68	66
64	64	63	63	62	55

第二步:编制考分频数分布表,按5分一个组距,计算每组频数填入表9-2:

表9-2 某院校60名学生护理学基础成绩频数分布表

组数	起止点	频数	频率
1	95 ~	1	1.67
2	90 ~	2	3.33
3	85 ~	5	8.33
4	80 ~	15	25.00
5	75 ~	14	23.33
6	70 ~	9	15.00
7	65 ~	8	13.33
8	60 ~	5	8.33
9	55 ~	1	1.67

第三步:编绘考分频数直方图和线图

以上述频数分布表所列数据为例,横坐标为成绩,纵坐标为频数,所得矩形为直方图。连接直方图顶端的中点即为线图(图9-1)。

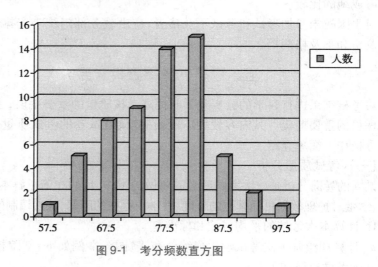

图9-1 考分频数直方图

如果考试设计合理,则直方图及多边图所示的分布曲线,应呈正态分布,如果考题偏难或偏易将呈以下非正态分布图(图9-2a,b,c,d)。

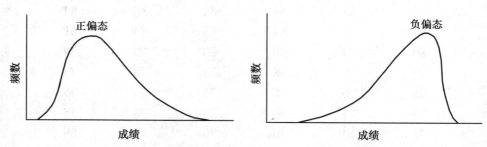

图9-2a 考分呈正偏态分布
高峰偏左表明考题偏难或学生基础差

图9-2b 考分呈负偏态分布
高峰偏右表明考题偏易或学生基础好

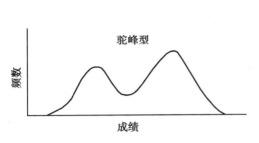

图 9-2c 考分呈驼峰型分布
考题难度集中于过大和过小两端,或学生
基础较悬殊

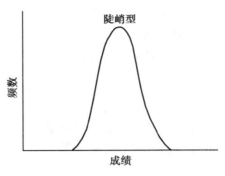

图 9-2d 考分呈陡峭型分布
考题中等难度偏多或学生基础较为整齐

最后,计算平均成绩和标准差,平均成绩用 $\overline{X}$ 表示:

$$\overline{X} = \frac{\sum_{i=1}^{n} Xi}{n}$$

$\sum$:表示数据之和

Xi:表示一个数据

n:数据总数

样本标准差用 σ 表示

$$\sigma = \sqrt{\frac{\sum (Xi - \overline{X})^2}{n}}$$

Xi:为某一数据

$\overline{X}$:该组数据的平均数

n:为数据的总个数

根据均数加减 1 个或 2 个标准差,来反映本次考核学生成绩的集中趋势和离散程度。按理论比例的要求,一次考试的平均成绩应在 75 分左右,均数加减一个标准差或加减 2 个标准差,应包括了 68.28% 或 95.40% 的考生成绩。

(二) 试题质量分析

试题分析常用指标是试题的难度和区别度。

1. **难度**(difficulty) 即指试题的难易程度。试题的难度指数用 P 表示。**难度指数越大,试题的难度越小**。由于试题记分的方法不同,所以难度指数的计算方法也不同。

(1) 0、1 记分试题难度指数计算:0、1 记分试题也称二分变量记分试题,即试题答案只有"对"或"错"二种。如果不考虑考生作答时猜测成功的机遇,0、1 记分试题的难度指数可用以下公式计算:

$$P = \frac{R}{n}$$

笔记

R:该题答对的人数

N:考生总人数

例如有 100 名考生参加考核,答对某题的考生有 73 人,该题的 P 值为:

$$P = \frac{R}{n} = \frac{73}{100} = 0.73$$

（2）非 0、1 记分试题难度指数的计算:非 0、1 记分试题是指得分可从 0 分至满分的试题。对于这种试题可用以下公式计算难度指数:

$$p = \frac{\overline{X}}{W}$$

$\overline{X}$:全体考生该题得分的平均值

W:该题的满分值

例如某题全体考生平均得分 11.67 分,满分为 20 分,该题的 P 值为:

$$P = \frac{\overline{X}}{W} = \frac{11.67}{20} = 0.58$$

在考生人数较多时可采用"**两端法**",即将每个考生的总分由高至低排列,分别从高分和低分两端各取总人数的 27% 构成高分组和低分组,以代表全体考生的成绩。

试题的难度是评价试题拟定得好坏的指标之一,也是筛选试题的依据之一。**试题的难度 P 值在 0.3 ~ 0.7 之间较为适宜**,一份试卷所有试题难度指数的平均数最好在 0.5 左右,这样既可反映考生得分的最大个体差异,又不至于使试题偏易或偏难。

2. 区别度（discrimination） 是指试题对学生学业成绩的鉴别程度。如某试题的区别度高就意味着该题对于学业成绩好、差的考生有较好的区别和鉴别能力。

（1）0、1 记分试题区别指数的计算:采用"两端法"计算,公式如下:

$$D = P_H - P_L$$

D:试题的区别指数

P_H:高分组该题答对的人数比率

P_L:低分组该题答对的人数比率

例如:某题高分组答对的人数比率为 0.83,低分组该题答对的人数比率为 0.45,试题的区别指数为:

$$D = P_H - P_L = 0.83 - 0.45 = 0.38$$

（2）非 0、1 记分试题区别指数的计算:对于非 0,1 记分试题来说,由于试题分数和考试总分均为正态连续变量,因此可以用考生在某题上的得分与其考试总分之间的积差相关来表示该题区别指数,计算公式如下:

$$r = \frac{\sum XY - (\sum X)(\sum Y)/n}{\sqrt{\sum X^2 - (\sum X)^2/n} \cdot \sqrt{\sum Y^2 - (\sum Y)^2/n}}$$

r:积差相关系数（在此表示试题的区别指数）

X:考生在某题上的得分

Y:考生的考试总分

n:考生总人数

例如:某试题的有关数据为$\sum X = 73$,$\sum X^2 = 485$,考试总分的有关数据为$\sum Y = 840$,$\sum Y^2 = 59820$,所有考生某试题得分与其总分乘积之和$\sum XY = 5168$,考生总人数 n=12,该题的区别指数为:

$$r = \frac{5168 - 73 \times 840/12}{\sqrt{485 - 73^2/12} \cdot \sqrt{59820 - 840^2/12}} = 0.284$$

可以看出,计算非 0,1 记分试题的区别指数用手工方法非常繁琐,但用电子计算机或计算器来计算就非常简便了。

区别指数的数值范围在−1 ~ 1 之间。如果某题区别指数为正值,其数值越大,则该试题的区别度越好。也就是说,高分组考生答对该题的人数多于低分组的人数,能将考生掌握该题考核内容的优劣程度区别开来。相反,如果某题的区别指数值很小甚至为负值,则说明高分组答对该题的人数相近于或者是少于低分组的人数,也就是说,该试题的区别度很差或者该试题有问题。此时应对该题进行分析,寻找原因,给予必要的修改或删除。一般认为区别指数在 0.15 ~ 0.30 之间为良好的试题,大于 0.30 则为优秀的试题,小于 0.15 则不宜采用。

判断试题的质量应把难度与区别度结合起来进行分析,单纯以难度和区别度来分析试题都是片面的。因为理想的难度不一定会有理想的区别度,而难度相近的试题,其区别度也会有很大的差异。

(三) 评价考核质量的基本指标

评价考核质量的指标有很多种,其中最主要的是信度和效度。

1. **信度**(reliability) 即可靠性,是指测量结果的稳定程度。考试的可靠性是指考生考核中得分的一致程度。检验信度通常用两次考核结果的相关性来表示,其相关系数称为可靠性系数或信度系数。主要有以下几种方法:

(1) **折半信度**(split-half reliability):其方法是将全部试题区分为相等的两半,如奇数题和偶数题,并分别计算每个考生两半试题的得分,再求两个得分的相关系数。由于折半法只代表半数题的信度,故上述求得的相关系数必须用斯皮尔曼-布朗(Spearman-Brown)公式进行校正。S-B 公式如下:

$$rtt = \frac{2rhh}{1 + rhh}$$

rtt:全考核的信度系数

rhh:两半试题得分的相关系数

例如某考核两半试题得分的相关系数为 0.79,全考核的信度系数为:

$$rtt = \frac{2rhh}{1 + rhh} = \frac{2 \times 0.79}{1 + 0.79} = 0.88$$

由于 S-B 公式是建立在两半试题得分的方差相等的假定上的,而在实践中不一定能满足这一条件,所以可采用卢农(Rulon)公式。该公式既不要求方差相等,也不必用 S-B 公式校正。Rulon 公式如下：

$$rtt = 1 - \frac{Sd^2}{St^2}$$

（2）**重测信度**（test-retest reliability）：必须是同一考核在不同时间内对同一群体先后实施两次，这两次考核分数的相关系数即重测信度系数。它主要表示学生掌握知识的稳定程度，但易受时间间隔的长短、学生身心发育及学习经验的积累等因素的影响。

（3）**复本信度**（equivalent forms reliability）：是用两份题数、题型、内容、难度及区别度均一致，但题目不同的试卷来考核同一群体考生，然后求出两次得分的相关系数，即复本信度系数。它可以说明试题的取样是否有充分的代表性，但无法表示考生掌握考核内容的稳定度。

应用考核来测量评定学生成绩，一般要求信度系数在 0.90 甚至 0.95 以上。但有时考核的信度系数并不高，这是由于影响信度系数的因素很多，除随机误差外，还与试题的数量、质量、分数的分布以及评分者的评定有关。

2. **效度**（validity） 又称有效性，是指一次考核确能测量到的知识和能力的程度。常用内容效度和效标相关效度来表示。

（1）**内容效度**（content validity）：是指一次考核是否测量到了具有代表性的教学内容。因此试题的取样是否代表了课程目标的要求，是决定内容效度高低的关键。内容效度不能用数量化的指标来反映考核内容的有效程度，而只能对考核内容进行逻辑分析和比较，故内容效度也可称为逻辑效度。

（2）**效标相关效度**（criterion related validity）：是以某一考核分数与其效标分数之间的相关来表示的效度，其相关系数就是效标相关效度系数。由于可以用数量化的指标来反映考核内容的有效程度，故也可称统计效度。效标是检验考核效度的一个参照标准，必须具有一定的信度。

一次考核分数与其效标分数之间的相关系数的正值越大，其效度就越高；相关系数的正值越小，效度就越低。

效度和信度是密切相关的，效度受到信度的制约，而信度是保证效度的必要条件而非充分条件，信度高不一定保证效度高。当考核成绩的信度和效度不能同时兼顾时首先应保证评价的效度，在此基础上再努力提高评价的信度。

第三节　学生临床护理能力的评价

护理学是一门实践性很强的学科。一个合格的护士不仅要掌握护理学的基本理论、知识和技能，还要能灵活运用所学知识技能，从事临床护理工作实践。因此，学生临床能力的考核与评价是评价护理学专业学生综合素质的重要内容。

一、临床护理能力评价的范围及内容

临床护理能力是基于对知识的理解和应用，而不是知识本身，属于非认知领域，其范围包括临床技能和态度两方面。临床技能又可分为基础能力和专科能力两种。基础能力,包括评判性思维能力、信息利用能力、沟通能力、决策和解决问题能力、自主学习能力等。护理职业具有多种岗位,在不同岗位会面临不同专科的不同特性,要求护理人员具备不同的专科能力,而基础能力具有可迁移性,不仅适用于本岗位操作,也可以迁移到本职业的其他岗位上去。因此,对临床能力的评价,不但要进行专科性操作技能考核,更要进行基础能力的考核。

临床护理能力评价可以分阶段进行,按照各阶段特点确定相应的评价内容。

(一) 课程教学中专项技能达标考核

这是对学生临床操作技能进行形成性评价的阶段,由各任课教师及带教教师在教学中逐项实施,负责落实。

(二) 实习前强化训练及考核

学生虽然经过了前一阶段的学习,但随着时间的推移,有些操作又变得生疏,为了使学生进入实习医院后能较快地适应临床护理工作,在实习前可集中进行护理操作技能强化训练与考核。通过这一阶段的训练与考核,可以促使学生对所学的内容重新温习,熟悉操作技能,并且能提高学生对进入实习状态的自信心。

(三) 实习阶段的出科考核

实习阶段是课堂教学的延伸和补充,是为学生进一步达到技能目标而服务的。出科考核通常安排在各科室实习的最后一周进行,考核的内容除基础知识、基本技能以外,还可增加一些专科护理技能,并有计划、有针对性地进行考核。这样经过各科室的轮转后,学生经历了分科、分项考核,层层把关,在护理操作技能上又上了一个台阶。

(四) 毕业前综合考核

在护理学专业学生实习结束,即将毕业的一段时间里,要对学生进行全面的护理技能考核,尤其突出整体护理能力的考核。学生经过系统的临床实践,认知水平与操作技能已有很大提高,考核内容应将临床知识、操作技能、态度融为一体,旨在对学生的专业理论水平、沟通能力、分析判断能力、解决问题、操作能力、书写能力等方面作综合评价。

二、临床护理能力评价的种类与方法

考核法、观察法、调查法、自陈法均可用于对学生临床护理能力的评价,通常实践中采用如下几种形式。

(一) 观察法

观察法是通过观察学生的临床护理行为表现来做出评价,如学生的临床护理能力(包括护理操作技能和与患者交流的能力等)、人际关系、工作态度等。一般由教学管理部门设计好观察项目及评分标准,由学生所在实习科室负责人和护士长负责实施。观察法较其他考核方法有独特的作用,如对学生政治思想、职业道德品质和对态度的评价,只有经过较长时间的观察方可做出较为准确的判断。另外,如能客观地、经常地观察学生的行为表现,不仅可以随时检查学生临床技能掌握的程度,及时纠正其不足,促进其改进,而且获得的结果比其他方法更有效、可靠。

(二) 床边考核法

是临床护理技能考核常用的方法,往往由考核组指定患者,考生完成必须的护理操作后,由主考人按考试提纲或实习大纲的要求提问,然后根据考生的操作和回答问题情况打分。这种考核方法的优点是:主考人可以当场观察学生的临床护理操作技能,可以灵活地运用患者的实际问题测验学生的临床思维能力,可以观察和考核学生对临床护理技能的认识和总体反应性,可以考核学生在各种情况下,区别轻、重、缓、急的能力。其缺点是缺乏标准的考试环境,评分易受主考人主观因素的影响,且由于选择病例和安排教师的问题,这种方法不适应对大批考生进行考核。

(三)模拟考核

通常有模拟患者(标准化病人或者高仿真模拟患者)和模拟情境考核两种方式,也可结合在一起进行。模拟考核,如同现实环境一样,应试者从接待患者开始,按照临床护理过程,询问病史病情、进行护理体检,做出护理诊断和处理,最后从提供的各种选择中做出决定。这种考试技术有许多优点:评分客观,对每一个问题做出的正确选择都是事先商定的标准化的评分规定;可系统观察学生综合临床护理能力(包括技能、态度和与患者沟通的能力等);师生均可通过考试得到及时反馈;考试时间的安排不受病种、时间、地点的限制等。主要缺点是,应试者和模拟者均要受专门的训练,考核的组织有一定困难。此种考核方法已为许多国家的医学院校用于测试学生的临床护理能力。

学习助手

客观结构化临床考试

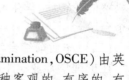

客观结构化临床考试(objective structured clinical examination,OSCE)由英国邓迪大学 Dr. Harden 等于 1975 年提出。OSCE 提供一种客观的、有序的、有组织的考核框架,每一个医学考试机构可根据自己的教学大纲、考试大纲编制相应的考核内容与考核方法,其基本思想是"以操作为基础的测验",客观评价医学生的临床技能和态度。OSCE 在国外医学教育中应用广泛,近年国内不少院校开始运用 OSCE 对毕业生进行综合测评。

OSCE 由一系列模拟临床情景的考站组成,受试者在规定的时间内依次通过各个考站,并获得测试成绩,分为标准化病人(Standardized Patients,简称 SP)站点和非标准化病人站点,测试内容包括:收集病史、体格检查、运用诊断性辅助检查、诊断能力、决策能力、执行能力、沟通能力、动手操作能力、协作能力、职业态度等。

资料来源:景汇泉等.OSCE 在医学教育中的应用.
国外医学.医学教育分册,2002,23(2):29-33.

(四)综合评定法

往往在组织学生毕业考核时采用。评价者首先要根据培养目标和有关护理学专业学生临床护理技能的总体要求,拟定评价指标体系(附表供参考)。由教师、临床护理专家组成评价小组依据评价体系的要求,综合采用定量与定性方法、观察法、床边考核法等考核方法,对学生的临床技能做出综合评判,判断学生是否达到培养目标要求,能否毕业。这种方法的优点是对学生的评价比较全面,缺点是组织比较费时费力,评价结果受到主观因素的影响。

根据多元智能理论与多元教学评价方法的应用原则,临床护理能力评价宜采用多种评价方法,从多重角度、各个阶段进行评价,实现评价主体的多方参与,注重学生自我评价、自我改进能力的培养。不管采用何种评价方法,都应特别注意评价结果的及时反馈,使评价能更好地发挥导向、调控和激励功能。

三、影响临床护理能力评价的因素及控制方法

临床护理能力评价的方法不同于对认知领域的评价,除了模拟考核法外,常受到各种因素的影响,主要包括:评价人(主考人)、学生和评价考核方法的选择。

(一) 评价人(主考人)

评价临床护理能力的一些方法,在评分上受评价人主观因素的影响较大,因此评价人自身素质是影响护生临床护理能力评价效果的一个重要因素,它包括三个方面:一是自身业务水平,如果评价人自己临床能力不强,护理操作不正规,则很难对学生有正确的评价;二是评价人对评价工作的态度是认真负责,还是应付了事;三是评价人是否公正、客观。

控制的方法主要是慎重选择主考人和评价组成员。要选择业务水平较高、有临床教学经验、护理操作正规、客观公正、认真负责的教师担任评价人。在考核前应针对考核对教师进行一定的训练,统一对评价的认识、评分标准和操作步骤手法,熟悉评分量表等。

(二) 学生

影响评价的主要因素是学生对将要考核的内容的准备程度,以及评价时的焦虑水平。这与认知领域的考核是基本一致的,但是由于临床护理技能考核,往往是一个考生面对一个主考人或一个考核组,所以学生往往会由于紧张而失去水准,致使考核不能很好地反映学生临床护理技能的训练情况。要控制这个因素,首先是让学生在考核前对考核的内容有充分的准备,对临床护理技能做到准确熟练、胸有成竹;其次是考核组在考核前可以让学生先稳定一下情绪,考核中适当地鼓励,使学生恢复自信,保持从容镇定。

(三) 考核方法的选择

不同考核方法考核结果的可靠性、有效性、客观性是不同的,各有其优缺点。如:床边考核法在选择病例上很难做到难度相同。考试病例虽然经过精心挑选,但患者病情的轻重程度、阳性体征隐现,需要进行何种护理都极难绝对平衡,这样就存在一个考生机遇的问题,影响考核的结果。因此应针对不同考核方法的特点,扬长避短,对有缺陷的地方尽量采取一些控制措施予以弥补,使其影响减少到最低程度。

此外,评价学生能力是采用间断性评价还是连续性评价,对评价结果也有一定的影响,间断性评价往往有时段上的抽样误差。连续性评价则可以克服这个缺陷,但需要投入更多的时间和精力。

第四节　教师课堂授课质量的评价

建立护理教学评价制度和开展护理教学评价活动,有利于促进护理教学人员

笔记

积极主动地开展教学改革,不断提升护理教学水平和质量。在护理教学工作评价中,教师课堂授课质量评价是一个重要的指标。在现阶段,课堂教学仍是护理院校教学工作的基本组织形式,教师的课堂教学质量直接影响学生的学习质量,因此课堂教学评价是教师评价中的一个重要的组成部分,本节着重探讨护理教师授课质量的评价。

一、授课质量评价的指导思想

对护理学专业教师授课质量进行全面、科学的评价,首先要明确以什么样的教学价值观作为评定的指导思想。目前教育界素质教育、创新教育的理念已逐渐深入人心,而在护理教学实践中,教学观的相应转变是最根本的。因此在确定教师授课质量评价的指导思想时,应逐步完成以下 5 个转变:①课堂教学目标从强化应试转变为提高学生素质;②从以教科书为本转变为以学生发展为本;③从强调学习结果转变为对学习过程和学习结果都重视;④从重视信息的单向传递转变为信息的多向交流;⑤从重视陈述性知识转变为对陈述性知识和程序性知识都重视。

二、课堂授课评价的内容

课堂授课评价的内容包括五个部分:教学目标、教学态度、教学内容、教学方法与教学效果等。

(一) 护理教学目标

护理教学目标评价内容主要有:按照护理课程标准规定的基础理论、基本知识、基本技能的"三基"任务要求,循序渐进地进行教学,保证教学质量。在传授知识的基础上着重培养学生智力、能力。着重评价教学中目标是否明确具体,是否适当,本次教学是否达到了目标等,以及学生是否明确了教学目标。

(二) 护理教学态度

教学态度是搞好护理教学工作,完成教学任务的前提。对教学态度的评价内容主要是考察教师是否能做到:忠诚教育事业,热爱教学;教风良好,治学严谨,主动承担教学任务;根据教学目标要求,认真备课,改革教学,了解教学情况,因材施教,教书育人;课堂作风真诚、热情、民主,为人师表。

(三) 护理教学内容

护理教学内容是保证教学任务完成的关键,组织好教学内容,有利于学生学习知识。对教学内容评价主要考量是否能达到以下要求:完成护理课程标准规定的基础理论、基本知识、基本技能的"三基"任务;根据不同的教学层次,合理地选择教学内容,重点突出;目的要求明确,概念准确,内容正确;立足教材,注重理论联系临床护理实际,并适当地反映现代医药学的新成就等。有的院校还要求每节课介绍一定量的专业英语单词。

(四) 护理教学方法

护理教学方法是完成护理教学任务的重要手段。对护理教学方法的评价主要考量是否能达到以下要求:启发、引导学生认真学习与积极思考;发现矛盾,分析和解决矛盾,注重能力培养;因材施教,既照顾多数,又注意个别指导;合理地运用教具,使用现代化教学手段;使各种教学方法最优化组合。同时应注意评价课堂上师生之间双向交流的情况,观察教师是否能调动学生主动学习的积极性。使护理教学成为一种有效的、多方位、多层次的主动信息交流的过程。

（五）护理教学效果

教学效果是根据一定教学目的和任务,对教与学两方面的效果进行评价。对教学效果评价包括:教师的授课是否达到预定的目标要求及达到的程度;绝大多数学生是否能理解和掌握教学内容;课堂授课是否有利于培养学生的智能等。

将以上内容分解为具体指标,设计成评定量表的形式,由评定者对评定量表中的各个指标按一定的程序赋以权重。每一指标评价等级通常有优、良、一般、差四个等级。需要指出的是,对不同年资的教师进行评价时应采用不同的量表,以表示对不同年资护理教师授课的不同要求。对初上岗位的教师应侧重考核其基本功,而对有一定经验的教师,则应侧重其驾驭课堂教学的能力和学术水平,强调师生互助,创新能力的培养等方面。

三、课堂授课效果的评价途径与方法

（一）途径

课堂教学评价有多种途径,主要是专家评定、同行评定、学生评定和自我评定等。一般护理院校多采用二种以上的途径同时进行,所得评定结果可互相补充,互相参照,使结果更为客观、科学、可靠。

1. 专家组或领导评定　是指专家组或领导集体对被评教师所作的评定。这种评定影响较大,有一定的权威性。主要由专家组或校、部、院领导通过听课,检查教师教案,召开师生座谈会等形式了解教师的教学质量,做出评定。一般由学校教务部门组织,选择热爱教学、有教学经验的专家教授组成考核组进行。正式评价前考评小组要对评价量表中条款的含义进行学习、讨论,取得统一的认识。一般听取被评教师1~2学时课。评价小组各成员应独立填写量表。

2. 同行评定　即由护理学教研室(组)或学校的其他教师对该教师进行评定。由于同一教研室教师相互之间比较了解,对本学科的课程标准、学术动态、教学意图、内容方法,以及对师生的背景情况(如教师的专业水平、责任心、工作习惯、教学态度、学生的基本学力、总体水平、学习热情等)较为熟悉,因此容易组织和做出恰如其分的判断。也有利于教师之间的相互学习、交流,提高护理师资队伍的整体水平。但是同行评定往往也有所谓"文人相轻"的消极因素,应注意避免。

3. 学生评定　学生评定,是护理教师教学质量、教学效果评价的主要依据之一。教学的对象是学生,教师教学质量好与坏,学生最具有发言权。通过学生对教师的教学评定,可以反映出教师在学生中的威信和受欢迎的程度、师生之间的人际关系,以及可以反映出教师的教学方法、教学艺术是否符合学生的要求。但由于学生主要是从个人的学习角度评定教学,他们缺乏对教学目标或意图、教学内容及方法上的总体了解,学生的学习方法、学习成绩,甚至师生关系都可能使他们在评定教师的课堂表现中产生一定的误差。因此学生评定应与其他评定相对照,参考使用。

参评学生人数不应过少,一般要求为100人左右。主持评价工作的领导和机关应在评价前向学生说明学生评价量表的含义,并要求学生正确对待,以便学生在听课时有思想准备,有的放矢。被评教师在授课结束时,有充分的时间(一般10~15分钟)让学生当堂填写量表。亦可在课程结束后针对该课程的全部任课教师进行。

4. 自我评定　护理教师对自身教学活动进行评定,也是护理教学评定的一个主要途径。根据评价指标、内容、要求,教师对自己工作进行自我认识、自我促进、自我估量、自我学习。把教师被评地位转变成积极主动的参与地位,有利于达到改进教学的目的;被评护理教师按照评价的标准写出教学质量书面总结报告,根据自己的实际情况,严肃认真、实事求是地在自我评定量表上进行自我评价。一方面表现教师本人的自我认识、自我信念,另一方面表现他人对护理教师本人的尊重和依靠。

由于上述4方面人员对授课质量的评价各有其侧重面,所以在对一位教师的授课质量评价时往往结合进行。从目前国内报道来看,一般同时采用2～3种途径的评价结果相结合的做法,做出综合评价;其权重根据各方面人员在评价中所处的地位不同而异。如采用4种途径进行评价,其权重建议为:领导评0.25、同行评0.20、学生评0.45、自评0.10;如采用3种途径进行综合评价则建议权重为:自评0.20,同行或专家组评0.40,学生评0.40。有院校经研究后建议,同行或专家领导评0.40,学生评0.60,自评为独立的分数体系。

（二）方法

目前国内几乎所有的院校教师授课质量评价都采用评定等级量表(或称评价表)的方法来进行。由考评人员(至少3人)听课,根据教师的授课情况在评定量表相应的指标上打分,然后将考评表汇总,统计,分析并得出评价结论。对评价指标体系的量化,一般有两种方法,一是一次量化,即对指标直接赋值;二是二次量化,又称模糊评判法,即对指标先做定性描述(如很好、较好、一般、较差、差,或A、B、C、D、E等),再对不同级别的定性描述赋予量值。二次量化由于简便易行,又便于统计处理,已被广泛采用。

（沈洁　刘义兰）

思考与练习

1. 教育测量与教育评价有什么区别和联系?
2. 护理教学评价可以分为哪几种类型?各有什么功能?分别适用哪种情况?
3. 本学期期末考试,学生王某《护理学基础》课程考试成绩为85分,《健康评估》课程考试成绩为89分,说明其后一门课程学得比前一门好,这种说法对吗?为什么?
4. 列表比较各种试题的优缺点和应用范围。
5. 如果请你评价某位护理教师的课堂教学质量,你准备从哪些方面进行评价?
6. 为检查《护理教育学》的教学质量,请选择恰当的评价方法,并说明选择理由。
7. 考生成绩呈负偏态分布说明了什么?如何作进一步的分析?
8. 根据本章所学知识,编制不同类型试题各2道。
9. 评价护理学生临床护理能力有哪些方法?各有哪些优缺点?
10. 影响临床护理能力评价的因素及其控制方法有哪些?

第十章

护理教育与学生的全面发展

 教学目标

识记：

1. 能正确概述德育、体育、美育和个性化教育的主要任务和内容。
2. 能正确阐述德育过程的基本规律。
3. 能正确概述德育、体育、美育和个性化教育的主要途径和方法。

理解：

1. 能用自己的语言解释下列概念：

   德育　　德育过程　　平行影响原则　　情感陶冶法

   自我修养法　　品德评价法　　说服教育法　　体育

   美育　　个性化教育

2. 能举例说明德育、体育、美育和个性化教育的意义。
3. 能结合实际阐释德育、体育、美育和个性化教育的基本原则。
4. 比较德育的方法，正确说明各种方法的特点和要求。
5. 能举例说明职业道德对护理学专业学生的重要性。

运用：

1. 能结合当前社会实际和护理学专业特点，拟定本科学生德育计划，做到内容、途径、方法恰当，符合德育过程的基本规律和德育原则。
2. 能结合学校实际情况，提交一份校园文化建设的建议案。要求符合全面发展的教育目的、符合个性化教育原则，内容完整，方法可行、措施具体。
3. 运用本章所学知识，论述德育、美育、体育、个性化教育之间的关系及其对学生全面发展的意义，做到观点明确，论据有力。

　　当代护理教育的使命是培养素质全面、个性鲜明的护理人才。它强调学生的全面发展，即以促进人的身心发展为目的，以培养学生的独立自主性、积极性、创造性等个性品质为出发点，使学生在思想品德、科学文化、身体和心理等方面得到和谐全面发展。这也是目前教育改革与发展的趋势。护理教育者应充分认识学生全面发展的重要性，采取切实可行的措施促进学生的全面发展，为社会输送素质全面、优秀的护理人才。

笔记

215

第一节　护理教育中的德育

一、德育的概念和意义

（一）德育的概念

德育（moral education）是指教育者按照一定社会的要求和受教育者品德形成发展的规律与需要，对受教育者心理上施加影响，并通过其品德内部矛盾运动，使其养成教育者所期望的思想品德的活动。其中，学校德育是德育特征表现得最典型、最显著的一种形式。学校德育是根据社会的要求和受教育者品德形成发展的规律与需要，有目的、有计划、有组织和系统地对受教育者施加一定社会的思想道德影响，并通过其品德内部矛盾运动，使其养成教育者所期望的思想品德的活动。

（二）德育的意义

1. 德育对社会的意义　德育是各个社会共有的教育现象。在阶级社会中，德育具有鲜明的阶级性，人们总是按照自己阶级的思想和道德准则去培养教育下一代。但历史上也存在人类共有的思想道德规范，人们品德心理发展的规律也不总是带有阶级性。我国历来有重视道德教育的传统，当前强调重视思想品德教育是为了建设社会主义现代化，形成社会主义精神文明的需要。因为思想品德是人个性结构中的核心因素与动力因素，影响着人的行为方式和智慧才能，而人又是社会的支配力量和活动主体。培养人们具有先进的思想、高尚的道德，就能充分发挥精神力量对社会发展的促进作用。护理教育中的德育就是教育未来的护理工作者树立全心全意为人民健康服务的思想道德情感，救死扶伤，实行人道主义，为保障人民群众身心健康作出贡献。

2. 德育对护理学专业的意义　德育在护理学专业教育中尤为重要。医德历来为医家所重视。古今中外没有一位名医是不重视医德修养的。我国古代名医孙思邈一生扶危济困，他的医德思想集中反映在《备急千金要方》中的"大医精诚"和"大医习业"两篇里，主要思想是强调医生既要技术精，又要品德好，并提出了对待患者和同道应遵循的准则。在医术上，要勤奋钻研，达到博深精通，不能一知半解，而误治杀人。在品德修养上，要安神定志，无欲无求。对患者，要有同情心，要一视同仁，病家求诊，要"一心赴救"，不嫌脏怕累，不避风险；态度要和蔼可亲，庄重大方，谦虚谨慎。对同道要尊重，不抬高自己打击别人。在医风上要端正，不利用自己的专长谋取财物。《大医精诚》是我国医学史上最早的全面、系统地论述医德的专著，至今仍是对医护专业学生进行思想品德教育的重要资料。

护理院校所培养的学生是未来的白衣天使，肩负着救死扶伤的神圣职责，其职业道德的优劣，与服务对象的生命息息相关。随着医学模式的转变和现代医学科学的进步，护理学已成为医学门类下的独立学科，护理的对象从少数患者扩大到全社会人群，护理工作的范围从单纯的疾病护理扩大到护理对象的全身心整体护理，使得护理人员与社会、与患者之间的关系越来越多样化和复杂化，护理职业道德对护理科学发展的作用也越来越重要。护理工作是以强调人的整体性，尊重人的生命,尊重人的尊严和权利为基本条件来实现的。只有具备了高尚的护理职业道德,对社会、对人的生命健康、生命质量抱有强烈的道德责任感的人,才能真正胜任现代整体护理工作,才会执著地去研究护理科学发展过程中的各种新问题,进而推动护理科学向新阶段、高层次发展。因此护理道德教育要求学生将医德修养作为立业之基,学习护理传统美德和近、现代中外护理先驱的高尚品德,逐渐将职业道德规范转化为自身品德结构,努力提高专业素质,成为具有全心全意为人民服务思想的、具有理想人格和全面发展的新型护理人才。

3. 德育对个人的意义 　德育是促进人的全面发展教育的一个重要组成部分。人的全面发展教育的核心就是教会学生做人和创造性地工作,其中思想品德的健康发展是首要的。良好的思想品德会使人有博大的胸怀、远大的志向、高尚的情操,否则就会失去动力和方向。

思想品德发展在人的个性发展中处于重要地位。人的心理面貌是由两个基本方面构成的,一是思想品德,二是智力才能。一个人的智力才能,体现他具有什么样的为社会服务的本领,而一个人的思想品德,则表明他为社会服务具有什么样的人生理想。这就是通常所指的人的德与才两个方面。在这两方面中,德起着灵魂和统帅作用。古今中外,各国都十分重视青年一代的德育。例如中国古代教育家孔子就把德育放在教育的首位,他在《论语·学而》中说:"弟子入则孝,出则弟,谨而信,泛爱众,而亲仁,行有余力,则以学文",明确要求学生首先要致力于道德修养,行有余力,然后才是学习文化。著名的前苏联教育家别林斯基(Ъелинский ВГ)说,"有许多种教育与发展,而且其中每一种都具有自己的重要性,不过德育在它们当中应该首屈一指。"道德普遍地被认为是人类的最高目的,因此也是教育的最高目的。

二、德育的任务和内容

(一) 德育的任务

德育任务(task of moral education)是教育者通过德育活动在促进学生品德形成发展上所要达到的规格要求或质量标准。

德育任务是根据教育目的确定的,反映了社会政治经济要求。在护理教育中,德育任务既要根据培养全面发展的社会主义建设者在思想品德方面的要求确定,反映建设高度文明、高度民主的社会主义现代化国家的总任务要求,又要反映专业价值观和职业道德方面的特殊培养要求,同时,还应考虑学生思想品德形成和发展的规律以及不同年龄阶段学生的知识水平和身心发展特点。

德育任务是德育的出发点和归宿,为德育活动指明了发展方向和前进目标,指导、调节、控制德育过程,从而使护理教育工作者在确定德育内容、选择德育形式和方法、评价德育工作效果时更具有自觉性和目的性。现阶段,护理教育中的德育任务主要包括以下几个方面:

1. 培养学生具有坚定正确的政治方向、社会主义道德品质及科学世界观 　坚定正确的政治方向就是要教育学生坚持社会主义道路,坚持四项基本原则,信仰马克思列宁主义和毛泽东思想;要教育学生立志为人民服务、为社会主义祖国建设服务。作为护理学专业的学生,要热爱护理学专业,学好专业知识,为我国的护理事业奉献自己的力量。

培养学生的社会主义道德品质,就是培养学生爱祖国、爱人民、爱劳动、爱科学,培养优良品德、高尚情操以及各种文明行为习惯。

世界观的形成是长期的、艰巨的任务。要教育学生学会用辩证唯物主义和历史唯物主义的基本观点认识和分析问题,培养学生实事求是的作风,养成尊重科学的态度;引导学生树立明确的是非观念,在积极地改造客观世界的过程中,自觉地改造主观世界,通过长期的学习和实践,逐步形成科学的世界观。

2. 培养学生的道德思维、道德评价能力 思想品德教育的任务包括与一切腐朽、不良的思想和行为作斗争。为此要培养学生道德思维、道德评价能力,以识别、抵制各种腐朽思想的侵蚀。特别是在当前改革开放的形势下,要注意发展学生对纷繁复杂的社会道德现象的观察、比较、分析、综合、抽象及概括的能力,教给学生正确的思想方法,科学地、辩证地思考政治问题、社会问题、人生问题,正确地理解道德的社会意义和共产主义道德规范等,防止出现唯我主义、理想淡漠及享乐主义等。

3. 培养学生自我教育的能力和习惯 培养学生自我教育的能力,即教会学生自我修养的方法,学会自我认识、自我陶冶、自我监督、自我改造以及自我评价的能力,并持之以恒地付诸行动,逐渐形成自觉的行为习惯。

4. 培养学生高尚的职业道德 医疗卫生事业是一项神圣的事业,病家就医,寄以生死。作为未来的护理工作者,职业道德是其个人的世界观、人生观、道德观最直接、最现实的反映。护理职业道德要求护理工作者以"增进健康,预防疾病,恢复健康和减轻痛苦"为崇高的护理目标,不仅要有精湛的技术,更要有高尚的医德。因此,护理教育中的德育还应对学生进行护理职业道德教育,引导学生认识自己所从事的专业的社会价值、自己对社会、对患者所承担的责任和义务,遵循职业道德准则和规范,树立为保护人类的生命与健康献身的信念和精神。

(二) 德育的内容

德育的内容随时代发展而变化,不同专业的学生,德育的具体内容也有所不同。根据中华人民共和国教育部 2005 年 5 月颁布的《关于整体规划大中小学德育体系的意见》,结合护理学专业的特点,现阶段的德育内容主要包括:

1. 政治思想教育 包含马克思列宁主义、毛泽东思想、邓小平理论和"三个代表"重要思想教育和形势政策教育。这些重要思想和理论是科学的世界观和方法论,是培养学生科学的世界观和社会主义道德品质的理论基础,因而也是护理教育中德育的核心内容。要引导学生努力掌握马克思主义的观点、方法,自觉坚持历史唯物主义和辩证唯物主义,深刻理解并正确回答我国社会主义建设中提出的重大理论问题,正确认识和处理个人和社会的关系,成为信念坚定、独立思考及勇于献身的社会主义新人。

2. 爱国主义教育 爱国主义是指人们对自己祖国的热爱,是一种为祖国的独立、建设、发展和强大而贡献自己的崇高精神,是一个国家的人民最强大的凝聚力,是促进国家发展的巨大动力。向学生进行爱国主义教育还要加强革命传统教育,倡导民族奋发精神,增强民族自尊心、民族自豪感。

3. 理想信念教育 是培养学生具有正确的世界观、人生观和价值观的教育。

主要内容包括:辩证唯物主义和历史唯物主义基本观点的教育,中国革命、建设和改革开放的历史教育,科学发展观教育等,使学生正确认识社会发展规律、国家的前途命运和自己的社会责任,确立实现中华民族伟大复兴的共同理想和坚定信念。并引导学生逐步树立共产主义的远大理想,确立马克思主义的坚定信念。

4. 道德品质教育　指以社会主义、共产主义的道德规范和行为准则教育学生,帮助学生形成高尚的道德情操,促进其情感、意志和行为习惯的形成与发展。主要内容包括:

(1) 人道主义教育:帮助学生确立以人为本的理念,形成强烈的人文关怀意识,以仁爱精神关注生活、关爱生命;敢于自觉维护社会共同利益。掌握救死扶伤和实行人道主义是医德基本原则,要能够自觉运用到学习和工作中。

(2) 公民道德和社会公德教育:包括尊老爱幼、尊敬父母和长辈,关心、爱护集体,乐于奉献,勇敢正义,自力更生,艰苦奋斗,自觉维护生态环境。

(3) 社会主义人际关系教育:教育学生正确对待社会、他人和自己,按照平等、团结、互助等准则,建立和谐的人际关系。

(4) 诚信教育:诚信是当代大学生成就事业,造福社会的立身之本和基本前提。诚实教育即培养学生诚实待人、言行一致、表里如一;实事求是,敢讲真话等。守信教育即培养学生守时、守信、有责任心;承诺的事情一定要做到,言必信、行必果;遇到失误,勇于承担应有的责任,知错就改。

(5) 职业道德教育:要使学生充分认识到护理学专业是蕴神圣于平凡中的事业,护理人员的职责是保护生命,减轻痛苦,促进健康,恢复健康。一个合格的护士应具有高度的同情心、责任感,具有慎独修养,爱岗敬业,举止文明;勤奋好学,不断进取,对工作审慎负责,对技术精益求精;尊重、关爱和全心全意地服务于每一位护理对象。

5. 民主法制教育　是为了培养学生具有正确的民主观念、法制观念和纪律观念。主要内容包括:

(1) 民主教育:教育学生懂得什么是社会主义民主,怎样发展社会主义民主;在行使自己的民主权利的时候,不得损害国家、社会和集体的利益以及人民的民主权利。

(2) 法制教育:使学生掌握我国宪法和法律的基本精神和内容,增强法律意识,养成自觉遵法、守法和维护法律的行为习惯,同违法行为进行斗争。同时要使学生懂得民主与法制的辩证关系,正确使用民主权利。

(3) 纪律教育:引导学生正确理解自由与纪律的关系,养成自觉遵守纪律的习惯。

6. 心理健康教育　即引导学生掌握心理健康知识,懂得心理健康标准,养成良好的个性心理品质,学会正确地认识自我、评价自我、控制自我;掌握正确的人际关系准则和方法,学会与人相处;客观的认识和评价现实,学会适应现实;正确对待学习生活中的困难和挫折,完善自身的心理防御机制,增强在挫折和心理冲突面前的应对能力。

三、德育的过程

（一）德育过程的概念

德育过程（process of moral education）是指教育者根据一定社会要求和受教育者思想品德形成的规律,对受教育者有目的地施加教育影响,通过受教育者的积极作用,把一定社会的思想准则和道德规范转化为个体思想品德的过程。德育过程不同于思想品德形成的过程,前者是教育者对受教育者施加影响的过程,是一个教育过程,属于社会现象;而后者是个体接受外界影响,形成个人思想品德的过程,是一个发展过程,属于个体现象。

（二）德育过程的基本规律

1. 德育过程是培养学生知、情、意、行的过程　学生的思想品德是由知、情、意、行四个要素构成的,因而德育过程就是培养学生的知、情、意、行的过程。

知,指道德认识（moral cognition）,是人们对是非、善恶及荣辱的认识、判断和评价。学生思想品德的发展,如同他们智力的发展一样,是离不开认识的,只是认识的对象和要求不同,侧重于认识社会生活及其规律,认识人与人、个人与社会之间的关系,要明是非、分善恶、辨美丑、识荣辱,以便确定自己对客观事物的主观态度和行为准则。一般来说,学生的认识愈全面、愈深刻,他们的道德观点就愈明确、愈坚定,并有助于逐步转化为他们的信念。

情,指道德情感（moral feeling）,是人们对事物的爱憎、好恶的态度。它是伴随着人们的道德认识而产生和发展的,对道德行为起着巨大的调节作用,当学生在某个道德问题上产生了情感,有了强烈的爱憎、好恶时,就会成为一种巨大的力量,推动他们对事物采取追求或舍弃、赞成或反对、适应或改造的行动;相反,如果学生对某事物缺乏必要的情感体验时,他的认识也往往停留在口头上。所以,在德育过程中,培养道德情感也是重要的一环。

意,即道德意志（moral will）,指人们为实现一定的道德目的、道德行为所做出的自觉的、坚持不懈的努力。道德意志是调节道德行为的精神力量。道德意志薄弱的学生在行为上缺乏毅力,遇到困难便动摇不前,在品德修养上进步慢而且易反复。而道德意志坚强的学生则往往能经受考验,坚持履行正确的道德规范,对自己的缺点一旦认识,改正也快。所以在德育过程中,要重视对学生道德意志的培养。

行,指道德行为（moral behavior）,是人们在道德规范的调节下,在行动上对他人、对社会做出的反应,因而也是人们道德水准高低的重要标志。看一个人的思想品德如何,不是取决于他的言论是否动听,而是取决于他的行为是否高尚,是否对社会有益。所以在德育过程中,要重视道德行为的培养,教育学生言行一致。为此,不仅要注意道德观念的灌输,提高道德行为的自觉性,而且还要特别注意培养学生的道德信念。因为道德信念已不是对道德的一般了解,它是深刻的道德认识、深厚的道德情感和坚强的道德意志的合金,它在道德认识转化为道德行为的过程中起着积极的推动作用。

在思想品德教育发展过程中,知、情、意、行几方面既相对独立,又相互联系、相互影响、相互渗透、相互促进。其中知是基础,行是关键。因此,在德育过程中,应在知、情、意、行方面同时对学生进行培养教育,以促进学生品德认识、情感、意志和行为的全面和谐发展。

2. 德育过程是学生在活动和交往中接受多方面影响的过程　德育过程是道德的社会传递过程。但是,社会道德规范作为一种社会思想体系、一种意识形态不会自动作用于人,它只能在人与人的交往中,在人们接触这种思想体系和意识形态的社会实践活动中得到传递。因此,活动和交往是形成学生思想品德的源泉。但是,活动与交往的性质、内容、方式不同,对人的影响性质、作用也不同,并不是任何活动和交往都是符合德育过程要求的。因此,德育过程中的活动与交往应在教育者指导下,根据德育的任务组织、开展,使之始终具有正确的思想方向性,保证学生的思想品德按社会主义方向健康成长。德育过程中的活动和交往还应根据教育学、心理学原理,遵循学生思想品德形成规律加以组织,才能更有效地影响学生思想品德的形成。

3. 德育过程是促进学生心理内部矛盾运动转化的过程　学生的品德是在不断产生和不断解决其主体品德内部矛盾斗争中形成发展的。因此,教育者的任务是自觉地运用主体品德内部矛盾运动的规律,根据学生已有的品德状况和内部矛盾,根据学生的社会生活经验、兴趣、爱好、能力、气质及性格,有目的、有计划地提出系统的德育要求,以引起学生主体品德内部的系列化的和不断深入的矛盾运动,并充分发挥学生的积极性和主动性,启发引导,说服教育,长善救失,因材施教,掌握其矛盾转化的时机和条件,促进、加速学生品德内部矛盾斗争及其顺利转化,发挥其自我品德教育的作用,使其向着德育要求的方向发展。

4. 德育过程是教育与自我教育的统一过程　思想品德的形成,从根本上说,是受外部影响形成的,但学生不是消极的、被动的接受影响。任何外在的教育都必须经过受教育者的内化才能发生作用。另外,思想品德一经形成,就具有相对的独立性,赋予个体自我教育的能力,使之能自觉地提高自我品德修养,对自己的思想行为做出选择、控制、调节和评价。因此教育与自我教育相结合,就是要发展学生的自主意识,激发学生自我教育的要求,培养学生自我教育能力。

5. 德育过程是长期、反复、不断提高的过程　思想品德作为一种稳定的心理特征,其形成必然要经过长期的、反复的教育和培养。不能认为学生按照教师的要求,完成了某个道德行为,就断言他已经形成了相应的道德品质,而道德行为习惯的养成则更需要经过长期反复的过程。人的思想品德心理结构也并非形成后就固定不变的,而是在外界作用下不断改变,以适应客观世界的变化。因此,从这个意义上说,德育过程永无终结。

四、德育的原则

(一) 德育原则的概念

德育原则(principles of moral education)是实施思想品德教育所必须遵循的基本要求,是处理德育过程中的各种关系和矛盾的基本准则。德育内容的确定、德育途径和方法的选用,都应遵循德育原则。

(二) 德育的基本原则

1. 共产主义方向性与社会主义现实性相结合的原则　指在德育过程中,既要用共产主义思想体系教育学生,又要从社会主义初级阶段的现实出发,实事求是,讲求实效。

贯彻这一原则就要求护理教育中的德育必须以马克思主义为指导,使德育的内容、方法及形式等都符合社会主义教育目的和思想方向,并使它变成学生的内在要求。在制定德育的目标和要求时,要考虑社会发展现状、学生思想实际,把先进性要求与广泛性要求结合起来。要引导学生把实现共产主义的远大理想同自己日常的学习、生活联系起来,成为推动学生学习、锻炼及自我教育的强大动力,把共产主义方向性落到实处。

2. **理想与现实相结合的原则**　指教师在德育中要做到既要重视对学生进行正确的理论教育,又要引导他们参加社会实践锻炼,把理论教育和生活实践、提高学生的思想认识和培养学生的道德行为结合起来,使他们成为言行一致的人。

贯彻这一原则就要求护理教育中的德育必须在切实提高学生思想认识的基础上,组织学生参加各种社会实践、专业实践活动,为学生创造道德行为锻炼的机会和环境,使学生在实践中加深认识,增加情感体验,磨练意志,形成知行统一、言行一致、表里如一的优良品质。

3. **正面教育与纪律约束相结合的原则**　指在德育过程中,既要用事实和道理进行正面疏导,启发自觉,调动学生接受教育的内在积极性,又要进行必要的纪律约束,督促其严格执行。

在护理德育中贯彻这一原则,首先要摆事实、讲道理,以理服人,启发自觉;其次要把正面教育与建立必要的规章制度结合起来,使学生的行为有章可循,将正面教育有效地落实到行动中。

经典案例

不近人情的哈佛

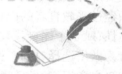

当年,一个名叫哈佛的英格兰牧师在遗嘱里,将其拥有的一块地皮和250本书赠给了一所学校,这所学校后来发展成闻名于世的哈佛大学。哈佛大学一直将这有纪念意义的250本书珍藏在学校的图书馆里,并规定学生只能在馆内阅读,不得私自带出馆外。

1764年的一天深夜,一场大火烧毁了图书馆,250本珍贵的哈佛遗赠,只有一本侥幸保存下来,这是因为它被一名学生私自带出了图书馆。大火发生后,这名学生立即意识到,手上这本书是唯一幸存的稀世珍品了。经过一番思想斗争,他终于将书交还给学院。收到书的校长深深地感谢了他。但也正是这位校长,立即下令将这个学生开除,理由很简单:他违反了校规。

看了这则案例,您有何感悟?你赞成校长的处理方式吗?

资料来源:张万祥,郑学志著.德育智慧源何处.心灵感悟德育经典案例.中国轻工业出版社,2010.

4. **发扬积极因素,克服消极因素的原则**　指对学生进行道德教育,启发学生自我教育的积极性,依靠和发扬学生思想品德中积极向上的一面,限制和克服他们思想品德中消极落后的一面,长善救失,因势利导,提高学生的政治思想觉悟。

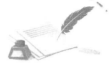

学习助手

破 窗 效 应

　　美国斯坦福大学心理学家詹巴斗做过一项试验:他找来两辆一模一样的汽车,一辆停在比较杂乱的街区,一辆停在中产阶级社区。他把停在杂乱街区那辆车的车牌摘掉,顶棚打开,结果一天之内车就被偷走了;而停在中产阶级社区的那辆车过了一周仍安然无恙。后来,詹巴斗将这辆车的玻璃敲了个大洞,结果,仅几小时后它就不见了。后来,政治学家威尔逊和犯罪学家凯琳依据该试验,提出了"破窗效应"的理论:如果有人打坏了一个建筑物的窗,而又未及时修理它,别人就可能受到暗示性的纵容去打烂更多的窗。久而久之,这些破窗就给人造成无序的感觉。在这种公众麻木不仁的氛围中,犯罪就会滋生、蔓延。"破窗效应"给我们的启示是:在道德教育中要防微杜渐。

资料来源:张万祥,郑学志著.德育智慧源何处.心灵感悟德育经典案例.中国轻工业出版社,2010.

　　护理德育中贯彻这一原则,就要全面地评价学生,既要善于发现他们的积极因素,又要注意分析他们的消极因素;启发学生发扬积极因素,克服消极因素;并根据学生的特点,因势利导,使他们的兴趣爱好获得正确的发展,把旺盛的精力投入积极的、有意义的活动中,并通过这些有教育意义的活动,逐步形成优良品质。

　　5. **严格要求与尊重信任相结合的原则**　严格要求是指要求学生遵循德育提出的各种要求,同时又在学生已有的思想和道德水平的基础上不断提出更高的要求,促使学生产生心理内部矛盾。尊重信任学生是对学生的真诚关怀与爱护,相信他们能够通过自己的努力,不断求得进步。

　　严格要求和尊重信任是辩证的统一。严格要求是以尊重信任为前提的。在护理德育过程中,教师要与学生建立平等、互助的新型师生关系,尊重学生的人格、兴趣和爱好,信任学生的能力和力量;在此基础上根据护理德育目标和学生已有的品德水平,提出正确、合理、具体的严格要求,发现缺点和错误及时进行批评教育,达到尊重信任与严格要求的有机统一。

　　6. **集体教育与个别教育相结合的原则**　指在德育过程中,教育者要教育集体,培养集体,并通过集体的活动、舆论、优良风气和传统教育个人;又通过教育个人影响集体的形成和发展,把教育集体和教育个人辩证地统一起来。

　　青年学生是未来的建设者,我国的社会主义事业要求必须把他们培养成为集体主义者,而集体主义思想只能通过集体教育才能培养起来。学生集体是学生社会关系的重要方面和活动交往的主要环境。因此学生集体对学生思想品德的形成具有特殊作用。教育者影响个别学生,首先要去影响学生所在的集体,充分发挥集体的教育力量,通过集体再去影响个别学生,使教育集体和教育个人同时、平行地进行。前苏联教育家马卡连柯(Макаренко АС)称此为**平行影响原则**。

护理教师贯彻这一原则,首先必须培养、建立一个优良的学生集体,依靠积极分子和骨干,团结全体同学,开展集体活动,形成共同的目标和正确积极的集体舆论,培养优良的班风和健康的班级群体心理。其次,护理教师要加强个别教育,针对不同学生的特点,提出不同的教育要求,采取不同的教育方式,不仅依靠集体来教育个人,同时又通过学生个人来影响集体,推动集体前进。

7. 教育影响连贯性与一致性的原则　教育影响的连贯性指学校德育要按照一定的目标有计划、有系统地进行;教育影响的一致性指来自各方面的教育要求能够统一起来,形成教育的合力。

学生思想品德的形成和发展是一个长期的、经历许多阶段的过程。对不同阶段的德育要求、内容、方法应当有所不同。例如对学生的德育,在基础课学习、专业课学习以及实习期间,目标与内容应有所区别,但总的方向上应该是始终一贯的,各阶段教育应互相衔接,有计划、有系统地进行。

德育系统是一个开放的系统,学生受到来自多方面的影响。这些影响往往是不一致的,相互矛盾的,以至于抵消教育的影响。为此,护理德育首先要力求保持校内各方面教育要求的一致。在此基础上,密切联系家庭和社会,使之与学校教育紧密配合,形成统一的教育力量。

8. 教育与自我教育相结合的原则　指在学校德育过程中,既要发挥教育者的主导作用,积极地对受教育者进行品德教育,又要发挥受教育者的主观能动性,使其自觉主动地进行自我品德教育或品德修养。

从受教育者品德形成和发展的内因和外因来说,教育者的教育是外部影响因素,受教育者的自我教育是内在影响因素和内部动力,二者缺一不可。任何一项德育目标和内容的实现,不仅需要教育者的教育,而且需要受教育者的自我品德教育,德育的最终目的是使受教育者能自觉主动地进行自我品德教育和自我品德完善,亦即所谓"教,是为了不教"。因此,护理教育工作必须发挥教育者和受教育者双方的积极性,把教育和自我教育结合起来。

上述各项原则是相互联系,相互影响的,在德育过程中必须整体把握,综合运用。对任何一项原则的运用,都要从具体的对象、时间、地点和条件出发,以增强教育效果。

五、德育的途径

德育途径是实现思想品德教育任务和内容的具体渠道,是思想品德教育的组织形式。

(一) 学科教学

教学是护理院校实施思想品德教育的主要途径。为学生品德和品德能力的形成和发展提供科学文化知识基础和能力基础。没有这个基础,学生的品德能力不可能得到发展。教学是学校的主要工作,学生的主要任务也是学习。因此,通过学科教学实施德育是学校德育的其他途径所无法比拟的。

1. 专门学科教学　高等学校开设的德育性质的学科课程,如《马克思主义哲学》、《毛泽东思想概论》、《邓小平理论概论》、《思想道德修养》等课程是专门对学生进行思想品德教育的显性课程,在培养学生良好思想品德方面具有特殊的作用。

高等医学院校护理学专业开设的《护理伦理学》也是培养和提高学生职业道德和规范的主要途径和手段。

在以上学科课程的教学中,教师应联系社会发展变化、临床护理实践,不断充实更新教学内容,采用学生参与性强的教学方法,如提问、讨论、角色扮演、案例分析等,以求达到良好的教学效果。

2. 渗透在其他科目教学中的德育　任何专业课的教学,都不只是单纯地传授专业知识,而应该有更丰富的内容,其中重要的一项就是影响学生的思想品德发展。教师在传授学科知识的同时,要充分挖掘教材内容的思想性,达到科学性与思想性的统一、教书和育人的统一。例如在《护理学基础》的教学中,教师在讲授或示范护理操作时,要强调与患者的沟通和对患者的关怀、强调查对制度及对工作的责任感和慎独等品质的意义和方法。

(二) 课外活动

是指课堂教学以外的各种教育教学活动,如各种兴趣小组、文体活动等。它们是课堂教学的延伸和补充,它们突破了课堂进行思想品德教育的局限,寓乐于教,使学生乐于参与和接受。通过课外活动实施德育,必须遵循以下基本要求:①活动要有明确的德育目的;②活动要做到思想性、知识性和趣味性相结合;③活动要发挥学生的主动性、独立性和创造性。

(三) 社会实践活动

学校有计划地组织学生走出学校,走进社会,接触社会的各种人群,开展各种形式的道德实践活动,也是学校促进学生思想品德发展的一个重要途径。社会实践活动的主要形式包括社会调查、社会公益活动、生产性勤工俭学、志愿者活动等。

(四) 临床学习活动

护理学专业学生参加临床见习和实习,也是德育的重要时机。在教师的指导下,学生通过参与各项临床护理工作,认识服务对象的独特性和需求,认识护理工作的性质和意义,明确自己的责任重大,并养成严谨负责、一丝不苟的工作作风,尊重、爱护患者的职业道德情感,为形成良好的职业道德品质奠定基础。

六、德育的方法

德育方法是指教育者为了实现德育任务所采用的方式和手段,德育方法主要有以下几种:

(一) 说服教育法

说服教育法(persuasion method)是通过摆事实、讲道理,启发引导学生,使之心悦诚服地接受或改变某种道德观念或信念,进而指导行为实践的教育方法。

说服教育法是德育的基本方法,因为向学生进行德育,首先要提高学生的思想认识,启发他们的自觉性,这就需要以理服人。这种方法在德育中运用最为广泛,它渗透到德育的各种途径和方法中。说服教育可以采取讲解、报告、谈话、讨论、辩论、阅读指导等多种方式进行。

1. 讲解、报告和谈话　讲解是指教师将德育要求向学生进行系统的讲述和解释,多用于政治课和各科教学。报告是指就德育中的某些特定问题向学生作全面阐述,适用于专题性质的内容。报告人可以请校内外知名人士、学科专家、护理老前辈、模范英雄人物担任。谈话是指教师就某一思想教育问题与学生进行面对面的交流,由于它的针对性最强,特别适合对学生进行个别教育。

运用讲解、报告、谈话的方式进行思想品德教育时,应注意:①充分准备:说服是否有效,往往取决于准备是否充分,尤其是进行讲解或报告,都应按上课的要求做准备,要有事实、有正面典型和反面教训,使之具有充分的说服力和较强的针对性,做到有的放矢,真正解决学生的思想问题。②观点鲜明:教师要态度鲜明地表达自己的立场:爱什么,恨什么;赞成什么,反对什么;表扬什么,批评什么;使学生懂得应当怎样做和不应当怎样做。③诚恳耐心:在说服教育过程中,教师不能对学生抱有成见,而是应当平易近人,耐心诚恳,从教育的愿望出发,促进学生思想上的转化,当学生思想上出现反复时,教师更要耐心沉着,结合新的情况进行说服,不能期望一场报告或一次谈话,就能一劳永逸地解决学生的思想问题。

2. 讨论和辩论　是教师引导学生就某个或某些问题各抒己见,得出正确结论,以提高学生思想认识的说服方式。讨论和辩论主要是依靠学生进行自我教育。通过有针对性的讨论和辩论,可以使学生充分表达自己的观点,澄清某些模糊认识,彼此分享正确的观点,互相启发,达到统一认识、共同提高的目的。

运用讨论和辩论时,应做到:①做好准备,选择对学生而言是最重要、最迫切和最关心的问题作为讨论或辩论题;讨论的主题要明确、具体、容易引起争论,能调动学生讨论的兴趣和积极性,并指导学生进行相关准备。②讨论中,创造良好氛围,引导学生积极参与。③对讨论的结果要进行恰当的总结。

(二) 榜样示范法

榜样示范法(method of example demonstration)是指运用以他人的模范行为和先进事迹影响受教育者的思想、感情和行为,以达到德育要求的方法。护理学专业学生的榜样既可以是为护理事业呕心沥血的老前辈、为专业发展做出卓越建树的护理学者,也可以是学生中的先进典型、优秀的临床护士、护理教师等。这些榜样对护理学专业学生具有真实感、相近性,容易引起情感共鸣;榜样作用具有经常性、直接性,榜样行为容易模仿,容易推广。

除了现实生活中的榜样外,还可以充分利用报纸及电影、小说等文艺形式中提供的正面典型人物的形象,作为学生学习的榜样。

运用榜样示范进行品德教育时,应着重注意以下几个方面:①选择的榜样与学生的生活、学习贴近,对榜样的宣传应该实事求是,恰如其分,让学生感到真实可信;②和讲解、讨论等方式相结合,使学生对榜样有深刻理解,明确学什么、为什么学、怎么学;③引导学生将认识和实践统一起来,在学习和生活中效仿榜样,形成良好的道德行为习惯。

(三) 实践锻炼法

实践锻炼法(practical tempering method)是有目的地组织学生参加各种实践活动,以培养他们优良思想品德和行为习惯的教育方法。

实践锻炼是思想品德教育的基本方法。因为只有通过实践锻炼才能使学生把理解了的思想、道德观点转化为行为并逐步养成习惯。在思想品德的形成中,知是基础,没有知,行就是盲目的。但行是思想品德形成的标志。必须重视培养学生的道德行为,使理论与实践、知与行统一起来,这就需要实际锻炼,而且通过实际锻炼,还可以加深道德认识,锻炼意志性格,使优良的思想品德日益巩固起来。

实践锻炼的方式有很多,包括:①在学习生活中进行经常性的行为练习,主要是完成各种具体学习任务,以培养优良的品质和良好的学习习惯;②按照各种规章制度进行锻炼,以养成严格的组织纪律性和良好的生活习惯;③组织学生参加各种道德实践活动,如社会公益活动、志愿者活动等,培养道德意志和道德行为习惯。

(四) 情感陶冶法

情感陶冶法(method of emotional moulding)是指通过创设和利用有教育意义的情境对受教育者进行积极影响的教育方法。

陶冶是一种古老的教育方法,孔子曾运用诗歌和音乐陶冶学生的品德。明确提出陶冶方法的是西汉的董仲舒,他在《对贤良策》中指出:人的性情"或仁或鄙,陶冶而成之"。意思是说,为人高尚还是庸俗都是陶冶的结果。

陶冶作为一种重要的德育方法,有其显著的特点。陶冶不是由教师直接传授道德知识或训练学生的道德行为习惯,而是通过有目的、有计划地设置和组织各种有教育意义的情境和活动,给学生以潜移默化的影响。陶冶也不能在短时间内收到立竿见影的效果,而是需要较长时间的定向陶冶,才能逐步达到预期的目标。但是陶冶一旦奏效,就已深深影响学生的思想情感和性格特征,所以通过陶冶形成的思想品德比较巩固和持久。

情感陶冶法主要有三种方式:①人格感化:指教育者以自身的高尚思想品德和对学生真诚的爱来陶冶学生的心灵;②环境熏陶:即充分利用环境中的有利因素,并有意识地组织和创建良好的环境;③艺术陶冶:是充分利用各种艺术形式的教育作用,借助艺术的感染力量,如音乐、美术、诗歌、文学、戏剧、电影和舞蹈等来培养学生的思想品德。

(五) 自我修养法

自我修养法(self-discipline method)是指在教师指导下,学生对自己的思想品德行为进行自我教育、自我提高的方法。

在我国古代,自我修养的方法已经受到重视而被广泛采用。孔子在《论语·里仁》中就提倡君子要"内自省",意思是说对自己的思想行为应进行检点即自我修养。

自我修养在德育中具有特殊的意义和作用。德育的根本任务首先是将社会意识转化为个体意识,这个转化过程必须依靠受教育者的自觉能动性。其次,德育的目的,不仅是培养学生具有一定的思想品德,更重要的是培养他们成为具有独立自我修养能力的人。

护理教师在指导学生自我修养时应注意以下几点:①激发学生自我教育的愿望,培养自我教育的自觉性;②指导学生掌握科学的自我修养标准,并运用标准对自己的行为进行道德评价,以提高自我评价的能力;③创设有利于自我修养的情境,让学生进行道德情感体验;④创造机会让学生广泛接触社会,积极参加社会活动和护理学专业实践活动,在实践中增强自我修养的信心和自我修养的能力与习惯。

(六) 品德评价法

品德评价法(appraisal of moral character)是对学生品德给予肯定或否定,以促使其发扬优点、改正缺点,鼓励学生不断上进的一种教育方法。

品德评价的方式多种多样,主要有:表扬与奖励、批评与惩罚、操行评定等。

表扬与奖励是对学生好的思想和行为给予肯定的评价,使受到表扬和奖励的学生明确自己的优点和长处,进一步巩固和提高。这种方法既可以用于个人,也可以用于集体。批评与惩罚是对学生的不良思想和行为给予否定的评价,其目的在于使学生克服缺点,改正错误,明确努力方向。操行评定是指按照一定标准,对学生在一定阶段的思想品德行为表现做出评价,帮助学生正确认识自己的进步与不足,明确进一步努力的方向。就学校德育而言,最好的品德评价方法应是学生自我评价、学生间相互评价与教师评价三者有机结合的综合评价。

在使用品德评价这一方法时,教师应做到:①符合实际,公正合理,恰如其分;表扬奖励时要指出存在的不足之处,批评惩罚时也不要全盘否定。②要得到集体舆论的支持,重大的奖励或惩罚,应先让全体学生进行充分讨论,形成集体舆论后再施行。③奖罚要适当,以肯定评价为主,以否定评价为辅;要有教育意义,不得滥用。

以上德育方法各有其特点和作用,既相互联系、相互渗透又相互结合,从而构成了德育方法的完整体系。在具体的德育实践活动中,应根据实际情况综合应用不同的方法,使德育收到最理想的效果。

第二节 护理教育中的体育

一、体育的概念和意义

(一) 体育的概念

广义的体育的含义与体育运动相同,它包括体育知识教育、竞技运动、身体锻炼三个方面。狭义的**体育**(physical education)是指学校体育,即指有目的、有组织、有计划地促进学生身体全面发展,增强体质,传授锻炼身体的知识和技能,培养高尚的道德品质和坚强的意志的活动。体育是学生全面发展教育的一个重要方面。

(二) 体育的意义

1. 是学生完成学习任务和健康成长的重要条件 学生在学校生活和临床实践中,面临着大量繁重艰苦的学习任务。要完成这些任务仅靠满腔热情是不够的,还依赖于健康的身体素质。科学地培养学生的身体素质能促进全身各系统、各器官功能的健康发展。发展学生的身体素质对帮助学生提高学习与工作的能力及效率,顺利完成学习任务,并成为全面发展的合格人才提供了保障。

2. 促进智力的发展 科学的体育锻炼不仅可以促进学生身体器官、功能的健康发育,而且还能增强记忆、思维及创造能力,提高学习和工作的效率。科学研究证明,体育锻炼可以促进血液循环和呼吸,给大脑提供足够的氧气和营养物质,提高智力活动的效果。

3. 促进学生思想品德的发展 在发展学生身体素质的活动和过程中具有非常丰富的道德品质教育因素。通过各种体育活动,可以向学生进行热爱集体、团结协作、遵守规则、谦虚、诚实、公正、礼貌的教育。还可以培养学生勇敢、坚强、刚毅、果断、自信、自制、进取、坚韧不拔等优良品质。

4. 促进学生审美能力的发展 健康美是体育美的一大特征。体育运动可以显示并塑造人体线条美、节奏美和造型美。体育除了对外在美有促进外,还可以通过性格陶冶、意向引导、志趣启发等促进学生内在的审美能力。

二、体育的任务和内容

(一) 体育的任务

体育的根本任务是指导学生掌握体育的基本知识和技能、提高学生的身体素质、培养学生良好的品德作风。护理教育中体育的任务(tasks of physical education)包括以下几项:

1. 使学生逐步掌握体育的基本知识和技能、技巧,学会科学锻炼身体的方法,养成自觉锻炼的习惯 体育是一门知识,是专门的技能、技巧。护理教育者应当通过各种途径,讲解和示范体育动作,让学生掌握进行体育活动必备的基本知识和技能。学生只有掌握这些体育常识之后,才能更好地开展体育活动,学会科学锻炼身体的方法,在体育活动中得到乐趣,从而更加热爱体育,养成自觉锻炼身体的习惯。

2. 促进学生身体的正常发育和机能的完善,增强体质,提高健康水平 护理教育中的体育要培养学生具备健康的体魄和特殊的身体素质,如力量素质、速度素质、耐力素质和灵敏素质等。力量素质是从事护理工作的基本素质,特别是在灾难救护、抢救危重症患者过程中尤为重要;速度素质要求学生反应迅速、动作敏捷、干练,以便在护理实践中能使患者得到及时、有效的救护;耐力素质要求学生具有在特殊环境中,能坚持长时间的连续护理工作的体魄和精力;灵敏素质,是学生在脑力劳动和体力劳动过程中的综合表现,它要求动作准确、思维敏捷,在工作中能灵活、准确和协调地处理各种情况。此外,还要求护理学专业学生具备较高的适应能力。这些都需要在教育者的指导下,通过正确地进行体育锻炼来实现。

3. 对学生进行思想教育,培养高尚的职业道德品质和良好的体育作风 护理教育者应当在体育中,经常组织学生进行各项体育运动的比赛,通过比赛,使学生感受到集体的力量,体会到只有依靠集体的力量、严格的组织纪律、团结协作的精神,才能赢得胜利。

(二) 体育的内容

护理教育的体育内容(content of physical education)是根据学校体育的目的、任务和学生的年龄特点确定的,主要有以下几项:

1. 田径运动 田径运动是各项体育运动的基础,是学校体育的主要内容。田径运动分为田赛和径赛。田赛由跳跃和投掷项目组成,径赛由竞走和各种跑的项目组成。田径运动能促进人体的新陈代谢,增强内脏器官的机能,全面发展身体素质,有助于培养学生勇敢顽强、坚韧不拔、克服困难等优良品质。

2. 体操和健美操 体操是指徒手或借助于器械进行的各种身体操练的体育项目,是学校体育教学的重要内容之一。通常分为基本体操(包括队列、队形操练、徒手操、器械操及保健操等)和竞技体操(包括自由体操、单杠、双杠、吊环、鞍马及支撑跳跃等)。体操运动可以增强骨骼、肌肉、关节、韧带的力量和协调平衡能力,培养学生勇敢、果断、机智、灵活、遵守纪律、服从指挥和团结一致等品质,还可以增添学习、工作活力,提高学生的审美能力。

健美操是在音乐的伴奏下,运用各种不同类型的动作,融体操、舞蹈、音乐为一体的身体练习。由于健美操具有不同的风格和特点,具有强烈的时代感,因而更易吸引学生。经常进行健美操,不仅可以强健学生的体质,培养学生的身体控制能力,而且可以塑造学生良好的体型,增添工作活力,培养学生认识美、鉴赏美、表现美直至创造美的能力。

3. 球类运动　球类运动是综合运用各项基本技能的运动,是篮球、足球、排球、羽毛球、乒乓球等球类项目的总称。球类运动深受学生喜爱,它不仅要求学生具备良好的跑、跳、投等基本活动的能力,而且要求熟练地掌握和运用各项球类的专门技术。球类运动竞赛性强,常在激烈对抗中进行,而且变化多端,有利于提高人体机能和基本活动能力,促进身体素质的全面发展。加之大多数球类运动都是集体性项目,能有效地培养学生的集体主义、自觉纪律和机智果断等品质。

4. 游泳　游泳是一项利用水进行身体全面锻炼的体育运动,对人体的肌肉、骨骼及内脏器官的生长发育和各种身体素质的提高都有重要作用,有利于培养学生不畏艰险、勇敢顽强的意志品质。掌握游泳技能也是对护理学专业学生的一项基本要求,在一些特殊的护理环境中,如急救艇、战舰、医院船上的护理和抢救溺水患者中更显示其特殊作用。

5. 武术　武术是以攻防格斗技能为主要内容的民族体育运动项目,其特点是讲究手法、身法、步法、腿法和眼法,动作起伏转折、连续多变、刚柔相济、动静分明、矫健有力、舒展大方、不受场地、季节、年龄、性别、设备等条件的限制,易于在学校开展。通过武术教学,可以增强学生的身体素质,提高内脏器官和中枢神经系统的功能,培养勇敢顽强、机智果断、坚韧不拔的意志和热爱祖国和民族的情感品质。

6. 军事体育和训练　军事体育和训练是对学生进行军兵种一般常识、一般战术原则和一般技能的教育,主要包括队列训练、射击、跳竿、障碍跑、匍匐前进等。护理学专业应结合专业特点,学习有关战地救护和核武器、化学武器、生物武器的损伤与防护知识和操作技能。

三、体育的原则

体育的原则(principles of physical education)是实施体育时必须遵循的基本准则。

(一) 全面性原则

首先是树立德、智、体、美全面发展的原则,在体育过程中,将德育、智育和美育有机结合起来。其次,要具有锻炼的全面观点,使学生基本素质、运动能力及身体机能均衡发展。最后,体育要面向全体学生,使每位学生都受到教育和锻炼。

(二) 经常性原则

体育锻炼必须坚持不懈,才能达到提高身体素质的目的。因此,学校应保证学生经常性、规律性的体育锻炼。教师应引导学生将身体锻炼与培养坚强意志相结合,努力做到不怕严寒酷暑,持之以恒。

(三) 渐进性原则

体育锻炼要从学生的身体实际出发,循序渐进,逐渐增加运动量和难度。青年学生正处于身体发育的时期,运动量逐渐增大,可以促使体质不断增强。运动量太小,对增强体质和提高技术水平效果不大;而操之过急,骤然增加运动量和难度,也会有害身体。

(四) 个体性原则

体育锻炼要根据学生年龄、性别及体质的差异以及兴趣、爱好的不同,因人而异,区别对待。

四、体育的途径和方法

学校体育的基本途径和方法主要包括体育课、课外体育活动和学生自我锻炼等。

(一) 体育课

体育课是学校对学生实施体育教学的基本组织形式,一般分为室内和室外教学两种方式。通过体育课教学,使学生系统地掌握体育运动与保健的基础知识、基本理论和基本技能,促进学生身心素质的全面提高。

(二) 课外体育活动

指学生利用课余时间参与的,以锻炼身体、愉悦身心为目的的体育活动。包括早操和晨间锻炼、课间活动、群众性体育活动、体育运动竞赛等形式。它是巩固和扩大体育课的效果,使学生得到全面、经常的锻炼,完成体育任务必不可少的组织形式。教师应做好宣传工作,鼓励和督促学生经常进行课外体育活动,同时要加强指导,合理安排锻炼时间和锻炼量,循序渐进,防止发生意外伤害事故。

(三) 学生自我锻炼

是指学生在课余时间或节假日自发进行的个人或结伴的体育活动。自我锻炼反映了学生对体育活动的需求和兴趣,对学生锻炼身体、增强体质、养成文明健康的生活方式、实现个体社会化等方面都有良好的作用。教师应指导学生选择适当的项目和形式,持之以恒,养成自我锻炼的好习惯。

第三节 护理教育中的美育

一、美育的概念和意义

(一) 美育的概念

美育一词作为一种相对独立的教育范畴,是由德国著名诗人兼剧作家席勒在《美育书简》中提出的,并于20世纪初由我国著名学者王国维从文德尔班(Windel-band W)的《哲学史》中译出。**美育**(aesthetic education)即美学教育,又称审美教育,是培养学生具有正确的审美观点和感受美、鉴赏美、创造美的能力的教育。美育是促进学生全面发展教育的重要组成部分。

(二) 美育的意义

1. 美育是对学生进行道德教育必不可少的环节 美育与德育有着最直接的联系。美育将德育作为自己的重要内容和目的,德育则以美育为重要的方法和手

笔记

段。美育对德育的作用,首先在于"美"和"善"的客观联系上。中外自古以来都把美和善视为同义。孔子说"君子成人之美,不成人之恶",说明美是善,这里的"善"属于道德的范畴。这种美善的有机统一,客观上要求教师在对学生进行德育的同时,进行审美教育,使两者相互促进,相得益彰。

美育对于德育的作用,还在于它具有以善引美,寓道德教育于情感陶冶的得天独厚的条件。美具有形象性的特点,审美教育主要靠美的形象打动人,引导人,使受教育者由爱美而向善。道德教育的实践证明,只有把道德规范的要求转化为人们内心的信仰、情操或精神境界,从内在情感上心甘情愿地按道德规范修身行事时,人的道德信念才是坚定的,道德教育也才是彻底的。要做到这一点,最有效的办法便是以美引善。在审美教育中,道德理想、规范都以生动感人的形象出现,不知不觉地作用于被教育者的心灵,使之对相应道德做出审美评价,从内心里喜欢它,遵循它,维护它。道德教育只有达到这一点,才最终完成。

2. 美育有益于学生的智力开发 美育对智育的作用是有深刻的生理学、心理学根据的。脑生理学认为,人脑的两半球有不同的功能,左半球主管逻辑思维,右半球主管形象思维。目前的教育内容和方法大都侧重于左半球,右半球的开发远远不够,学生的形象思维能力、空间知觉和时间知觉的辨认系统未能得到充分发育,从而阻碍了学生智力的全面发展。因此,通过美育开发学生的大脑右半球,促进学生形象思维能力的提高就有着十分重要的意义。例如保加利亚心理学家洛扎诺夫(Lizabiv G)创造的将外语与音乐融合在一起的教学方法,使学生学习外语充满了乐趣,其效率比常规教学至少提高了 5 倍。其奥秘就在于将审美规律贯彻到教学中,把教学内容变成了欣赏美、创造美的充满乐趣的活动。

美育还能够有效地培育智力发展所必需的审美情感和想象力。法国数学家彭加勒(Poincare)说过,科学家研究自然,是因为他从中得到乐趣,而他所以从中得到乐趣,那是因为它美。实践证明,在审美活动中,人们的感受能力、想象能力、空间和时间知觉的能力都能得到有效的发展,这些对于人们学习和研究起着巨大的推动作用。

3. 美育对学生的身体健美发展起促进作用 体育运动是健与美有机结合的艺术。美育对体育的作用首先在于由美育所培养起来的审美欲望和热情,是吸引人们参加体育活动的强大动力。其次,美的规律是体育运动应当遵循的基本规律。正确的体育运动方式应当是符合人的生理和心理发育,同时也是合乎人的审美要求的。而合乎美的规律的动作也必定合乎生理和心理发育的规律,使人得到健全、协调的发展。

4. 美育在护理学专业中的特殊意义 护理工作具有美的性质。护理工作的目的是帮助患者战胜疾病,恢复健康,而健康本身就是一种美。因此,护理工作的实践就是追求美、创造美的过程。护理质量的优劣,不仅体现于是否帮助患者消除躯体的疾患,还体现于帮助患者恢复了与内外环境形成高度和谐的适应性、协调性的身心状态。因此,护理人员应用美学的基本理论指导护理工作,充分利用各种美的因素,促使患者尽快提高战胜疾病的能力,例如创设优雅的环境,能使患者减轻心理压力,积极配合治疗。同时,护理人员本身应具备美的素质,掌握一定的美学知识,具备美好的职业道德和优雅的举止风度。护理工作者的审美修养、心灵的美善和操作手法的艺术性都直接影响到患者的心理感受与体验,进而影响患者的康复。因此护理教育应特别加强对学生的审美教育,使学生具备良好的审美素质。

二、美育的任务和内容

(一) 美育的任务

美育的任务(tasks of aesthetic education)一般包括以下三个方面:

1. 提高学生感受美的能力 是美育的基本任务。感受美的能力是个体通过自己的感官,反映客观存在的美,产生美感的能力。它是人类长期社会实践的产物,但就个体来说,主要靠审美教育来培养、锻炼、提高。感受美的能力包括审美感知力和审美理解力。学生一般已经具有一定的审美感知力,需要通过适当的审美教育使它得到锻炼而活跃起来。要积极引导学生去亲自体验和感受现实世界,并使自己的感受活动逐渐适应对象世界中对称、均衡、节奏等美的活动模式,最后形成对这些模式的敏锐选择能力。例如让学生走出校园,去体验大自然的美,体验社会生活中的美。通过各种各样美的模式的陶冶,使学生将这些美的模式内化为自身的感性知识、自身倾向或习惯,形成敏锐的审美感知力。审美理解力是在感知美的基础上,把握自然事物的意蕴或艺术作品的意义和内容的能力,它是一种有意识的教育和文化熏陶的结果。

推荐阅读

《审美教育书简》

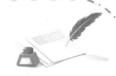

〔德〕席勒著,张玉能译. 译林出版社 2009.

席勒(1759—1805 年)是德国古典文学和古典美学最重要的代表人物之一,与歌德并称为"德国最伟大的作家"。席勒与歌德的合作创造了德国文学史上最辉煌的 10 年,他的《欢乐颂》被贝多芬谱为《第九交响曲》四海传唱,他以美学为依托思考了人性的完善、人类的命运和社会的改良。

该书收录了席勒最重要的六篇美学散文:《审美教育书简》、《论美》、《论素朴的诗和感伤的诗》、《秀美与尊严》、《论悲剧艺术》、《论悲剧对象产生快感的原因》,是席勒美学思想的普及读本。

"这些书简是那么美妙宜人,就像一杯可口的饮料,甫触到舌尖就能调动起你全身的神经系统。我长久以来所认为正确的东西,我经历过的以及想要经历的东西,以一种如此紧凑、如此和谐的方式被呈现了出来。"—— 歌德

2. 培养学生鉴赏美的能力　是对审美对象的鉴别与评价的能力,是一种比感受美的能力更高层次的审美能力。

人们对美的鉴赏会受到诸如社会阶层、实践经验、时代风尚、民族传统、文化素养等多方面因素的影响。这种审美鉴赏的复杂性决定了美育要培养学生正确的审美观和鉴赏能力,掌握一定的美学知识,使他们具有自觉的、较高级的鉴赏美的能力。正确的审美观和鉴赏能力不仅表现在对自然美的鉴赏上,而且也表现在正确地理解和评价社会生活中的美和艺术作品中的美。

学生对美有着强烈的追求。美育中要培养他们高尚的审美情趣、正确的鉴别和评价美的标准。在对学生进行审美知识的教育中,必须结合世界观、人生观的教育,联系生活经验、各类知识的教育,扩大学生的视野。只有这样,才能使学生懂得做什么样的人最美,什么样的语言和行为最美。要培养学生明辨各种形式的艺术美,分析出作品的文、野、雅、俗,正确鉴赏文艺作品的内容和它的表现形式的美,能识别和抵制低级庸俗的作品。还要注意引导学生正确认识自己的专业。通过教育和实践,去发现护理工作的美,理解护理学专业的美,进而深深地热爱这种美,致力于追求专业美的完善。

3. 形成学生创造美的能力　是人的审美意识能动性的表现。审美教育就是要使学生通过各种方式去表现美,创造美。

美就存在于我们的生活和劳动中,要让学生懂得只有靠自己的劳动才能使我们的生活更加美好。美育中,要提高学生的动手能力,通过自己的行动去合理安排自己的日常生活,去美化校园,布置教室,整洁校舍,创造优美的学习和生活环境。

美育还应当提高学生的艺术创造能力。要针对学生个人的爱好和特长去发展学生在文学艺术等多方面的创造才能。这不仅能丰富大学的校园生活,还能使学生从中接受艺术的熏陶,使自己更加心灵手巧。这对于学生在今后的护理工作中,进一步丰富和创造护理工作中的科学美、艺术美都有着重要的意义。

美育的各项任务是相对独立的,是一个反复培养、训练及不断提高的过程。美育的各项任务又是相互联系的,感受美的能力的发展,是鉴赏美的能力的基础,而鉴赏美的能力的提高,又能使人更自觉地去感受美。如果感受美、鉴赏美是认识美的世界,那么美的创造才能则是按照美的规律去改造世界。

(二) 美育的内容

美育的内容(content of aesthetic education)是为实现一定的美育任务而选择和组织的。护理教育中美育的内容如下:

1. 自然美　指自然物体和自然现象蕴含的美。大自然中一切优美的东西,如皎洁的明月、浩瀚的海洋、青山碧水、鸟语花香等,都能激起人们愉悦的情感,产生热爱自然、热爱生活的美好情愫。

2. 社会美　指人类社会关系的美,如个人行为举止的文明、待人接物态度的谦和,与家庭、学校、社会等各种集体之间关系的融洽,以及个人与个人之间、个人与集体之间的良好关系等。护理人员与医生、患者、家属建立和谐的医护、护患关系,也是一种社会美。帮助学生理解并创造美的社会关系、美的护患关系,有助于学生体验和获得个人生活和事业生活的美好幸福。

3. 艺术美　指通过艺术形象反映的自然美和社会美,并集中这些现实的美,创造出更典型、更美好的艺术,以满足人们审美的需要。艺术美的内容包括各种艺术形式,如音乐、图画、舞蹈、文学等。帮助学生学会鉴赏艺术美,进而学会创造艺术美,有助于学生形成丰富的精神世界,激发崇高的人生追求。

4. 专业美　指护理人员作为职业形象所特有的外在美,如仪表美、形体美、举止美、语言美等,以及为实现提高人类健康水平这一崇高目标必须具备的内在美,如人格美、情感美、行为美等。因此,帮助学生认识专业美,形成美的专业形象是护理教育中美育的重要内容。

三、美育的原则

美育的原则(principles of aesthetic education)是实施美育过程中所遵循的基本准则,包括:

(一) 寓教于乐的原则

寓教于乐的原则是指美育过程中,要将思想性和娱乐性结合起来。这是美本身的形象性、愉悦性及情感性等特点所决定的。

寓教于乐的原则规定了美育的方式必须是形象化的。与德育、智育等运用概念、判断和推理进行抽象的推论不同,美育应当通过具体的形象来感染人、熔铸人,在潜移默化中实现美育的目标。护理教育工作者应根据美育任务和教育对象的特点,精心创设美育情境,将学生置于各种美的形象之中。通过这种情境的长期熏陶和感染,使学生在潜移默化中获得对美的体验,产生对美的热爱,对真理的追求。

寓教于乐的原则还集中体现在美育方式的趣味性上。美育也是一种情感教育,而情感是不可强迫的。教育者应运用各种形式来调动学生的审美情感,引导他们深入到现实或艺术的美的意境中,激起情感上的共鸣,并使学生产生新的审美追求。此外,教育者还应当精心选择艺术方面的审美媒介,如文学、音乐、舞蹈、美术、戏剧、电影等,通过各种各样艺术形象中的审美因素,使学生在艺术享受和愉悦中得到陶冶,更深刻地认识社会,认识人生,丰富精神,培养高尚的道德情操,使学生的美感意识更为强烈。

(二) 与社会、生活相结合的原则

美育是社会、生活的需求。因此,美育的内容应当富有时代精神和生活气息,使受教育者的审美观、审美能力紧跟时代的步伐并且自觉地将其运用于实际生活中。在护理教育的美育中,教育者应引导学生把美学理论、审美感受、艺术技巧应用于护理工作实践中,为自己和社会创造美的物质与美的精神生活,使自己的审美意识、审美能力通过护理工作实践“物化”出来,自然而然地加入社会文化交流的行列,接受他人的评价和社会的检验。通过这种交流和反馈,有力地促使学生面向时代、面向社会、面向实际,在生活中培养自己适应生活、创造生活的能力。因此,美育中不仅要求美育的内容符合社会需要,更要求教师引导学生在实践中创造美并服务社会。

笔记

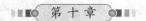

（三）因材施教的原则

因材施教的原则是指美育中应注意到受教育者的年龄、个性、审美兴趣和爱好的差异。审美是最富于个体性的一种心理活动和实践活动，应当充分尊重学生的个性和兴趣，坚持因材施教。因为只有诱发学生的兴趣，才合乎美育的本性，发挥美育的优势，达到美育的既定目标。

美育中的因材施教还应特别注重施教的方法。一方面要求对学生进行多样性的审美施教，不断变换审美媒介，从多方面、多渠道、多层次影响学生，激发学生的审美兴趣，并使学生的审美能力得到全面均衡的发展。另一方面要针对学生的天赋和兴趣渐进性地发展其特长，使学生的审美心理既全面发展又不失个性，并使学生由较低层次的审美感受进入较高层次的审美感受，情感和心灵不断得到陶冶、锻炼。

四、美育的途径和方法

美育的途径和方法（ways and methods of aesthetic education）指审美教育中所采用的教育方式和手段。

（一）通过学科教学进行美育

通过学科教学培养学生审美能力，主要是依靠专门学科教学和其他学科教学中美育的渗透。

1. 专门课程的美育　指护理院校开设的美学及相关课程，包括《护理美学》、《护理礼仪》、《人际沟通》、《形体训练》等。这些课程向学生提供了护理美学的基本知识、技能，使学生从理论上认识专业美，并具备基本的专业美的规范和行为。这种教学具有直接、高效等特点。

2. 渗透于其他课程中的美育　将美育有机地渗透到护理学专业各学科课程教学中，内容包括教师自身人格美、课程内容的科学美、教学活动的动态美、课堂氛围的和谐美等，都会对学生产生良好的美育效果。

（二）通过课外艺术活动进行美育

艺术美内容丰富，形式多样，是自然美和社会美的反映，是美育的不竭源泉。一方面艺术美是人类审美意识的集中体现，比生活中的美更集中、更典型和更理想，有着巨大的感染力；另一方面与自然美相比，艺术美更加直接地体现了人的审美创造能力，并在千百年的实践中创造和总结出了一套艺术理论和艺术技巧。因而通过艺术手段进行美育，不仅能增强学生对美的感受能力，培养美的鉴赏能力，而且能发展美的创造才能。

课外艺术活动的形式多样，通过其进行美育是课堂艺术教学的延伸和补充。护理教育可以有针对性地对学生开展各种艺术活动，例如开展文学、音乐及美术方面知识的讲座，培养学生对音乐、美术作品的鉴赏能力，获得更大的审美享受；组织各种艺术节、文艺比赛等活动，提供学生感受美、鉴赏美和创造美的机会。

（三）通过自然进行美育

自然是取之不竭的美的源泉，被称为"审美感受的文化学校"。自然美千姿百态,变化无穷,是一种最容易被学生接受的审美对象。与自然美相接触,可以身临其境地感受到最质朴又最丰富的美的形态,并受到多方面的感受和熏陶。通过与自然界交流进行美育,不仅能提高学生的审美能力,而且可以增长知识,发展想象力、观察力,激发学生改造世界的勇气和自豪感。

欣赏自然美的形式很多,如组织学生郊游、野炊、参加篝火晚会等,并可结合自然景物、名胜古迹、风土人情、历史典故等,帮助学生从不同角度认识和理解自然美,深刻体会有关的艺术作品,激发爱国热情,加深对美的感受和理解。还可以指导学生摄影、写生、采集标本、创作诗文,提高其鉴赏美和创造美的能力。

(四) 通过日常生活进行美育

日常生活中的美是美育的又一重要源泉。19世纪俄国伟大的革命民主主义者车尔尼雪夫斯基(Чернъыщевский НГ)的著名命题"美是生活",至今仍然具有深刻的现实意义。

生活中的美集中体现在人类改造自然和改造社会的劳动实践中。护理工作者所从事的工作就是对美的创造性实践。因此在护理教育中,通过日常生活进行美育的重要形式是组织学生参加一定的社会活动和护理工作实践。例如组织学生到城市、农村和少数民族地区进行社会调查,以开阔学生眼界,使学生感受和鉴别社会生活中的美和丑,体验劳动人民思想感情的美。通过对复杂的社会生活的深刻认识和体验,提高学生对艺术作品的欣赏和理解能力。组织学生参加护理实践活动,使学生通过与不同类型的患者接触和为他们提供护理服务,感受平凡工作的美,体验为专业、为他人奉献的美。此外还可通过创建优美的校园环境、营造良好的文化氛围、建立和谐的人际关系等措施陶冶学生的情操,培养学生创造生活美的能力。

通过日常工作、学习生活对护理学专业学生进行美育,应注重外在美和内在美的统一。教育者应当在日常工作、学习生活中,充分发挥学生自身的外在美,同时应更加重视挖掘学生内在的美好向善的本性,培植、塑造优良的思想品质。要从工作、生活中的小事着手,一点一滴做起,例如教室、寝室整齐清洁,服装朴素大方,行为举止优雅得体,使学生在美观和充满生气的环境里,受到美的熏陶,美化自己的心灵,达到外在美与内在美的统一。

第四节　个性化教育

随着教育改革的不断深入,高等教育人才培养个性化问题日益引起人们的重视。联合国教科文组织的报告《学会生存》一书指出:"教育即解放",教育的任务是"培养一个人的个性并为其进入现实世界开辟道路"。解放人的潜能,挖掘人的创造力,培养人的个性,促进人的全面发展,是教育的首要任务。实施个性化教育已成为教育改革和发展的普遍趋势。护理学专业是以人为服务对象的,从事护理工作的人员应具备丰富和良好的个性。

一、个性化教育的概念和意义

（一）个性化教育的概念

1. **个性** 个性是一个多元化的概念。从哲学角度来看,个性是相对于共性而言的,个性是个体人的特殊性,指个人不同于其他人的方面。从心理学角度来看,个性是个体所具有的稳定的心理特征,即具有一定倾向性的心理特征,它是在遗传、成熟和学习等因素的作用下,个体在需求、性格、能力、兴趣、价值观等方面表现出来的稳定的心理特征。个性包括个性倾向和个性特征两个方面。个性倾向是决定一个人的态度积极性的诱因系统,个性倾向主要包括需要、动机、理想、世界观。个性特征是指一个人经常的本质的心理活动,包括能力、气质和性格,保证个体典型的心理活动和行为一定质和量的水平。个性倾向是个性结构中最活跃的因素,是个性进行活动的基本动力,制约着所有的心理活动,表现出个性的积极性。

2. **个性发展**（individual character development） 是指个性品质在形成由质变到量变的不断丰富和完善的过程。人的个性是发展的。学生个性发展是指学生从不稳定的、尚未定型的个性,发展为相对稳定的、定型的个性。

个性是人的遗传特质和后天环境与人相互作用的"合金"。因此一个人的个性形成与发展受内在和外在的多种因素的影响。遗传、家庭、学校和社会等客观环境都为个性发展提供了条件,但要使个体形成丰富的、健康的、积极向上的个性,只有在培养个性的教育过程中才能实现。

3. **个性化教育**（individuality education） 是培养个性化人的教育,是引导个体独特的内在潜能和资质发展的教育。它以尊重差异为前提,以提供多样化教育资源和自主选择为手段,以促进个体形成以主体性、创造性为本质特征的完美个性为目的。通过个性化教育,能使学生显示自己的独特价值,树立起自信心,形成创造性人格,以适应时代发展的需要。

（二）个性化教育的意义

1. **对个体的意义** 世界上没有完全相同的两个人。人的生理基础不同,社会环境和生活环境也各不相同,每个人都有自己的特点,个性充分发展的人是具有自主性和能动性的人。他们有强烈的内在动力,追求自我实现,这种积极的人生观和生活方式是个人成长道路上的推动力。一切成熟和成材的人都是个性充分发展的人。现代生物学人脑科学研究成果证明,人类至今只不过利用了自己潜能的不足10%。要使人的潜能得到充分的挖掘和发展,就必须依赖于对人的个性的培养,依赖于人的素质的全面提高。所以,教育的任务就在于使每个学生都能充分发挥其特长和爱好,最大限度地培养其个性品质。

2. **对社会的意义** 每一个人的独特性是人类社会和人类丰富而多样的文化遗产得以产生和不断发展的重要源泉。社会的进步从根本上来说取决于每个人最大限度地发挥其特有的潜力。只有允许歧异存在,鼓励个性发展,才能使文明不至于停滞不前。个性的发展对于一个充满活力的社会是不可缺少的。个性解放也是人类的解放,个性的发展也就是社会的发展。只有多样化的个性和无数个人的独特性发展,才能构成五彩缤纷的社会文明。

二、个性化教育的原则

1. **全面性原则**　全面性原则也称整体性原则。个性的发展要受到多种因素的影响,因此个性化教育应贯彻全面性原则。这里的全面性包括三个方面。第一是指教育对象全面,即教育要面向所有的学生,而不是个别尖子或有特长的学生。第二是指内容全面,个性化教育应涉及个性的各个层次和维度。第三是指范围全面,无论家庭、社会、学校三位一体的宏观教育,还是单纯学校教育中的德、智、体、美等,都要渗透个性化教育,以促进学生个性品质全面发展或整体发展。

2. **自主性原则**　自主性原则是指在设计个性化教育中一定要以学生的个性发展为本,突出学生的主体地位、自主地位,充分发挥其主动性和积极性。教育必须转换长期形成的"师本"教育观念,树立"生本"教育和主体教育的观念。教师的职责是帮助学生去发现、组织和管理知识,引导他们而非塑造他们。要创设民主的教育环境,培养学生自主学习的能力,提倡学生合作学习,调动学生的情感力量。通过学生自身的积极性,促使他们以主动的态度接受教育,使学生的潜能得到最大程度的开发,成为具有自尊、自信、自强、自律、自立等自主性品质的一代新人。

3. **针对性原则**　指个性化教育必须从学生的具体实际出发,纠正不良的个性,发扬优良的个性,最终使学生的个性能够顺应社会发展的客观要求。这是由个性的差异性所决定的。每个学生都有自己的心理特征、个性特点、兴趣爱好和不同的发展速度、水平,个性化教育应从每个学生不同的智能结构、认知特点和学习方式出发,在教学过程中,无论是教学内容的选择与组织,还是教学组织形式和教学方法的使用,都应做到有针对性,都必须考虑学生个性的独特性、差异性,注意发挥和培养学生的特殊才能。

4. **活动性原则**　活动是个性发展的基本途径。活动性是个性化教育最显著的特征。个性化教育要求学校为学生提供良好的活动环境,提供丰富的实践机会;校内校外、课内课外要相结合,使学生的个性品质在实践活动中得到培养。

5. **适量性原则**　指在纠正不良的个性和发展优良的个性方面要做到适度。一旦出现矫枉过正或发挥过多的情况,就失去个性化教育的意义。例如因材施教是差异教育,一方面要大力提倡和鼓励特长,采取开放的态度,让学生走向社会,获取尽可能多的参与机会,表现自己、锻炼自己,发现特长、培养特长。另一方面又要强调学生的自我控制和自我规范,在自由选择的基础上规范自己的言行和举止。

6. **发展性原则**　个性化教育不仅重视学生现有个性品质的全面养成,更强调着眼于学生未来的发展。通过培养学生的认知能力、发现能力、学习能力、自我教育能力和创造能力,增进学生自我发展,让他们学会学习,提高终身学习能力和信息加工能力,以适应未来社会发展的要求。

三、个性化教育的内容

个性化教育的内容包括诸多方面,但最主要体现在对主体性、独特性、探究性、创造性和完整性等个性品质的教育等方面。

1. 主体性教育　主体性是个性的本质特征之一。一个人只有作为主体独立自主地支配自己的意识和活动,才可能是有个性的人,才能发扬人的积极性和创造性。个性化教育就是要培养这种主体精神。不能把个性化教育简单地归结为就是发展个人的兴趣、爱好。个性化教育强调人的价值、需要,强调学生既是受教育者也是自我教育的主体。个性化教育的内因是具有独立人格的个体,自主性的人是客观环境的支配者和控制者,不盲目受环境的控制,也不盲目顺从他人。个性化教育要求教师重视激励学生的主动性,通过学生自主学习、自我管理和自我教育,实现其主体地位,培养学生自尊、自强、自立等自主性品质的个性。

2. 独特性教育　个性是一个人不同于他人的特点,是人与人的差异性,而人的差异性又源于个体的独特性,没有独特性就无所谓个性。正是因为人的个性具有独特性,因此才会呈现出千差万别的形态。个性的独特性源于个性成分或各要素间关系的相对差异性。这种差异表现在两个方面:第一,外部差异,即个体间在智力、性格、情感与意志上的差异;第二,内部差异,即个体内部由于生理和心理上各种成分要素发展不平衡所导致的诸多成分或要素间关系的差异。正是由于这种个性独特性的存在,世界才会千姿百态、充满朝气,人类生活才会姹紫嫣红、丰富多彩。也正是因为这种个性独特性的存在,性格迥异的政治家、思想家、军事家、外交家、经济学家、科学家、教育家、文学家、艺术家等才会出现在人类历史的舞台上。可以说,个性的独特性不仅是一个人获得成功的前提,而且更是其存在价值的体现。只有发展学生独特性的教育,才是个性化教育。

学校的任务在于使每个学生都应当从事一件他自己感兴趣的事,每个学生都应该有一个进行心爱的活动的角落,每个学生都应该有一门特别喜爱的学科,每个学生都有自己最喜爱阅读的书籍。总之,使每个学生在某一个领域、在某一个方面得到充分的发展,充分显示其个性。要促进学生独特性的发展,就要深入了解学生的个性。俄国教育家乌申斯基(Ушинский КД)说过"如果教育学希望从一切方面教育人,那么就必须首先也从一切方面去了解人。"了解学生的个性是培养良好个性的前提。

3. 探究性教育　人的个性具有探究性。所谓探究性,就是指探索与研究的特性,探索揭示人类、社会与自然的奥秘,研究分析其形成、发展与消亡的规律。每个人生来就有一种探究反射,这是一种先天的倾向。在这种反射的基础上,每个人都表现出各种不同的好奇心与各种不同的探究欲望。人的探究性推动着自然、社会以及人类自身的不断进步。

4. 创造性教育　创造性是人主体性的充分表现,是个性发展的最高形式,是民族进步的灵魂。创造性作为个性特点,不仅仅是创造力的表现,而且是创造意识、创造情感和创造能力的统一。创造性既是重要的个性品质、道德品质,也是现代人必备的素质。只有具有创造性的人,才能不囿于传统,不安于现状;才能面向未来,勇于进取,乐于接受新事物、新观念;才能目标明确、思路开阔、想象丰富、兴趣广泛,善于调整自己的知识结构、思维方式、行为模式,表现出较强的应变力与适应力。因此,培养创造性是个性化教育的重要目标。个性化教育要努力为每个学生创设、营造鼓励创造性的教育环境,形成一种培养创造性的机制,强化学生的创造意识,激发创造欲望和动机,发展创造想象、创造性思维等认识能力,培养创造性人格品质。

5. **完整性教育** 个性是一个多层次、多维度的整体结构,包括动力结构、特征结构与调节结构,诸如需要、兴趣、动机、理想、信念、世界观、气质、性格、能力、自我意识等。这三个结构及具体内容彼此关联,相互制约,相互渗透。因此个性化教育要求三个结构要素的发展并重,培养学生个性的完整性和丰富性。

四、个性化教育的途径和方法

(一) 制定发展学生个性的教育目标

教育目标决定着课程设置、教学方法、教学组织等各方面。个性化教育的第一步是制定个性化教育的目标,即在教学目标上的个性化设计。美国提出个性化教育的目标是培养社会需要的体力、智力、情感和伦理等各方面得到全面发展的人,同时又是个性鲜明、富有创造性的人。日本"将重视个性的原则"作为第三次教育改革最基本的原则,特别提出了尊重个性、发展个性和施行个性教育的原则,即发展个人能力。教育管理者和专家应参考借鉴国际的先进做法,制定适合我国国情及各学校实际情况的个性化教育目标。

(二) 设立适宜的课程管理模式

1. **课程设置** 课程设置的总的原则是注重个性化。我国的基础课程由国家课程、地方课程、学校课程等三部分构成。这三级课程主要考虑的是共性要求,对于学生个性特点和需要的关注仍然不够。为了充分照顾学生的个别差异,应当在已有的三级课程的基础上,开发第四级课程,即学生本位课程。学生本位课程指的是依据学生个体特点和需要而设计的课程,它可以在教师指导下由学生自己设计,也可以由教师与学生共同设计。学生课程把教育的自主权交给学生自己,它是在教师的指导下,通过学生自己来定位和定向,确立自己的学习与发展目标,并付诸实施,从中培养与构建自己的独立人格、自主学习意识、个别化学习方式和个性化发展取向。

2. **实行学分制与导师制** 学分制管理有利于因材施教,培养良好个性。学分制的核心是选课制和弹性学制。学校要增大选修课程的比例,增强课程的多样化、弹性化和灵活化。以达到规定的学分为目标,学生根据自己的兴趣领域自由选择学习的课程。弹性学制是指学生可以自己决定完成学业的时间。导师制就是给每位学生配备辅导教师,实行一位教师对若干个学生的指导。导师制是实行学分制的保证。学生在导师指导下,自主选择课程、上课时间、任课教师,自主安排学习进程。导师针对学生的个体差异,对学生的选课、专业发展方向、职业生涯规划等方

笔记

面给予指导。

（三） 实施个体化的教学方法

学校应改变传统的教学方式,将"以教为主"改为"以学为主"。将学生从被动的知识接受者转变为主动的探索者和个性化的独立学习和自我管理者。教学方法应该"以学定教"、"因材施教",教什么,怎样教,教多久,这些都应该根据学生的意向、需要、兴趣和能力水平变化而变化,即教学形式的个别化。

个别化的教学形式强调对个人的判断和进行自我教育。按照每一个学生的要求和才能,给每个学生布置一个学习计划。学校的时间不再被分成许多划一的课时。每个学生有一定的时间按照个人进度进行学习。教师在教学过程中要更多地进行指导,充当一个指导者和顾问,而淡化"教"的意识。具体的教学模式包括四种形式:①实行小班化教学,如果不能将全部课程实施小班教学的话,可选择部分课程开展小班教学。②把教学与研究结合起来,把讲授与讨论等方法结合起来,即小组教学、研究性课程等。③实施个体的教学模式,如凯勒的个人化教学系统、个别处方教学、计算机辅助教学、个别辅导系统等。④将生活引进课堂,如开发"问题学习"法等。

学校还要充分利用现代化教学手段促进学生个性的发展,如视听教材、多媒体课件、虚拟现实系统、网络信息等电子读物。电子读物具有信息表达方式多样化、趣味性强、适合学生按自己的时间和节奏进行学习等特点。学校应大力创设学生进行这方面学习的环境,为学生提供充足的学习资源。学生通过阅读各自喜爱的电子读物,丰富各自的知识,提高信息处理能力。

学习助手

一种个性化教育形式——荣誉教育

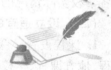

荣誉教育是美国高校专为优秀本科生设计的个性化教育形式,以便充分满足优秀学生的学习需求,使他们把学习能力发挥到极致。主要特点:①重课程:为荣誉学生专设学科交叉课程、人文课程、研究性课程;②重活动:开展各种课外学术活动和社会活动,培养实际工作能力和领导能力;③重指导:导师和学生密切联系,不仅吸收学生参加科研项目,还体现在专业方向的确定、课程选择、个性化教学计划制订、学术研究指导等。全国高校荣誉教育理事会(National Collegiate Honors Council,NCHC)是为荣誉教育项目提供支持的专门组织。截至 2008 年,共有 778 所高等教育机构加入该协会。目前国内有少数院校试行荣誉教育。

资料来源: 蓝江桥.荣誉计划——美国大学个性化教育的
一种形式.比较教育研究,2003,24(7):26-31.
李敏谊等.美国高校荣誉教育的培养目标及选拔
标准综述.中国大学教学.2009,6:94-96.

（四）建立多元化的教学评价方法

个性教育的教学评价方式应突出学生的主体地位,明确教师的主导地位,根据不同的对象,不同的学科,不同的要求采用不同的考核方式。可采取平时考核与期末考核结合、笔试与口试结合、论文与试卷结合,以及用能力展示代替传统考核等。有学者提出下列几种评价方法。

1. 个性分析法　是在学习活动前,通过学生的自我介绍及教师的综合考察,确定学生学习起点的评价方法。个性分析法一般采用描述性报告,它以文字形式对学生已有的发展状况进行清晰描述。这种报告的优点是能够使教师具体地把握每个学生的个性特征和个别差异,为每个学生的个性化教学设计提供基础。

2. 契约评价法　是在学习活动前,教师简单陈述学习内容或学习任务,通过对学生的引导与鼓励,使学生主动接受学习任务的评价方法。契约协定是通过师生之间的约定进行的。教师提供几种学习任务,学生可以选择其中一项任务,然后签约,进行学习,在一段时间的学习后,教师根据先前的契约给予评定。契约评价法的优点是最大限度地减少了学生之间对学习竞争和分数的焦虑,使学生人人都可以获得学习成功的成就感。

3. 自我评价法　是引导学生对自己的学习进行自我省察,鼓励学生多动脑,思考自己学习的长处和短处的评价方法。

4. 卷宗评价法　是给每个学生准备一个卷宗,教师就每个学生的学习进步情况、风格特点、兴趣爱好、优缺点等进行追踪式记载与评析,以便整体把握学生发展的全过程,及时调整教学计划的评价方法。

5. 同伴互评法　是鼓励学生对同伴的行为、态度和学习状况发表意见,培养学生初步的民主的批评与自我批评意识的评价方法。

6. 成果展览法　是经过一段时间的学习后,每个学生以各种形式展现其学习成果,体验成就感的评价方法。

（五）构建民主、平等、合作的师生关系

个性化教育应构建新型的民主、平等、合作型师生关系模式。教师要更新角色定位,由领导者变成学生的朋友与知己、学生学习的指导者;应尊重受教育者的人格和个性,遵循基本的人际交往准则,以平等的态度对待学生,深入学生,乐于和他们交往,尤其是进行个性交往;以民主的方式指导教学活动,允许学生用不同的思想、观点、思路与教师进行平等交流,使学生掌握自身发展的主动权。有了这样的师生关系与交往气氛,就容易唤起学生积极的学习动机和强烈的学习欲望,发展良好的个性品质。

（六）校园文化建设

除了学校正式的教学之外,校园文化建设也是实施个性化教育的重要途径和方法。

校园文化是一种隐性课程,是校园人在学校管理、教育、学习、生活过程中的活动方式和活动结果。校园文化分为四个层次:一是物质文化,主要是校容校貌、教学设施等;二是制度文化,是学校的各种规章制度,教学、科研和生活的模式,群体行为规范、习俗以及学校的领导、管理体制等;三是课程文化,主要指学校按教学计划和本校教育特色所设置的课程及其教学活动,包括课程

文化的延伸部分,如各种课外活动、文娱体育活动、社团活动、公益活动、社会实践活动等;四是精神文化,主要包括校园文化观念、历史传统,被校园大多数成员认可、遵循的共同的思想意识、价值观念和生活信念等,是以校风为核心的一种团体精神。

校园文化对学生的发展起着潜移默化的作用,也为学生个性的发展提供了广阔的活动天地。校园文化是同学展示自我、塑造自我的一个非常宽松的环境。例如高等学校的各种学生社团向学生敞开大门,为学生提供了充分的选择机会。大学生既可以选择适合自己兴趣、爱好和个性发展的社团,也可以根据规定,申请成立新的社团。学生社团是大学生发展个人兴趣和爱好的摇篮,是学生业余时间满足其个性化需求、引导个性发展的最佳载体。

教师及相关管理人员应精心组织校园文化活动,开展内容丰富、形式新颖、吸引力强的思想教育、学术科技、文娱体育等校园文化活动,把德育、智育、体育、美育渗透到校园文化活动之中,使大学生在活动中受益。另外,还要积极开拓校园文化建设的新载体,充分发挥网络等新型媒体在校园文化建设中的重要作用。

(张少茹　刘义兰)

思考与练习

1. 结合护理学科发展特点,联系实际,讨论德育、体育、美育和个性化教育对培养现代护理人才具有什么样的重要意义。

2. 以小组的形式,调查学校的护理教育中德育、体育、美育和个性化教育的开展情况。教育包括哪些内容? 运用了哪些途径和方法? 是否完成了相应的任务? 还存在哪些问题,应如何改进?

3. 运用本章所学知识,试分析下列观点的正误。

(1) 德育具有阶级性。

(2) 在德育过程中,学生是教育的对象,教师是教育的主体。

(3) 实际锻炼是德育的基本方法。

(4) 学习成绩是确定学生是优秀生还是差生的主要依据。

(5) 全面发展的基础是身体,全面发展的灵魂是人的创造个性。

(6) 护理教育中的美育特殊性就在于要培养护士美的职业形象。

(7) 个性化教育就是全面发展的教育。

4. 根据全面发展的教育目的和个性化教育的原则与内容,以小组为单位,策划一份班级文化建设的方案。完成要求:有建设目标、建设内容、建设的形式和方法以及评价标准。

5. 李小飞,男,20岁,某大学医学院护理学专业大三学生,农村生源,家庭经济条件较差。该生性格内向,并因为自己作为男生被调配到护理学专业而有自卑感,喜欢绘画和玩游戏,英语阅读能力尚可,但听说能力很差,基础护理操作练习不积极导致操作考试不及格。

(1) 该学生存在哪些方面的问题?

(2) 设计对其进行个性化教育的策略。

中英文名词对照索引

参考文献

[1] 袁振国主编. 当代教育学(第4版). 北京:教育科学出版社,2010.

[2] 姜安丽主编. 护理人才培养模式改革研究与实践报告. 北京:高等教育出版社,2006.

[3] [英]洛克著,傅任敢译. 教育漫话. 北京:人民教育出版社,1963.

[4] 王道俊,郭文安主编. 教育学(第6版). 北京:人民教育出版社,2009.

[5] 叶澜著. 教育概论(第2版). 北京:人民教育出版社,2006.

[6] 《教师资格认定考试专用系列教材》编委会编著. 教师资格认定考试专用系列教材——教育学. 北京:教育科学出版社,2011.

[7] 陈理宣主编. 教育学原理——理论与实践. 北京:北京师范大学出版社,2010.

[8] 全国十二所重点师范大学联合编写. 教育学基础(第2版). 北京:教育科学出版社,2008.

[9] 叶澜主编. 教育学原理. 北京:人民教育出版社,2007.

[10] 顾明远主编. 教育大辞典(第2卷、第5卷). 上海:上海教育出版社,1990.

[11] 叶澜主编. 新编教育学教程(第2版). 上海:华东师范大学出版社,2006.

[12] 王益锵主编. 中国护理发展史. 北京:中国医药科技出版社,2000.

[13] 甄橙主编. 医学与护理学发展史. 北京:北京大学医学出版社,2008.

[14] 卫生部.《2011年我国卫生事业发展统计公报》:http://www.moh.gov.cn/publicfiles/business/htmlfiles/zwgkzt/pwstj/index.htm.

[15] 卫生部.《2011年中国卫生统计提要》:http://www.moh.gov.cn/publicfiles/business/htmlfiles/zwgkzt/ptjty/index.htm.

[16] 中共中央马克思恩格斯列宁斯大林著作编译局编译. 马克思恩格斯全集. 北京:人民出版社,1979.

[17] 上海师范大学教育系编. 马克思恩格斯论教育. 北京:人民教育出版社,1979.

[18] 孙培青主编. 中国教育史. 上海:华东师范大学出版社,2001.

[19] 吴式颖主编. 外国教育史教程. 北京:人民教育出版社,2008.

[20] 陈琦,刘儒德主编. 当代教育心理学. 北京:北京师范大学出版社,2007.

[21] 钟启良主编. 课程与教学论. 上海:华东师范大学出版社,2008.

[22] 章伟民,曹揆申主编. 教育技术学. 北京:人民教育出版社,2002.

[23] 金娣,王刚主编. 教育评价与测量. 北京:教育科学出版社,2002.

[24] 王孝玲主编. 教育统计学. 上海:华东师范大学出版社,2006.

[25] 邓志伟著. 个性化教学论. 上海:上海教育出版社,2002.

[26] 教育部人事司组编. 高等学校教师职业道德修养(修订版). 北京:北京师范大学出版社,2006.

[27] 沈宁. 护理教学改革研究报告. 北京:高等教育出版社,2001.

[28] 医学教育网. 国际法中护士的义务. http://www.med66.com.

[29] 杨翠蓉著. 教师专业发展. 北京:教育科学出版社,2009.

[30] 马龙海. 大学教师专业发展的途径探析——基于教学的视角. 中国高教研究. 2010,11:62-64.

[31] 姜安丽主编. 护理教育学. 北京:人民卫生出版社,2006.

[32] 王守恒,等主编. 教育学新论. 合肥:中国科学技术大学出版社,2005.

[33] 郑修霞主编. 护理教育导论. 北京:北京大学医学出版社,2011.

[34] 柳海民主编. 现代教育学原理. 长春:东北师范大学出版社,2002.

[35] [英]伊丽莎自·劳伦斯著,纪晓林译. 现代教育的起源和发展. 北京:北京语言学院出版社,1992.

[36] L. W. 安德森,等,皮连生主译. 学习、教学和评估的分类学:布卢姆教育目标分类学修订版. 上海:华东师范大学出版社,2008.

[37] 游永恒. 重新思考我们的教育目的. 清华大学教育研究,2004,25(2):35-40.

[38] 何齐宗,刘小强,李阳琇等. 全球视野的教育目的理念. 教育科学,2009,25(4):1-5.

[39] 黄济,王策三主编. 现代教育论. 北京:人民教育出版社,1996.

[40] 翟葆奎主编. 教育学的探究. 北京:人民教育出版社,2004.

[41] 陈桂生著. 人的全面发展和现时代. 上海:上海教育出版社,1992.

[42] 孙宏玉主编. 护理教育学. 北京:北京大学医学出版社,2009.

[43] [美] B. S. 布卢姆主编,罗黎辉,等译. 教育目标分类学,第一分册:认知领域. 上海:华东师范大学出版社,1986.

[44] [美] D. R. 克拉斯沃尔,B. S. 布卢姆主编,施良方,等译. 教育目标分类学,第二分册:情感领域. 上海:华东师范大学出版社,1986.

[45] [美]A. J. 哈罗,E. J. 辛普森编,施良方,等译. 教育目标分类学,第三分册:动作技能领域. 上海:华东师范大学出版社,1986.

[46] 杨德广,王锡林主编. 中国学分制. 上海:上海科学技术文献出版社,1996.

[47] 范秀珍主编. 护理教育学. 北京:人民卫生出版社,2009.

[48] 叶澜主编. 课程改革与课程评价. 北京:教育科学出版社,2010.

[49] 黄忠敬主编. 课程政策. 上海:上海教育出版社,2010.

[50] 李梦洋. 学分制和学年制的比较研究. 科技创导报,2010,22:169.

[51] 刘兼. 国家课程标准的框架和特点. 四川教育,2002,4:22-25.

[52] [美]皮特里著,郭本禹,等译. 动机心理学. 西安:陕西师范大学出版社,2005.

[53] 莫雷. 教育心理学. 北京:教育科技出版社,2007.

[54] [美]斯莱文著,姚梅林,等译. 教育心理学——理论与实践. 北京:人民邮电出版社,2004.

[55] 全国十二所重点师范大学联合编写. 心理学基础. 北京:教育科技出版社,2008.

[56] 皮连生主编. 学与教的心理学(第5版). 上海:华东师范大学出版社,2009.

[57] 《教师资格认定考试专用系列教材》编委会编著. 教师资格认定考试专用系列教材——教育心理学. 北京:教育科学出版社,2010.

[58] [美] 本杰明·B. 莱希著,吴庆麟等译. 心理学导论(第9版). 上海:上海人民出版社,2010.

[59] 黄希庭著. 心理学导论(第2版). 北京:人民教育出版社,2007.

[60] 袁振国. 教育原理. 上海:华东师范大学出版社,2008.

[61] 章惠英,褚詹玄. 多元化教学形式在护理伦理学教学中的运用. 中华现代护理杂志,2010,16(13):1583-1585.

[62] 尤黎明,张美芬,罗志民等. 注重素质和实践能力培养的护理学本科教育模式研究. 中华护理教育,2009,6(2):65-67.

[63] 皮连生主编. 教学设计(第2版). 北京:高等教育出版社,2009.

[64] 皮连生,刘杰主编. 现代教学设计. 北京:首都师范大学出版社,2005.

[65] 刘鹏,赵建华,范伟力. 医学生培养目标相关研究综述. 西北医学教育,2005,13(6):623-624.

[66] 马玲娜,尹梅. 医学生临床实习阶段的权利问题研究. 医学与哲学(人文社会医学版),2011,32(9):61-63.

[67] 潘懋元,王伟廉. 高等教育学. 福州:福建教育出版社,2005.

[68] 徐福荫,李运林,胡小勇. 教学媒体的理论与实践. 北京:北京师范大学出版社,2010.

[69] 申继亮. 教学反思与行动研究. 北京:北京师范大学出版社,2006.

[70] 郑金洲. 教学方法应用指导. 上海:华东师范大学出版社,2006.

[71] 金娣,王刚. 教育评价与测量. 北京:教育科学出版社,2010.

[72] 沈娟,崔焱,林征等. 客观结构化临床考试在护理本科毕业生临床能力评价中的应用研究. 护士进修杂志,2009,24(5):395-397.

[73] 王庆华,郝玉玲,魏冠英等. 客观结构化临床考试在护理本科生毕业考核中的应用. 解放军护理杂志,2010,27(21):1667-1669.

[74] 陈雪蕾,林平,张艳菊等. 护理本科生参与客观结构化临床考试的质性研究. 护理学杂志,2010,25(19):57-59.

[75] 王玄武,等著. 比较德育学(第2版). 武汉:武汉大学出版社,2003.

[76] 邵宗杰,裴文敏,卢真金主编. 教育学(修订3版). 上海:华东师范大学出版社,2006.

[77] 陈秉公著. 思想政治教育学原理. 北京:高等教育出版社,2006.

[78] 吴华钿,林天卫主编. 教育学教程. 广州:广东高等教育出版社,2005.

[79] 张兴著. 教育通论. 天津:天津教育出版社,2006.

[80] 曲振国主编. 当代教育学. 北京:清华大学出版社,2006.

[81] 周金浪主编. 教育学. 上海:上海教育出版社,2006.

[82] 李继秀,汪昌华,陈庆华主编. 教育理论(修订版). 合肥:安徽大学出版社,2008.

[83] 孙喜亭. 教育学原理. 北京:北京师范大学出版社,2006.

[84] 高岩. 德育学原理. 银川:宁夏人民出版社,2007.

[85] 檀传宝. 德育原理. 北京:北京师范大学出版社,2006.

[86] 罗飞虹主编. 体育学. 武汉:华中科技大学出版社,2010.

[87] 蔡志坚主编. 大学体育. 北京:高等教育出版社,2010.

[88] 周西宽主编. 体育基本理论. 北京:人民体育出版社,2006.

[89] 李振斌主编. 大学体育教程. 北京:北京交通大学出版社,2008.

[90] 王岳云主编. 大学体育教程. 广州:华南理工大学出版社,2006.

[91] 蒋冰海. 审美世界的灵魂. 上海:上海社会科学院出版社,2009.

[92] 姚军. 大学美育. 北京:国防工业出版社,2010.

[93] 朱红主编. 实用临床护理美学. 山西:山西科学技术出版社,2006.

[94] 钟仕伦,李天道主编. 高校美育概论. 北京:中国社会科学出版社,2006.

[95] 金昕. 美育与大学生人格养成(硕士学位论文). 长春:东北师范大学,2009.

[96] 张广铎. 促进个性化教育 培养学生创新能力. 当代教育论坛,2008,(25):20-22.

[97] 杨剑锋,秦华,黄运夏等. 如何加强大学生个性化教育. 科技信息,2010,(9):124,156.

[98] APOLD S. The doctor of nursing practice:looking back,moving forward. The Journal of Nurse Practitioners,2008(2):101-107.

[99] Parietti, E. The development of doctoral education in nursing: A historical overview. In J. Allen (Ed.), Consumer's guide to doctoral degree programs in nursing. New York: National League for Nursing, 1990,1532.

[100] NLN, Center for Research in Nursing Education and Community Health. Annual guide to graduate nursing education 1997. New York:National league for Nursing. NLN center for Research in Nursing Education and Community Health,1997,12.

[101] Diane M. Billings, Judith A. Halstead. Teaching in Nursing: A guide for faculty. Saunders, an imprint of Elsevier Inc. , 2009.

[102] McLafferty E,Dingwall L, Halkett A. Using gaming workshops to prepare nursing students for caring for older people in clinical practice. Int J Older People Nurs. 2010, 5(1):51-60.

[103] Ward-Smith P, Peterson J, Schmer C. Students' perceptions of group projects. Nurse Educ.

2010, 35(2):79-82.

[104] Hofsten A, Gustafsson C, Häggström E. Case seminars open doors to deeper understanding-Nursing students' experiences of learning. Nurse Educ Today. 2010, 30(6):533-538.

[105] McGrath D, Higgins A. Implementing and evaluating reflective practice group sessions. Nurse EducPract. 2006, 6(3):175-181.

[106] Leigh GT. High-fidelity patient simulation and nursing students' self-efficacy: a review of the literature. Int JNurs Educ Scholarsh. 2008, 5:37.

[107] Shieh C. Evaluation of a clinical teaching method involving stories. Int J Nurs Educ Scholarsh. 2005, 2:30.

[108] Johnson JP, Mighten A. A comparison of teaching strategies: lecture notes combined with structured group discussion versus lecture only. J Nurs Educ. 2005, 44(7):319-322.

[109] Jang KS, Hwang SY, Park SJ, Kim YM, Kim MJ. Effects of a Web-based teaching method on undergraduate nursing students' learning of electrocardiography. J Nurs Educ. 2005, 44(1):35-39.

[110] Alinier G. Nursing students' and lecturers' perspectives of objective structured clinical examination incorporating simulation. Nurse Educ Today. 2003, 23(6):419-426.

[111] Maneval RE, Filburn MJ, Deringer SO, Lum GD. Concept mapping. Does it improve critical thinking ability in practical nursing students? Nurs Educ Perspect. 2011, 32(4):229-233.

[112] Sisk RJ. Team-Based Learning: Systematic Research Review. J Nurs Educ. 2011, 17:1-5.

[113] Guhde J. Nursing students' perceptions of the effect on critical thinking, assessment, and learner satisfaction in simple versus complex high-fidelity simulation scenarios. J Nurs Educ. 2011, 50(2):73-78.

[114] Strang SL, Bagnardi M, Williams Utz S. Tailoring a diabetes nursing elective course to millennial students. J Nurs Educ. 2010, 49(12):684-686.

[115] Eom MR, Kim HS, Kim EK, Seong K. Effects of teaching method using standardized patients on nursing competence in subcutaneous injection, self-directed learning readiness, and problem solving ability. J Korean Acad Nurs. 2010, 40(2):151-60.

[116] Story L, Butts JB. Compelling teaching with the four Cs: caring, comedy, creativity, and challenging. J Nurs Educ. 2010, 49(5):291-294.

[117] McSherry R, Proctor-Childs T. Promoting evidence-based practice through an integrated model of care: patient case studies as a teaching method. Nurse Educ Pract. 2001, 1(1):19-26.

[118] Hawkins K, Todd M, Manz J. A unique simulation teaching method. J Nurs Educ. 2008, 47(11):524-527.

[119] Leigh GT. High-fidelity patient simulation and nursing students' self-efficacy: a review of the literature. Int J Nurs Educ Scholarsh. 2008, 5:37.

[120] Kleiman S. Revitalizing the humanistic imperative in nursing education. Nurs Educ Perspect. 2007, 28(4):209-213.

[121] Beers GW. The effect of teaching method on objective test scores: problem-based learning versus lecture. J Nurs Educ. 2005, 44(7):305-309.

[122] Billay DB, Yonge O. Contributing to the theory development of preceptorship. Nurse Educ Today. 2004, 24(7):566-574.

[123] Yoo MS, Yoo IY. The effectiveness of standardized patients as a teaching method for nursing fundamentals. J Nurs Educ. 2003, 42(10):444-648.

[124] Hoover J. The personal and professional impact of undertaking an educational module on human caring. J Adv Nurs. 2002, 37(1):79-86.

[125] Chabeli M. Perceptions of post basic nursing students in the use of seminars as a teaching method. Curationis. 1999, 22(4):69-74.

[126] Baker CM. Problem-based learning for nursing: integrating lessons from other disciplines with nursing experiences. J Prof Nurs. 2000, 16(5):258-266.

[127] Barbara Cherry, Susan R. Jacob. Comtemporary Nursing: issues, trends, & mangement. 4 Ed, Missorir: Elsevier Mosby, 2008.

[128] Samantha M. C. Pang, Sunshine S. S. Chan, Yijuan Cheng, et al. Pilot training program for developing disaster nursing competencies among undergraduate students in China. Nursing and Health Sciences 2009, 11, 367-373.

[129] Mullan BA, Kothe EJ. Evaluating a nursing communication skills training course: The relationships between self-rated ability, satisfaction, and actual performance. Nurse Educ Pract. 2010, 10(6): 374-378.

[130] Staun M, Bergström B, Wadensten B. Evaluation of a PBL strategy in clinical supervision of nursing students: patient-centred training in student-dedicated treatment rooms. Nurse Educ Today. 2010, 30(7):631-637.

[131] Todd M, Manz JA, Hawkins KS, Parsons ME, Hercinger M. The development of a quantitative evaluation tool for simulations in nursing education. Int J Nurs Educ Scholarsh. 2008, 5:41.

[132] Croke E. The use of structured reflective journal questions to promote fundamental development of clinical decision-making abilities of the first-semester nursing student. Contemp Nurse. 2004, 17 (1-2):125-136.

[133] Lee WS, Cholowski K, Williams AK. Nursing students' and clinical educators' perceptions of characteristics of effective clinical educators in an Australian university school of nursing. J Adv Nurs. 2002, 39(5):412-420.

[134] Wang JJ, Kao Lo CH, Chen KM, Lee Hsieh J, Ku YL. The efficacy of problem solving strategies utilized in professional nursing concepts course to improve problem solving abilities in students enrolled in a two-year baccalaureate nursing program. J Nurs Res. 2002, 10(2):113-120.